eye

守望者

—

到灯塔去

FROM HERE TO MATERNITY

〔英〕安·奥克利 著
王瀛晨 译

初为人母

Becoming a Mother

Ann Oakley

南京大学出版社

From Here to Maternity: Becoming a Mother

First published in Great Britain in 1979 by Penguin Books, this edition published in 2018 by Policy Press, imprint of Bristol University Press

The simplified Chinese translation rights arranged through Rightol Media (本书中文简体版权经由锐拓传媒取得 Email:copyright@rightol.com)

江苏省版权局著作权合同登记　图字:10-2019-100号

图书在版编目(CIP)数据

初为人母 / (英) 安·奥克利著; 王瀛晨译. —南京: 南京大学出版社, 2022.1

书名原文: FROM HERE TO MATERNITY: Becoming a Mother

ISBN 978-7-305-24080-5

Ⅰ. ①初…　Ⅱ. ①安… ②王…　Ⅲ. ①女性—社会问题—研究—世界　Ⅳ. ①C913.68

中国版本图书馆 CIP 数据核字(2021)第 156617 号

出版发行　南京大学出版社
社　　址　南京市汉口路 22 号　　　　邮　编 210093
出 版 人　金鑫荣

书　　名　初为人母
著　　者　[英]安·奥克利
译　　者　王瀛晨
责任编辑　章昕颖

照　　排　南京紫藤制版印务中心
印　　刷　南京玉河印刷厂
开　　本　880×1230　1/32　印张 14.875　字数 280 千
版　　次　2022 年 1 月第 1 版　2022 年 1 月第 1 次印刷
ISBN 978-7-305-24080-5
定　　价　78.00 元

网　　址　http://www.njupco.com
官方微博　http://weibo.com/njupco
官方微信　njupress
销售咨询　(025)83594756

目　录

人物表

下面60位女性在本书中均有发言，另有6位女性接受过一次初始访谈，但后期离开了(因为流产、搬家等)。附录中给出的细节，均指的是她们接受第一次访谈时的情况，有很多人在项目过程中换了工作、搬了家；有些人先是单身，之后也步入婚姻。

薇拉·艾巴特，28岁，餐厅员工，结婚8个月，住两间带家具的房间。

凯瑟琳·安德鲁斯，25岁，前台接待员，结婚2年，住自己的公寓。

塔姆辛·阿特伍德，20岁，小卖部售货员，同居6个月，住一间带家具的房间。

妮可拉·贝尔，24岁，合同主管，结婚4年，住自己的房子。

安妮·布鲁菲尔德，23岁，酒吧女侍者，同居8个月，住带家具的公寓。

格蕾丝·鲍尔，24岁，电话接线员，结婚7个月，与家人(她的父母、弟弟妹妹)住在他们自己的房子。

妮娜·布雷迪，28岁，商店店员，结婚8个月，住两间带家具的房间。

何塞·布莱斯，29岁，美甲师，结婚4年，住无家具的公寓。

艾玛·贝肯姆,23 岁,听力测定师,结婚 1 年,住自己的房子。

南希·卡特,26 岁,文员,结婚 3 年,住自己的房子。

费莉希蒂·钱伯斯,20 岁,前台接待员,结婚 2 年,住无家具的公寓。

吉恩·克拉克,24 岁,会议策划,结婚 1 年,住自己的公寓。

米歇尔·克雷格,18 岁,花店店员,结婚 3 周,住一间带家具的房间。

克莱尔·道森,29 岁,实验室助理研究员,结婚 6 年,住自己的房子。

宝琳·迪格里,25 岁,市场研究员,结婚 2 年,住自己的公寓。

凯伊·爱德华兹,24 岁,收银员,结婚 2 年,住自己的公寓。

伊丽莎白·法雷尔,28 岁,出版助理,结婚 5 年,住带家具的公寓。

波莉·菲尔德,27 岁,电信主管,结婚 6 年,住无家具的公寓。

索菲·费舍,29 岁,电视节目制作人,结婚 2 年,住自己的房子。

海伦·弗勒,22 岁,看护助理,同居 2 年,住无家具的公寓。

艾伦·乔治,29 岁,家访护士,结婚 2 年,住自己的公寓。

曼迪·格林,30 岁,理发师,结婚 3 年,住自己的房子。

吉莉安·哈特利,26 岁,插画师,结婚 3 年,住自己的公寓。

琼·哈查德,29 岁,教师,结婚 3 年,住三间无家具的房间。

芭芭拉·胡德,28 岁,书店老板,结婚 3 年,住公婆的房子。

乔·英格拉姆,26 岁,继续教育教师,同居 7 年,住带家具的公寓。

希拉里·杰克逊,30 岁,餐饮经理,结婚 2 年,和家人(她的母亲、姐姐)住在她母亲的房子。

迪尔德丽·詹姆斯,23 岁,珠宝装配员,结婚 3 年,住无家具的公寓。

帕特·詹金斯,24 岁,商店店员,结婚 2 年,住小姑子的房子。

苏·约翰逊,27 岁,摄影师,同居 3 年,住无家具的公寓。

谭雅·肯普,31 岁,医务前台,结婚 5 年,住自己的房子。

罗莎琳德·金伯,27 岁,社会福利工作者,结婚 3 年,住自己的房子。

安吉拉·金,26 岁,收银员,结婚 2 个月,住三间带家具的房间。

约瑟芬·洛伊德,23 岁,时装店经理,离异,与孩子父亲同居 4 个月,住他母亲的政府廉租公房。

克里斯蒂娜·林奇,28 岁,交通督导员,结婚 4 年,住自己的复式公寓。

露艺·曼森,29 岁,教育研究工作者,结婚 7 年,住自己的房子。

黛安娜·米德,28 岁,剪卡员,结婚 3 个月,住一间带家具的房间。

科斯蒂·米勒,20 岁,裁床师傅,结婚 5 个月,住公婆的政府廉租公房。

莉莉·米歇尔,29 岁,公务员,结婚 4 年,住自己的房子。

莎拉·摩尔,28 岁,公务员,结婚 6 年,住自己的房子。

朱丽叶·莫特里,28 岁,退税专员,结婚 6 年,住自己的公寓。

萨沙·莫里斯,26 岁,空姐,结婚 1 年,住自己的公寓。

艾丽森·蒙特乔伊,27 岁,时尚设计师,结婚 2 年,住她父母的无家具的公寓。

道恩·奥哈拉,21 岁,包装员,结婚 5 个月,住一间带家具的房间。

莫琳·帕特森,27 岁,图书管理员,结婚 3 年,住无家具的公寓。

维罗妮卡·普拉特,27 岁,标签穿孔员,结婚 4 年,住无家具的公寓。

凯特·普林斯,27 岁,记者,结婚 2 年,住自己的房子。

玛丽·罗森，25 岁，策展人，结婚 4 年，住自己的房子。

玛格丽特·萨姆森，30 岁，教师，结婚 4 年，住自己的公寓。

卡罗琳·桑德斯，28 岁，理疗师，结婚 4 年，住自己的公寓。

瑞秋·夏普，27 岁，广告文案撰稿人，同居 4 年，住带家具的公寓。

黛博拉·史密斯，19 岁，收银员，结婚 3 个月，住带家具的公寓。

简妮特·斯特里特，25 岁，舞蹈指导，结婚 5 年，住自己的房子。

简·特伦特，29 岁，图书馆员，结婚 3 年，住自己的房子。

露易丝·汤普森，30 岁，法学学生，结婚 10 年，住无家具的公寓。

莎伦·沃灵顿，21 岁，录音打字员，结婚 1 年，住两间无家具的房间。

简妮特·沃特森，19 岁，工厂机械师，结婚 7 个月，住公公的政府廉租公房。

罗斯·威廉姆斯，21 岁，保险代理，结婚 1 年，住公婆租的房子。

凯瑞·温伯恩，27 岁，销售主管，结婚 3 年，住自己的房子。

桑迪·怀特，28 岁，秘书，结婚 1 年，住无家具的公寓。

新版前言

《初为人母》最初在1979年出版，初版书名是《成为母亲》，这本书也是我继完成家务研究后的又一研究项目的报告。[1]之前的家务研究让我注意到，初为人母在女人生命轨迹中的重要性，性别分工从此确立，女性成为社会群体中被压迫的一方。“压迫”这个词是属于20世纪70年代的，那时，欧美女权运动的积极分子和学者们正构建理论，对“女性被禁锢在男性主导的世界的一个特殊位置”这一现象的结构、系统和意识形态进行分析。《初为人母》这本书及其涉及的研究反映了目前人们重新关注这一研究话题：在父权制的社会体系下，“女人”和“母亲”是如何被性别化的。但本书的出发点并不是想为读者呈现一篇学术专题论文，而是通过有亲身经历的女性的口述与所见，提供一份成为母亲这一转变过程的记录。本书大量文字直接引用录音采访，采访对象为20世纪70年代中期在伦敦生产第一胎的女性。访谈由我作为该项目的主要研究者以短评解说搭建框架，辅以简单易懂的数据——这些数据显示了女性答复的普遍性，她们在怀孕和做母亲的前几个月接受了四场深挖细究的访谈。我坚持要求（虽然有些难度）出版商采用与常见的印刷方式相颠倒的方式，即受访女性的回答用粗体，而我的话语用强调性稍弱的细斜体。[1] 在我看来，这样做不仅是因为这些女性的叙述比任何其他的社会学分析更加简明有趣，还因为在当时，尤其需要重视女性关于成为母亲的自我认知。太长时间以来，成为母亲这件事已经成为专家们进行宣扬认知和谬误的地盘，无论是产科专家、儿科专家还是心理医生，甚至哲学家和一大帮知名顾问，都坚持认为自己比女人更懂女人在为人母时，身心及生活方面会产生的各种变化。

《初为人母》可能是我写过的最“受欢迎”的一本书了，出版后获得了大量的媒体关注，其中包括女性时尚杂志《穿越 21》(*Over 21*)以《女性有了宝宝，真实情况究竟如何》为题展开整整四页版面详述；[2]泰晤士电视台的《下午好》(*Good Afternoon*)节目也邀请我参加了一期录制，主持人马维斯·尼克森和我、我采访过的两位女性都进行了交谈。[3]书评褒贬不一，有激烈抨击的，也有表示强力支持的。一名具有医学背景的读者表示，我刻意选取了采访中与本书观点相契合的部分来支持自己的论点，且仅仅基于排除了“高危产妇”的偏态样本，就将医生们都刻画成傲慢自大、对病人漠不关心的形象。[4]《护理时报》(*Nursing Times*) 的评论员也附和认为，我决心揭露孕期和为人母时医院的阴暗面。[5]但同时，也有很多评论员评价这本书是具有“里程碑”意义的作品，有效推动产妇护理行业的“消费者”运动，也将更加真实的母亲口述呈现给产妇护理专业人士。[6]本书的关键在于揭示预期和现实的鸿沟：成为母亲为何总是达不到我们文明所珍视的理想图景。两者之间的鸿

1 此书原文版本采用此字体排版方式。在中文版中，结合中文语境，将作者的表述改用楷体，受访者的回答采用宋体。（本书脚注若无特殊说明，皆为译注。）

沟在美国作家艾德里安·里奇(Adrienne Rich)的里程碑著作《女人所生》(*Of Woman Born*)中也有提及,这本书比《初为人母》早三年问世,书中称“成为母亲”既是“经验”,也是一种“制度”。[7]从这点来看,怀孕本身虽然并不是什么疾病,但它带来的诸多常见不适,难以用越来越多的产前检查就能消除;分娩时经历痛苦与喜悦,产妇却只能得到并不人性化的恶劣医疗看护服务;初生宝宝的行为通常会严重挑战母亲们的极限;照看宝宝的例行日常往往暴露出平等育儿和浪漫爱情的骗人本质。上述无一例外表明,“成为母亲”的真实体验和其制度化产生了严重的分歧。

像《女人所生》《初为人母》这类书把母职作为一种经验,似乎更容易经受“极端的赞扬或诋毁”,因为它们在某些方面被解读为反母性,它们很容易落入“恶魔文本”的角色。[8]想要真正认清成为母亲的复杂性,就要打破传统的思想桎梏,不能总用老观点认为女人的社会功能就是生儿育女、传宗接代。《初为人母》这本书在最初撰写之时面临的现实境遇,现在依然存在:英国多数女性至少有一个孩子;成为家长会影响女性(却不会影响男性)接下来的工作和升职加薪的机会。现如今,英国的母亲们比几十年前更容易找到工作了:1996 年 62%的妈妈能找到工作;相比之下,2017 年,数据上升至 74%。[9]这一提升在孩子不满一岁的宝妈中尤为显著。然而,虽然雇佣模式有所改变,但性别工资差距几乎没有受到影响,原因主要在于,大多数的宝妈从事兼职工作或者就职于低工资的行业中。[10]

《英国医学期刊》的评论员认为,《初为人母》这本书对教育专业人士在母职方面的认识具有重要意义,并特别指出女性对产后抑郁、焦虑的描述是对一种鲜为人知现象的“独特”记录,值得特别关注。[11]确实,这些女性生育时,我们还处于一个对产后抑郁了解十分有限的时期,世界上大量精神病学、医学领域研究者,锲而不舍地在产后抑郁的母亲们身上搜寻生物化学或是精神分析方面的问题,他们坚信这是母亲自身的原因,却没有考虑是她们所处的社会情境让她们备感压抑。[12]尽管鲜有成果,他们依然没有改变原有的看法,在给母亲们提供建议的著作中,认为产后抑郁就是"正常的""精神"疾病这一观点仍然占据主流地位。[13]全面审视这一观点,曾是我在《初为人母》这本报告中涉及的研究的一大关注点,书中第7章有关"产后情绪低落"(样本中84%的女性亲身经历)、第一次在家带孩子的焦虑(样本中71%的女性亲身经历)的记录,我还引用了一年之后出版的另一本书《妇女受限:迈向生育社会学》(*Women Confined: Towards a Sociology of Childbirth*)中的数据,来分析更长时期的抑郁情绪(样本中24%的女性有此经历)。[14]我在第二本书中事无巨细地描述了母亲生产之后,不同的社会因素和医疗因素会带来怎样的影响,但是"质性"表达则集中在《初为人母》这本书里:对于新生命降临的无能为力会给母亲带来强烈的麻木感;让人一头雾水的医疗程序接踵而至,经历这样的过程不如说是不停遭罪;发现自己突然为另一个生命负责,一种特别的(但实际上是很常见的)孤独感和筋疲力尽油然而生。

值得一提的是,今日我们谷歌一下"初为人母"这个关键词,就能搜索到以下信息:孤独母亲的语录、做母亲的隔绝之感、做母亲的孤独、成为母亲就更理解女人、做母亲是孤独的、做母亲为什么这么难、孤独母亲博客、做母亲真是世界上最孤独的事情了,诸如此类。那《初为人母》中也提到的成为母亲所获得的极大的快乐和满足感又在哪里呢?为什么每当我们想套用一个框架来理解成为母亲这件事的时候，总会遇到一些不适用这个框架的模棱两可的情况：成为母亲可能会产生又爱又恨的激动之情，会经历痛苦与狂喜共存的体验？20 世纪 70 年代以来，探讨母亲和母性的文学作品大量涌现，相关研究运用不同规模的样本（样本量 1—23000 个不等），在至少 14 个国家蓬勃发展，越来越多的人也更加关注母亲身份和孕期精神健康问题。[15]随着"分娩引起的创伤后应激障碍"这一新兴概念的出现，我们对于分娩这一人类生命中重要事件的认知又前进了一步。[16]相关研究发现，差不多每三名女性中就有一名反映自己遭遇了分娩引起的创伤，高强度产科干预和难以恭维的生产护理难辞其咎。[17]初次生产带来的"惊吓"和现实的幻灭感已经成为广为人知的分娩体验了。[18]

《初为人母》和《妇女受限》这两本书实质上传递的思想吸引了很多作家发表看法。美国作家苏珊·毛沙特在《母性的面具》（*The Mask of Motherhood*）这本书中谈道，新手妈妈们为了掩饰自己面临的混乱、困难，以及困惑，而戴上社会性"面具"。[19]毛沙特说，社会性"面具"的根本元素，就是她们对社会文化将母亲理想化的愤怒、对于事无益的专家们的失望。蒂娜·米勒对英国母亲的小样本研究丰富了成为母亲的期望和现实之间落差的话题，也进一步探究了"合格母亲"论调的主导地位；[20]英国剪辑师丽贝卡·爱舍在第一个孩子出生一年后的口述作品《破碎》（*Shattered*）中，聚焦于身份转变为母亲之后随之而来的性别歧视，会给女性带来的影响，以及我们如何应对。[21]宝拉·尼可森的《产前抑郁》（*Post-Natal Depression*）认为，产前抑郁根本上是人类面对失去的正常反应机制——身体受损，时间流逝，性生活减少，失去"工作"、地位，缺乏自主性和身份感。尼可森提道，在我和她研究之间的20年间,健康护理领域的研究者和工作者们逐渐认识:分娩作为人生大事,本质上是让人倍感压力的。[22]

爱舍在她《破碎》这本书中评论,尽管《初为人母》这本书中女性叙述已经过去很久,但依然能引起“强烈共鸣”。[23]很多医学和社会学研究是有时间限制的,因为其结论经受不住时间的检视:已发现的东西是恒久的,还是随着进一步的调查而消失?多数对初为人母的研究只收集分娩后一年甚至更短时间内的信息,也没有提供足够的方法论信息以供研究重复进行。[24]关于《初为人母》的发现,两个显著的问题分别是:重复进行同一研究会不会得出相同的结论?当时参与研究的女性回顾之前的经历和感受,现在又会有何感想呢?本书出版之后,我的研究兴趣和学术思想也发生了多次转变,但我始终带着这两个问题进行之后的研究,直到我能够与伦敦大学学院教育学院社会科学研究中心的同事们共同做出解答。2007年11月,我们用了与《初为人母》一书中的研究相同的采样方法,确定了一个71人的样本,样本对象均为在伦敦产下第一个孩子的女性。和之前的研究过程一样,我们在她们的孕期和分娩后都进行了访谈。考虑到自第一次研究后的社会环境的变化:越来越多的母亲们会选择在生产后尽早返回工作岗位,因而在这次的研究中,我们在宝宝18个月大的时候又增加了一次访谈。

通过比较这些研究,我们可以更好地理解,20世纪70年代以来,女性初次分娩,及其与女性生活的交集是如何发生变化的。第二次研究样本的女性平均年龄偏大(31岁。上一次的样本平均年龄为26岁),反映了女性推迟生育的趋势,且该样本中包含了更多的单亲妈妈和同性家庭。孕期的医疗化程度仍然很高,尽管非处方验孕已经十分普及,她们还是有种有趣的执念:坚持得到专业人士的确认。首次研究时，超声检查还尚未普及；但第二次研究时已经成了标准流程，有些受访女性甚至做过多达 20 次扫描。现在超声检查不仅具有治疗意义，甚至也发展出了“娱乐”价值。[25]第一次研究时还只有 2 名女性是剖宫产子，到第二次研究时这一数量骤升至 30 个，也大体反映出剖宫产在国内和国际上都更加普及。到了第二次研究，平均产前住院时间急剧下降（从 9 天降至 2.4 天），让产前病房内的妈妈们更难互相建立“革命友谊”，相互扶持（详见《初为人母》第 6 章）。快速住院、快速出院都加剧了女性对分娩的“恐慌”，这种恐慌在两次研究中均很显著。[26]

还存在一个记忆问题。这样极度清晰而强烈的分娩体验，加上产前产后的适应和恢复，是否会持续数十年影响女性对自己身心乃至生活的认知和理解呢？我们在 2012—2013 年回归原始样本中，对《初为人母》中的论据进行了二次评估以作为后续研究。37 年后再度寻找本书中的受访女性，工作量之大超乎想象，但我们还是从 55 名女性中成功找到 36 名，她们曾在第一次研究中接受过四次访谈。这样以两个成年人对话为形式的深入、长期的再次采访，不仅让我们发现之前研究存在的不足之处，也非常具有启发性。《初为人母》中“尾注：成为被研究对象”部分记录了我在原来四次访谈结束时的观察结果，在大量的双向沟通中也穿插介绍了一些“机械”的方法论模型。有趣的是，37 年后的再次采访中，尽管很多女性都清楚记得当年的研究，也很开心有机会参与访谈，但也有些在之前采访中表现积极的女性，现在对此几乎没什么印象。比如，妮娜·布雷迪，曾在《初为人母》中直言对医生、内诊、家庭生活等相关事物持怀疑态度，现在却说自己完全不记得我之前的来访。我们谈论时，她认为这可能是因为她一生遭受了太多的精神创伤。[27]

后续研究是与年龄在55—70岁的女性谈论她们年轻时经历的事，让她们在经历生死疾病、工作变更、人际变化、乔迁辗转之后重新回忆。在犹太教和基督教传统中，人们常有的母亲记忆概念，是女性会逐渐淡忘分娩时遭受的疼痛。很多文化中对女性的概念也是如此，而这并不是女性自己所言。37年后再次问及女性对于初次分娩的记忆，尽管回忆精简、细节模糊，但由于分娩给女性带来的特别而持久的情感印记，她们的回答与之前的版本呈现出惊人的相似性。总而言之，初次分娩时感受到的痛苦或美好，回忆时依然存在，甚至会更加强烈。在这36名女性中，31人有再次生育的经历，有了对比就很容易让人对初次分娩感到遗憾：可能是因为和医护人员不尽如人意的沟通，或过度的医疗干预，尤其是硬膜外镇痛。孩子逐渐成年，有时会加剧人们对医疗护理长期影响的忧虑。乔・英格拉姆是《初为人母》中很有意思的思想尖锐的女性，她提道，儿子患有边缘性"阿斯伯格综合征"让她开始反思，是不是产前的超声检查对孩子的大脑造成了损伤。[28]

这些都是我们用来更好地理解自己人生经历的方式，生育也并非什么怪诞之事：只是我们一系列人生经历中比较显著的——"初次体验记忆"，在构建自我评估、人生轨迹中尤为重要。[29]这也是成为母亲的转变对于女人来说重要的原因之一。尽管本书写成以来，生育和女性地位的相关政策出现了较大调整，社会、经济也发生了巨大变化，但最核心的主题并没有改变。分娩、母亲、哺育、女性，都是极为重要的文化概念，不能被文化神秘感所掩盖，也不能受制于职业上的蔑视或傲慢：面对自身的独特经历，女性才是自己的专家。

旧版前言

1974年，我开始从事一项听起来还颇为高端的学术研究——“成为母亲：初次分娩的社会和医疗问题”。研究计划为期三年，样本是初次怀孕的女性，主旨是希望揭露并阐明现代社会中成为母亲会带来的问题。

我对这一话题的兴趣想来是源自我之前从事的“家庭主妇对家务所持的态度”的研究。[1]我开始注意到，无论女性把家务事和其他工作分得再清，成为母亲之后，她就自然而然也成了家庭主妇。50年前，甚至20年前，女性为了婚姻舍弃工作，现在她们在初次怀孕时依然要放弃工作。女性成为母亲的时刻，正是她第一次意识到“在我们目前的社会中作为女性会意味着什么”这一完整现实。成为母亲，随之而来的是成堆的家务活——照顾孩子、保持孩子身体与衣服整洁、备上可口的饭菜。逐渐地，这些工作就与柴米油盐酱醋茶不可分割。这是女人一生中的巨大危机，自此就没有回头路。自20世纪50年代起，关于性别平等理论在实际生活中如何发挥作用的例证不断积累，其确切地展示了：女性在家庭之外可以获得的工作机会，很受是否有小孩影响。这样的例子很多，尽管现在“官方”承诺人人机会平等，但情况依然如此。[2]

由此，我选择深入研究处于这一人生阶段的女性，借助过来人的经验捕捉、描述，并探索怀孕分娩。我对成为母亲的每个方面都充满了研究热情：生活方式的改变——放弃工作，待业在家，与世隔绝或是结交新朋友；再到婚姻、母子关系、生产时的医疗管理带来的影响等。我想表达的是，成为母亲并不仅仅是某个女人的重要事件，更是**全体**女性历史上的里程碑。

我是女权主义者、社会学者，也是孩子母亲。在有孩子之前，我不算是女权主义者；我成为社会学学者，也是想从生孩子之后面临的种种问题中逃脱出来。我的第一个孩子 1967 年出生，那时我 22 岁，已经本科毕业，做过各种小的研究，还写了尚未发表的两篇小说。我当时认为，成为母亲是我作为女人的天职。儿子 16 个月大时，我的大女儿也出生了。两个孩子都是那么可爱，他俩的到来，我喜悦之情难以言表。但接下来的日子就不可避免地被洗尿布、吃药等烦心事罩上了阴霾，我意识到这不是我梦想的快乐家庭生活。我很沮丧，也很压抑。我常常感觉很疲惫，且与世隔绝，我恨我丈夫如此自由自在，而我的人生仿佛到了头。吃那些药片并没有让我适应母亲角色。20 世纪 60 年代末，人们还不能接受女性公开表达自己的不满。后来我终于醒悟（我都想不起来怎么明白过来的），或许我可以，也应该去做点别的事情。我开始投身于我的博士论文，和家庭主妇研究。几乎同时，我在我的研究领域认识两名女性，她们在建立一个女性自由的组织。加入她们之后，我开始明白，我个人的内心冲突，实际上是工业化现代社会所有女性继承的共有遗产。

几年之后，我才意识到生育本身的重要意义。20 世纪 60 年代末到 70 年代初，分娩过程中的医疗干预迅速发展，逐渐被公众熟知。对家庭生活中诸多问题的研究，也愈发聚焦于早期母子关系上。基于常识，我觉得母职的**开端**是至关重要的，分娩会对日后整个母亲生涯都有影响。阅读有关生育的人类学记录，并将其与工业化社会中的现实生育进行比较，我不由得感慨成为母亲已然成了一件多么**不容易**的事啊！生孩子是一段医疗旅程。由于越来越少的人在自己成为父母之前接触过分娩或者宝宝，这两者已然成了谜。回顾过去，我可以看到这一切如何适用于我自己的案例。我所有的生产知识都来自书本，在我儿子出生之前，我几乎没见过，更别提抱过婴儿了。我曾以为孩子是人类的快乐源泉，但我没有意识到这得有一个大前提：首先你要将孩子哄开心了，而这可能意味着连续几个月的不眠之夜和自顾不暇。我曾将生育想象成充满强烈喜悦与成就感的时光，它将自动抵消彻骨疼痛。但当我回忆起初次生育时，那时的自己只是个情绪消极的病人，萎靡不振，孤单又恐惧，只觉得难逃宿命，全无掌控人生的成就感。他的降生不太像是我的成就，更像是其他人的。我一点也感受不到那种喜悦，婴儿床里的小婴儿更像是一个危险的陌生小人，而我看起来就像是维多利亚时代小说里面色苍白的妇人，耗尽了最后一丝气力，而我这还算是"正常"的。几个月过去，我还是不能完全理解之前所经历的，我仅能指出的错误：不熟悉的人在陌生的环境中生活通常会面临的问题，以及丈夫不能在旁看着孩子出生这个愚蠢规定。我生孩子时还没意识到，与此同时，我拥有另一重身份——母亲，因而在这样一场我人生的重头戏中，我并不是中心人物。儿子出生之后茁壮成长，但我过了好久才从我们的亲密关系中消除他出生带来的障碍。

我心里清楚自己不能再承受一次医院分娩了——主要是作为孕妇会有的情绪，产科医生根本就不能感同身受，他们只关心是否存在生命危险。我赶上了最后一波在家分娩的潮流，1968 年，我在家里生下了一个女儿。与第一次分娩相比这只算是件小事，当时对我来说，在家分娩是极为正确的选择（应该也正是因为这样，我才决定“在家”分娩吧）。女儿刚生下来的时候，我也没有立即滋生多大的爱意，但我很快和她建立了很舒服的关系，也没有像第一次时那样，因为要与她分离而感受到强烈的痛苦。

在做生育研究的同时有了孩子，这可以说是标准的社会学和医学上的笑话。在早些年的研究中，我带着一个秒表和一个笔记本追踪一位医生，他说“我打赌你还会再生一个孩子的，估计这项研究你也弄不完”。确实是个挑战：女人没法左手事业右手孩子，只能二者选一。生下女儿 9 年之后，我又生下了第三个孩子，当时形势所迫，我只能在医院进行生产。但那是我唯一一次全程没有用药物，完全依靠我的知识储备和坚定信念[3]的生育经历，我感觉自己在“指点江山”，掌控全局。我从来没有观摩过一次自然分娩或是参加过放松课程（只因为我太懒惰）；但我也不得不承认（噩梦般的发现），生孩子真的很痛，这是事实。但也不至于**过分**痛苦，毕竟最终孩子的出生就是对母亲莫大的安慰。

当然了，我个人的经历并不能作为权威定义，生孩子的方式有很多。关键在于，不论一个社会学者声称自己多么“科学”，学术研究课题都会与研究者的生活有着紧密联系，个人的经历也是著作和研究课题的灵感来源。显然，我们可以为出一本书或是做一个课题寻找出各种各样的其他理由，从而更容易通过委员会的审批，并出版作品，但这些理由并不能完全解释它们为何存在。[4]在这项研究过程中，曾经有段时间，我开始搞不清自己的角色——研究者、孕妇、母亲、女权主义者、观察员等。有时这会让我很困扰，但也是件好事，因为这实际上表明：我们总是会人为地为自己设定界限。但事实上，人类经验往往不像我们希望的那样井井有条、区分清晰。

在我开始采访怀孕妈妈之前，我在采集样本的那家伦敦医院做了 6 个月的观察员。我想弄明白妇产科医院中的流程，尤其是医患之间的交流情况。本书使用的数据主要来自对 66 名第一胎预产期在 1975—1976 年的女性的采访。因为当时逐渐不流行在家分娩，想要比较在家分娩和在医院分娩不太现实，单是想要观察在家分娩都很难实现。我选择预约在同一家医院分娩的女性作为样本，这样就不用再去比较不同医院的操作，而这很可能会混淆研究的核心问题——我希望通过这个课题描绘出所有女性初为人母的经历。

这些女性分娩时年龄在 19—32 岁。我希望观察到社会上大多数女性的初次分娩情况。在英国，女性平均在 25 岁时有第一个孩子，在美国平均年龄则是 22 岁。样本中的女性出生于英国、爱尔兰、北美地区，我没有选择少数族群样本，因为据已有研究显示，不同文化群体对于生育的态度不同，光是比较这个，就足以单独做另一项完整的研究了。以丈夫的职业作为划分依据，根据常规的社会学指标，采访中 64％的女性是中产阶级，36％是工人阶级。若以女性自身的职业作为划分依据，91％是中产阶级，9％为工人阶级。有 2/3 的“中产阶级”母亲处在社会层级Ⅲ非体力劳动的工作岗位，高于全国人口中中产阶级比例。这也反映出那家医院病人的人口模式。第一次访谈时，11％为未婚女性；直到上一次采访，7％的女性仍未结婚。我认为没有理由排除未婚母亲，原因在于，1976 年英国 9％的婴儿、1975 年美国 14％的婴儿都是未婚妈妈所生。当我在接下来的几章中提及“丈夫”“妻子”“婚姻”这类词时，我知道可能会给未婚妈妈们带来无形的伤害，但我真心希望她们能原谅我。“人物表”中列出了受访女性的化名，附有相应的年龄、职业、婚姻状况、居住条件等简要信息。

我们对每位女性进行了四次访谈，分别在产前6周、26周，产后5周、20周，我陪产6次。等到第四次访谈时，样本数量降至55名：4名女性流产，1人因为早产而在另一家医院分娩，5人搬到了很远的地方没办法接受采访，还有1人因为婚姻破裂退出项目。所有的采访都有录音记录，每份平均时长2.36小时。

当我开始梳理完成的采访时，我被这些女性震撼，她们比任何一个社会学者都阐述得更清楚直接。我决定要尽可能用她们自己的话来完成一部书，让她们来讲述自己怀孕、生产、初为人母的经历。我没有单一的标准来规定选择哪些特定的来描述母亲的方方面面；但我尽量选取用语最为精简、情节最为有趣，同时又不失代表性的。我提供了一些文字标注，来引导读者阅读这些口述，但我将通常的正文—引用关系调换过来，让女性自己的口述成为书中正文。第2至12章重现了采访时女性的口述，颠倒了正常的字体设置；将我的评注而不是采访引文设为细斜体。我添加了一些简单的数据，将采访内容分组放入上下文。[5]同时，我将显著性检验整理成这项研究的学术版——《妇女受限：走向生育社会学》，这本书正在筹备当中，预计1979—1980年出版。这一本面向此类读者：他们更愿意读常规形式的研究报告，或更希望继续了解本书中提及的特定观点。

《初为人母》这本书描绘了20世纪70年代末，在一个工业化大城市中初为人母的体验。本书从**女性**视角来谈为人父母。也有一章从男性角度来谈；书中也有男性对女性回答的评论补充。但主要还是采访女性：女性在描述自己经历时，父亲/丈夫的角色在多数情况下作用是微乎其微的。最为关键的是，女性的身体、身份、生活方式上所发生的一切改变，父亲或多或少有所参与、有所支持，但是他们并非处于核心位置。[6]从这一角度或是其他来看，这本书**立场强硬**：它明确展现真实情况，而非人们所希望的那样。这不是一本教你如何去做的"指南书"——类似的书已经够多了，里面的观点还互相矛盾。

有些读者可能会觉得本书对为人母的描述过于暗淡压抑，并没有真实记录很多女性从生孩子、照顾孩子中获得的满足感。我也尝试过展现更积极的一面，但在某种意义上来说，坏消息才是最好的消息：幸福因其单调枯燥从来不会上头条。所以这样来看，本书有意将这一图景设计得暗黑一些。受访中很多女性说，她们当时受到误导，以为生孩子小菜一碟，生育就是铺满玫瑰的幸福温床。她们觉得，如果对即将面临的情况能有更清晰的认知，其实会更好。我围绕这一结论构建了这本书，或许某种程度上放大了它，不过这样才会更加令人印象深刻。这一洞察本身是真实的——是来自受访者，并不是我随意编造出来的，不过确实也说出了我1967年初为人母时的感受。

自始至终，我最为感谢的显然是这些受访女性了，她们耐心倾听问题，对极为私密的经历也不遮遮掩掩，无条件地和善热情、诚恳待人。我给她们用了化名、职业略做了修改，希望只有她们自己才可以识别出书中的自己。其次，我也要感谢医院——当然也采取匿名方式——一直容忍我在场观摩，也十分配合我的各项请求。此外，我也必须感谢社会科学研究委员会给予我经费支持，感谢雷蒙德·伊斯力的鼓励;还有我伦敦大学贝德福学院的同事,特别是乔治·布朗和玛格特·杰弗里斯,只要我有需要,就会站在我的立场倾听,给我提供建议。还有詹妮·怀特对我的采访的帮助,她的贡献远超出分内工作,我也在此表示诚挚感谢。罗宾一如既往帮助我落实整个项目,一直在我身边支持我,帮助我度过极度低落、觉得见不到这本书出版的那段黯淡时光。亚当和艾米莉在项目进程中一直非常耐心地去理解,我作为母亲想和其他人交流并将相关经验写成书的心情。劳拉延迟了整个项目,让我知道生育可以多么令人满足,她现在依然是我的灵感源泉,也是所有与她相知的人的安慰。

1 分娩与女性处境

没有孩子嬉闹的家宅就如同不生草木的庭院、缺少夜莺啼啭的樊笼。爱子是女人的天性，没有什么能够弥补对孩子的渴望。女人结婚后会盼求要个孩子，孩子对女人的幸福的重要性可比食物和空气。（医生，1911 年[1]）

人工生殖本质上并不是毫无人性的，退一万步讲，这个新选项的产生促使人们重新衡量旧观念中的身为人母的价值……女人一直扮演女性的角色，直到即使女人决定不要孩子或是接受人工生殖也和传统生殖一样合法时。（女权主义者，1972 年[2]）

母性体制

纵观人类社会进程,分娩在女人的生命中从来都不只是那一瞬间的事;相反,从它发生的那一刻开始,就持续有着重要意义,只不过会以不同的方式不断呈现。尽管人类不同的生活方式衍生出不同的文化,但都将分娩定义为生物学上的行为。

在殖民时期的美洲,女人会生下12个孩子甚至更多;25岁还未婚的女性从经济意义上说就成了没有利用价值的老处女。20世纪40年代,印度尼西亚的阿洛岛,女性最主要的工作是从事农业劳动;男性比女性更喜爱孩子。维多利亚时期的道德卫士们衡量一个男性的社会地位、男子气概,就看他的妻子是否贤惠持家,是否家族庞大、枝繁叶茂。火地岛的亚格汉女性在分娩后休息一天,甚至不到一天就要返回工作岗位;在英国,女性可以带薪休假到宝宝七周大。南美洲的垭拉拉[1]母亲们就在家里的走廊或是直接在一个棚子里,当着所有人(包括小孩子)的面将宝宝生下来。20世纪30年代的美国,有部分州将在医院分娩出生的孩子交给母亲视为违法。在一份76个来自不同文化背景的母亲的样本中,82%的女性是以站姿、坐姿或蹲姿生产的,仅有18%是躺着完成生产的。1974年,挪威的孕妇中有90%接受过产前医疗护理;而在尼加拉瓜,这一比例仅有16%。南美洲的一些部族认为,不用他人帮助完成分娩是种妇道:死亡也胜过接受医疗救助的耻辱。而在当代英国,分娩时不寻求医疗援助是违法的。[3]

---

1 Jarara,位于哥伦比亚的瓜希拉省。

有时我们将孩子看得很重要，有时孩子好像又没那么重要。人们会对生育的女性投来羡慕的目光，但不育的女性也值得尊敬；生育是女性的使命，但女人也要养家糊口，这时孩子就成了负担；怀孕意味着得到特殊照顾，也意味着在工作岗位上不受重视；分娩在医学上是危险的或是超自然的神秘现象，但它也不过是一件人人皆知的正常不过的事而已；做母亲是神圣的，可女人也是凡人。一个女人的成就既可能是生育了 12 个孩子，也可能是照看好 12 块田地；既可以是在工厂、在办公室兢兢业业 12 年，也可以是做全职主妇，任劳任怨 12 年。

生育的意义与社会对于女性的看法紧密联结，二者都反映了社会的经济体制。相较于家庭，资本主义体制更重视生产，这改变了女性的地位：母亲们成了“职场母亲”。资本的产出离不开工人阶级的生产力，因而社会对于女性角色的要求不再只是生育，还要创造财富，“母亲们走出家庭进入职场，解决其就业成了国家的第一要务”。[4]

即使不是马克思主义者，我们也能理解母亲们和社会经济之间存在着千丝万缕的联系。品鉴当今工业化社会中母性的历史是很重要的，因为我们当前的母性在历史上是独特的。

> 母亲给予孩子生命，抚养其成长，总而言之，母亲独自承担起了对孩子的责任。即使偶尔也获得其他人的帮助，得以从疲惫中暂时舒缓几小时，这个重担还是压在她的身上。孩子不在身边的时候，母亲们也要保持待命状态，无论是在剧院看场演出，还是工作、参加派对，她们也总是三心二意，竖着耳朵留心电话，生怕错过了孩子生病的消息。但凡孩子出了什

么事，受到指责的总是母亲而非父亲。

> 社会对母亲角色的定义几乎是独一无二的。我们将其制度化，母职应是富足生活的产物。但几乎不存在这样的社会，负担得起这么多成年健全的女性劳动力，专为几个孩子几乎奉献一生。[5]
>
> 母职并不能简单和生育抚养画等号……将母职制度化，只要求女人具备母性的"本能"，而忽视了母亲的聪明智慧；要求女人无私奉献，而不注重其自我价值的实现；强调与他人的关系，而不是造就自我。[6]

现今的工业社会，女性按照制度化的方式做母亲，女人成为母亲后的待遇，其实也反映出她们作为女人在社会中的待遇。正如分娩在不同的文化中具有不同的意义，女性气质和男性气质也是如此，在15世纪的英国、19世纪的挪威和20世纪的巴西，作为一名女性，意义不尽相同。现今的工业化社会尽管在性别平等的观念上前进了一大步，但其仍然会强调性别间的差异。平等这一概念并不等同于"完全一致"，也就意味着平等和差异是可以相互兼容的。平等意味着女性应当与男性同工同酬，意味着男女应当享受同等级别的教育(尽管现在存在着差距)，意味着如果女性有意愿且符合国家利益，那么她就可以当选国家首相。世界倡导平等，但家庭内部除外，家庭仍是差异滋生的温床(所以可想而知，小家尚且如此，大家平等也仅仅是个愿景罢了)。

本书受访女性生产时所在的妇产科医院，用不同颜色的标签标记不同性别的宝宝：女宝宝贴粉色标签，男宝宝贴蓝色标签(这算是退步吗？十年前，所有的宝宝不论性别贴的都是白色标签)。

总的来说，相较于小男孩们，小女孩们长大后的角色往往被寄予特别期望。两个关于女性的主流观点现在依然根深蒂固。第一，女人不是自己人生的中心。第二，也是很奇怪的一点，人们认为女人总在等待着什么：要么是购物排队等待结账；要么是在产前诊所里等着检查；要么是躺在床上等着老公回家；要么是在校门前或是操场秋千那儿等着孩子回家吃饭。女人等着孩子出生长大，希求被爱与自由或再次就业。女人等待未来，无论是得以解脱还是继续负重前行；也等待过去追上她们。

但问题是，母亲并非被动角色。尽管受世俗观念影响，她们在成长过程中也一直认为自己是依赖别人的，但是成为母亲后，她们就发现自己也成了孩子的依靠。在孩子面前，她们就成了超人，担负起比做秘书、技师或医生时多得多的职责（因为工作职责是有限度的，就算是医生，也不会一年 365 天、一天 24 小时地工作）。她要时刻为孩子做选择，孩子吃什么最有营养，怎么给孩子培养最佳的审美品位、提供最好的教育，如何让孩子阳光健康地成长。为了孩子，母亲必须强大起来。在一项关于生完第一胎的母亲的研究中发现，为适应母亲角色，“调整”得最好的，反而是曾经被认为最不具备“女性气质”的女性；[7]此外，积极独立的女性更容易获得作为母亲的满足感，因为她们更会将孩子出生视为成就。研究还发现，有“女性气质”的母亲们对于母亲应该表现成什么样子的想法特别顽固（完美和无私的化身），她们反而会在适应母亲身份这件事上面临巨大困难。努力达到完美妈妈这一理想状态已经很难了，更别提还要在没有其他人帮助的情况下兼顾妻子和家庭主妇的角色，简直是活受罪。再者，“理想的”母亲状态或许只有在新手妈妈并不追求完美时才能达到：研究 6 个来自不同文化背景的母亲时发现，获得最多外界帮助（来自任何人的帮助——大一点的孩子，男人，或者其他女人）的母亲养育孩子是最“有成效”的。[8]

初为人母会带来巨大变化。30 年前，女性为了婚姻放弃事业；时至今日，变为因成为母亲而牺牲事业。生育后回归工作岗位进程缓慢：时隔 4 年，约 20%的女性回归工作，10 年后比例会提升至 52%（而且极有可能，女性为了履行母亲职责选择与之前完全不同的工作）。成为母亲不仅仅意味着工作的转变，更涉及对一个人个性的重塑。母亲和孩子的需求相距甚远，需要母亲跨越这条鸿沟。毫无疑问，被悉心养育是孩子的绝对需求，但在当代社会，孩子们往往在相对孤立的小型家庭中成长，除了母亲，还有谁能对孩子无微不至呢？而母亲，无论多么“有母性”，也只能满足宝宝的相对需求。她们上有老下有小，孩子们则没有这些责任。过去几代同堂的大家庭里，有祖父母、兄弟姐妹、叔叔阿姨来帮忙填补这个需求鸿沟，但现在这种情况不复存在。那么问题来了，身为人母，究竟要剥夺母亲多少自己的生活？

通过调查女性心理健康状况，伦敦的研究人员发现，每三名女性中就有一名存在抑郁的精神症状，而身为人母是抑郁的至关重要的因素。[9]根据弗洛伊德及其拥护者的思想，成为母亲是女性逃避先天不利因素的方式——对孩子的渴望替代了像男人一样长出阴茎的想法，女性在有了孩子之后走向成熟。做女人等于做母亲，孩子之于女人意味着补偿，因而不选择养育孩子的成年女性只能算是中性的（或者说是男性化的）。从该理论出发，有了孩子会增加女性的性别认同，然而事实上，成为母亲常常导致女性自我价值感的下降：子女成为舞台的绝对主角，母亲则仅扮演幕后安静的支持者；她们抽不出时间操心自己的事，也确实没什么自己的生活可言。这样来看，“调整”这个词在这个语境中似乎导向负面结果，那么“调整”自己的母亲们，心理状态是怎样的呢？未能成功“调整”的母亲们又会感受到怎样的压力？无论哪种情况，正如社会学家爱丽丝·罗西（Alice Rossi）指出的那样，我们有一套完备的**理论**来解释母性，但对于什么才算是“成功”育儿——无论是从孩子还是从母亲的角度，我们都所知甚少。[10]

当代大部分女性会在 25 岁前生下第一个孩子，这样 30 岁前就可以完成怀孕和母乳喂养的人生事项。而女人怀胎十月、抚养子女之时，男人正处于而立之年，面临着择业晋升的选择。为人父母之后，不到 35 岁，两性关系就几乎被逐出家庭生活。这时，女性想要在外追求个人职业是处于不利地位的。为孩子负责是大学毕业女性没去工作的最关键因素，也解释了兼职现象（我们这一代似乎把兼职工作当作解决女性角色问题的万金油）。在英国，所有从业女性中，1/3 以上从事兼职工作。在资本主义体制下，女性只被算作备用劳动力。类似的双重标准也体现在其他方面：男人赚钱养家，女人贤惠持家，这样的核心家庭才能支撑国民经济。只要符合国家利益，社会就鼓励女性参与工作，女性的就业环境也更友好。例如英国在二战时期，日间护工激增，约有 375 万名女性加入劳动力大军。[11]然而战后，情况却发生了退步。20 世纪 50 年代，女性雇佣问题又成了国民意识的一根倒刺，被看作对女性不人道的象征、道德沦丧的标志、家庭生活的衰退。

“家庭”从保守主义观念来看就成了贬义词。所有人（或者多数人）认为所谓家庭，就是一对情侣结婚生子相伴到老。对于一些人来说，该情况是成立的。但另一方面，有些国家的离婚率甚至接近 50%；一半以上的家庭都不是核心家庭，很多“家庭”中只有单亲妈妈辛苦拉扯子女长大。并非所有的“家庭”都是避风港。妇女儿童可能遭到身心虐待;巨大压力带来的一长串疾病导致男性寿命普遍短于女性。

孩子赋予了家庭意义,有了孩子才算有了真正的家。我们很容易有为人父母的冲动,却很少有人真正理解成为父母意味着什么。当然了,其中有好有坏。有些是很具象的,比如,宝宝们**确实**笑得很甜,小孩子也**真的**讨人喜欢,让人觉得这一切都是值得的。阳光照在宝宝们光泽的秀发上;皮肤细腻光滑,四肢强健结实,心灵纯净透明。为人父母是独一无二的人生经历,带大自己的骨肉是个奇迹。这种奇迹年复一年不断上演,通过繁衍后代这个再自然不过的行为,人类实现了一件超越自然的事:升华了最基本的人类概念。

当下很多年轻人不愿遵照传统观念,选择不生孩子,但更多人还是选择在人生的某一时刻成为父母:

> 工业社会中,或许目前生育方面最关键的事实是,大多数人还是会为人父母的,但是这太被人们当作理所应当,因而鲜少有人提及。统计学上的数据也表明,多数成年人仍然会选择生育。……在英格兰和威尔士,约有80%的成年人成为父母。[12]

此类相关数据很难得到,因为官方统计将生育看作一件再正常不过的事,因而并没有提供足够的基本信息以供计算。

生育模式的转变,意味着越来越多的家庭只有一个孩子。1976年,英格兰人和威尔士人第一次婚姻的婚生子女的42%为第一胎,该比例与 1975 年的美国相同。[13]成为母亲的女性数量越多,每个女性经历分娩的次数就越少。这样,初次分娩就更具有重要意义。首先,他/她不再是众多宝宝们中的老大,可能只会有一两个弟弟妹妹(甚至可能是独生子女),分娩也就承载了更重大的意义。生育虽好,更要优生。其次,死亡不再像一个世纪以前那样威胁着母亲和新生儿的生命,现在英格兰和威尔士,每 10000 例生产中,约有 1 名母亲、160 名婴儿死亡;而在 100 年前,数据分别高达 48 名和 1560 名。[14]女性希望每次都能够平安分娩,生下健健康康的宝宝。如果将初次怀孕的经历看作一次安全的航行,航向的地平线就是婴儿的第一声啼哭,通向理想家庭规模的美好旅程要用心规划,不再有旧时代母亲分娩时面临的危险的困扰。

医疗化进程

产妇及胎儿/幼儿死亡率方面的巨大进步折射出人们的健康状况有所提升。人们现在吃得更好,生活条件也更加卫生,再加上女性不再像过去那样生很多孩子,要生第四个或更多孩子的高危产妇也就随之减少。可以说,近年来妇幼死亡率的降低,1/3 可以归因于这些变化。[15]不过整体来说,还得归功于更佳的医疗护理,医生们在其中的贡献不容小觑:尤其是产科医生,取得的诸多成就历历在目,以至于他们常常会忘记,医疗护理并不是让人们存活下来的唯一原因。

过去,女人要在没有任何医疗辅助的情况下完成分娩,甚至现在一些民族或地区文化仍然有此要求。分娩时,护理人员就是其他生过孩子的女性，宝宝们在家人环绕的家里出生。生产进度完全根据女性身体的自然反应，过程中几乎没有人为干预。但在生产过程全面“医疗化”的工业化社会中，就不会出现上述情形。生产时有专业的助产士作为护理人员（女性不再需要为自己助产，而是交给其他人）；家庭关系不和睦的情况下，医院成为女性生产最适合的场所；此外，鉴于种种化验、仪器、手术器械成了生产过程的必备，对神秘的自然力量的盲目依赖逐渐转变为对科技力量的相信。医学在生育领域的开疆拓土，只能算是人类对专业医疗护理产生的文化依赖的九牛一毛。人们不用为自己的生老病死负责：医生们才是救世主，他们创造医学奇迹，技艺精湛，是文明社会的英雄。以前，人们可能只向医生们寻求治疗很少一部分疾病的良方；到现在，大大小小的疾病**全部**都要寻求医生的诊治，甚至分娩也被归为一类疾病由医生治疗。

在英国，在医疗管理之下分娩，起源于 1739—1765 年在伦敦建立的 6 个分娩室。[16]产钳算是所有生产技术的始祖，最早在 17 世纪时被用在分娩的第二产程中。很长时间以来，在分娩技术方面，大多是类似产钳这种较为边缘性技术的发展，女性依然是在没有受过专业训练的其他女性的陪护下，在家里完成生产。1902 年，国家（和医院）开始培训专业的助产士；且在接下来的几年中，对于人口数量下降的担忧使人们将目光聚焦于关于母亲健康的医疗护理。[17]医院起初只重点关注小部分高危产妇的健康状况，后来范围扩大到所有母亲。1927 年，医院分娩率只有 15%；1974 年提升至 96%。[18]1975 年，第一胎婴儿中，99%在医院降生。[19]

工业化和医疗化似乎总是并肩前行，但不同国家的分娩的医疗管理情况存在较大差异。例如，在荷兰，53%的婴儿在家出生，而瑞典为0%，日本1.3%，德意志民主共和国2%，加拿大3%，丹麦15%。上述国家中，分娩的平均住院时间为5至10天。在新西兰，母亲生产时，通常情况下需要有医生在场；在德意志联邦共和国，法律规定每一次分娩必须要有助产士陪产；美国直到1971年才允许助产士陪产。挪威的助产士有资格操作外阴切开术，完成产钳接生并缝合；英国的助产士只能操作外阴切开术，但不能参与之后的缝合，并且产钳接生也只能由医生完成。[20]生育介入措施（例如催产、器械分娩、剖宫产等）的国际数据几乎空白，但现有的数据已经显示出国家间存在的巨大差异。以器械分娩为例，1973年在美国占全部分娩的36%，在英格兰和威尔士占总数的11%，在挪威只占4%。至于其他的生育介入措施，用真空抽吸替代产钳辅助生育在美国只占0.4%，在英格兰和威尔士也只占7%，但在挪威高达63%。在英格兰和威尔士，催产在1967年占17%，到了1974年，该比例上升至39%；在挪威，两个数据分别为11%和14%。[21]

统计数据虽然冰冷无趣，但可以帮助我们了解女性接受的治疗，判断女性对专家们依赖，甚至说对专家们言听计从的程度。女性自记事时起，人生中第一次意识到，怀孕中的女人被认为并不知道怎么做才对自己最好：必须要有人“建议”，她们才知道要去诊所接受产前护理、要去医院分娩、补充补铁药片、打硬脊膜外麻醉针来进行无痛分娩，甚至要被“建议”母乳喂养。女性如果不“选择”以上述方式生育，就会被认为是“不合格”的母亲，这样的母亲会危及孩子的健康，要么是因为她们过时的自然观，要么纯粹因为她们懒惰不愿努力。[22]但从目前情况看来，生育的医疗管理正面临着严峻挑战：从书籍到广播、电视节目，再到相关研究课题，都出现了质疑的声音;产科医生们也开始重新审视自己的工作,孕妇不能仅被看作将婴儿带到世界的工具人,或者子宫、阴道、子宫颈(机能良好或“不全”)的集合体(女性身体的相关术语可以参考妇科学术语)。尽管外界与行业内部对当前产科实践的批判都还未到翻江倒海的地步,但每颗卵石激起的涟漪都会引发更广范围水波的震动。这里存在两个关键问题。首先,这些医疗管理方法的依据是什么?(在医院就**真的**比在家分娩更安全吗?**为什么**催产数量如此之多?)其次,当前的分娩管理会对女性(以及孩子和家庭生活)带来怎样的影响?这两个关键问题又引发了第三个问题。鉴于分娩的医疗化已经如此普及,为什么之前从未有人投诉过呢?(直到现在才提出以上问题)

以下清单列出了工业化社会中的女性怀孕时会经历的一些常见医疗程序:

- 常规产前检查
- 补充铁元素和维生素
- 孕期阴道检查
- 孕期超声检查
- 医院分娩
- 分娩第一产程期间进行灌肠或塞入栓剂
- 分娩时备皮
- 人工破羊膜
- 药物催产(催产素、前列腺素)
- 分娩时阴道检查
- 分娩时气囊导尿
- 器械胎心监测

- 宫缩监测
- 分娩时注射葡萄糖或生理盐水
- 分娩时打硬脊膜外麻醉进行无痛分娩
- 分娩时注射哌替啶或其他止痛剂/镇静剂
- 胎儿横位或斜位生产
- 外阴切开术
- 产钳或真空抽吸分娩
- 产后立即剪断脐带
- 通过注射麦角新碱(和/或催产素)加速胎盘排出

所有这些医疗程序还未经过系统评估有效性,就已经被引入产科实践当中,**没有**一项是对母子完全安全、没有任何副作用的,然而医院仍然在没有考虑它们医源性(疾病引发)特质的情况下,例行采用**大部分**医疗程序。毫无疑问,这些对于少数母亲是有帮助的,但是被轻率地应用到大部分并不需要它们的母亲们身上了。[23]

> 我们希望为分娩中的女性提供应有的照顾,那么就必然要在较高危险系数的分娩和正常分娩之间做出平衡。首先我们必须重申,多数女性经历的分娩过程并非充满与日俱增的恐惧,或是超越人体机能的技术神秘感,而是再正常不过的一段经历。尽管这些程序本身会引发高危后果,但我们还是会目睹医生们采用高风险医疗程序的频率越来越高,这一模式逐渐成为惯例。大部分情况下,分娩没有什么异常,宝宝也是健健康康的。……没有人提倡对高风险分娩放任不管的管理模式,分娩本就是高风险的,但是我们放任让产妇承受高风险

> 的治疗模式。……医生们几乎一致地觉得这难以承认：多数女性完全有能力自己分娩……[24]

终极目标永远是降低死亡率。英美两国均处在周产期死亡率表的前50%，甚至比日本、捷克斯洛伐克、芬兰、法国、马耳他、以色列等国的表现差得多：

> 当某足球队在联赛中的地位低到尴尬，势必会带来一系列变动：球队经理被解雇，俱乐部很大可能再花重金聘入人才，但往往收效甚微。我观察到，无论国内还是国际上，产妇护理也呈现出类似的趋势：大家心照不宣，认为越是使用昂贵的设备和技术，毫无疑问越会提升领域内排名。……如果我们认为越复杂的医疗程序一定会给女性健康带来更多的福祉，那这个想法就太轻率了。多即是好，这是一种很危险的论断。比如说，上门接生逐渐消亡，产前住院床位大量增加，预测高危产妇的模型不断发展，使用更加直接的方式测量婴儿成长、健康状况，催产选择策略五花八门，通过精准控制催产素实现加速分娩，分娩时会持续不断监测胎心等。上述就是现代产科医生的门面。……我们体验过复杂的产科实践和培训，很难不把重心放在安全性上，但我们往往"事后诸葛亮"，在回顾之时才觉得怀孕是安全的。然而当我们暗自忖度，我们做的各项扫描、安全检查究竟效率多高、花销多大？为了新生儿98%存活率，妈妈们需要付出多大的代价？还有，我们为什么要用"病人"这个词称呼明明非常健康的怀孕女性呢？[25]

这位产科医生在 1975 年发表以上如此有见地的观点，他认为早就应该分析一下产妇护理的成本效益了。这里"成本效益"指的并不只是金钱方面，还包括身体上的伤害、情感痛苦和社会压力。不过，这些并不容易衡量：不像死亡、死胎或是先天畸形可以用数量衡量。或许正因如此，这些维度就被排除在医疗考量之外。产科医生可以挽救生命、治疗疾病、缓解剧痛，但他们没法根治心理不适，改善情感和各种关系，对"社会性"的问题也无法给出最有效的解决方案。因此，我们希望运用社会科学领域的研究方法，衡量现代产妇护理的社会和情感成本。

这会干扰母子关系。目前已有记录，且有证据显示，医院分娩带来的母亲和新生儿之间的"常态"距离，事实上会危害母子间的情感纽带。[26]官方报告也逐渐意识到医疗化分娩造成的心理影响：

> 各方大量证据均强调，分娩期及婴儿刚出生时期，对母子间关系的发展有着至关重要的作用，这个时期关系的建立，会对孩子乃至整个家庭的未来的发展都具有深远而持续的影响……我们有很多证据着重强调了分娩之后母子间"早期纽带"的重要性，需要保证在医院进行全程分娩时要比过去更能敏锐地体会到这一早期关联。[27]

那么母亲本身又处于什么位置呢？一名怀孕母亲，或是分娩中的母亲，实际上是两个病人，一个女人和一个孩子。两个人的利益是共存的，但又有所不同。可能有观点主张，产妇护理不应都集中于宝宝的福祉上，妈妈们同样需要照顾，但我们不能因其表面含义而断言该观点一定是"女权主义"的表现，这种说法可能也还是将宝宝作为中心，而不是妈妈。医疗化的生产对于母亲作为一个普通人（而不是作为母亲）的影响是最易被忽视的，也是最难用常规的分析检验的。确实如此，我们如何测量散布的焦虑，即因不得不依赖医疗权威、身体也日益衰弱而带来的情绪呢？医疗介入和控制所带来的愤怒从本质上来讲，还处于萌芽阶段，连本人也很难清楚地描述，更何况让他人去评估。将自己的身体交由器械"主宰"，并把这个过程的产物作为异化劳动交给一个人，这会带来怎样的影响？（第一台仪器名字是男性名字"威廉"，而不是女性名字"玛丽"。）这样的初次分娩经历会如何影响女性未来的再次分娩、作为母亲的感受，甚至她的自我价值感呢？

是自然分娩吗？

对于技术助产，人们心中尚存疑惑，这到底算不算是"自然分娩"呢？究竟什么是"自然分娩"呢？这一概念对作为母亲的女性或是整体女性来讲，又有何种关联呢？

人类学家玛格丽特·米德指出，从某种意义上说，分娩从来就不是自然事件，向来是一种文化行为，会受到人们的信仰、期望、习俗等影响。"自然分娩"其中一个方面的含义是不受主要干预的分娩。那么通过注射缩宫素或者服用前列腺素药片的催产就不算是自然的，同理，剖宫产和产前分娩也不算是自然分娩。或许自然分娩的核心就在于女人在分娩时不能使用任何止痛药或是麻醉类药物。

人们广泛认为格伦雷·迪克-里德(Grantly Dick-Read)是自然分娩之“父”(没有之“母”),他在20世纪40年代确认分娩时的疼痛主要来自心理恐惧机制及子宫肌肉所受的张力,女性可以通过理解、放松、呼吸训练来控制这些肌肉群,从而缓和甚至消除分娩之痛。几年之后,法国医生费迪南德·拉玛泽(Ferdinand Lamaze)发展了俄国巴甫洛夫的理论,认为条件反射可以缓解这样的疼痛。拉玛泽向西方世界引入心理预防分娩法,该方法运用详尽的呼吸训练,分散母亲在疼痛感上的注意力。在英国,国家生育信托基金会可以教授心理助产法,该方法逐渐被广泛认为等同于自然分娩。20世纪50年代末60年代初,大概在1958年到1964年之间,出现了最早的关于自然分娩的普及指导,在英国出版了20多部相关著作。应用产前文献中的影像记录和怀孕模型,这一进步大致起源于20世纪60年代早期,也以一种非常生动的方式,促进了分娩的“自然”关联感:“太阳始终闪耀着温暖的光,图片洋溢着夏日气息——绿叶红花,春江渡鸭……”[28]有时也会有其他“新”的画面与自然分娩产生关联。1974年,家庭分娩支持协会成立,因为对于很多女性来说,自然分娩和医院生产两者水火不容。法国产科医生费迪南德·勒博耶(Ferdinand Leboyer)从新生儿的角度,发表了他对“自然分娩”概念的新理解。他认为新生儿应当在昏暗的或近乎黑暗的安静房间内降生,出生后应该马上将其靠在母亲身体上,让母亲对其轻轻按摩。脐带也不应当立即被剪断,而是要先将宝宝浸于温水中,回归子宫环境提供的舒适湿润的无重状态。[29]

然而,以上关于自然分娩的提议,大部分情况下只是揭示了对女性处境非常有限的关注。这些医生的诊断都是基于他们对于成为母亲这一概念的特定角度的理解。比如在迪克-里德医生的观点下，分娩是女性生物学上的宿命，也是她人生中最大的成就和喜事。而在勒博耶医生看来，母亲的身体是新生儿的牢笼，母亲则像是那个恶人，痛苦地强制将她孤立无助的孩子逐出身体，面对残酷的外界光亮。分娩的各项操作对她来说并没有什么问题，更确切地说，她的问题其实是孩子的不良反应。拉玛泽医生强调母亲控制分娩的个人需求，因此他倡导冷漠控制法，就是让母亲尽量不去考虑身体感受。心理助产法给现今留下的启示，与为人母的另一个刻板印象密不可分：为人妻。在这种观念体系下，孩子出生是夫妻双方的共有经历。丈夫也要参加产前咨询，而且在产房中，他和妻子一样重要。妻子免于分娩之痛也给丈夫们带来了福音，因为这样的妻子更好相处。当然这不仅为心理助产法正名，也是使用止痛药，尤其是硬脊膜外麻醉的重要原因，女性虽然身体处于麻木状态，但意识还是清醒的。有人声称，这样使得女性免于分娩之痛，真算是一种“性解放”，不仅更直接将女性交由男性处置，而且丝毫没有缓解女性对自己身体的疏离之感。[30]

是新型女权主义吗？

分娩明明是女性自身的经历，但上述这些自然分娩的诊断全部没有将女性作为主角。男权政治总是以特定的方式来定义女性生物学：女性的性能力以及性反应至关重要；婚姻中开枝散叶必不可少；至于母乳喂养，虽然医学上十分提倡，在两性关系中却不是很合男性心意，他们认为女性的乳房不是属于婴儿的，而是男人的，何况对婴儿袒露胸脯也很不雅观。毕竟，本着符合男权社会的利益，上述论调有意淡化分娩和哺乳的重要性，淡化女人性欲也就更不难理解了。[31]

鉴于这样的局限性，女性生物学并不被看好。这似乎是一种负担，或是低等的标志，或许部分原因在于女权主义者尚未对分娩产生较大兴趣。因此，最早对于分娩过程医疗化不满的声音并非来自女权主义者，而是来自母亲们，和其他行业的业余人士。在英国，批判的声音真正在大众中广泛传播始于 1974 年末，周日的某报纸上两篇文章[《生育革命》（“The Childbirth Revolution”）和《重要的第一时辰》（“The Vital First Hours”）]的发表，以及几个月后一档关于催产的电视节目的播出。[32]文章作者和电视节目制作人都在对 20 世纪 60 年代中期开始显著增加的分娩技术应用做出回应，他们有义务督促公众认知。

很多女权主义者明确表示自己是反生育主义者。自 20 世纪 60 年代，女权组织逐渐关注将女性从生产和育儿的角色中**解放**出来（比如提倡堕胎节育、国家扶持儿童看护），从而让女性走出家庭，走向社会（同工同酬、机会平等、教育平等、法律独立、经济独立等）。其中一个重要话题就是对性的重新定义，将其从原有的父权制刻板印象的种种限制中解放出来。从这一角度来讲，女权主义无意识地呼应了父权制下的女性观，将女性看作性对象，或是因为生物特征注定要做母亲。分娩中其实没有必要遭受那么多痛，这其实是源自犹太教和基督教教义中对女性的谴责，要让她们受上帝的责罚。女权主义者不仅开始认同女性生产哺育的能力，意识到分娩过程痛苦但满足，而且将其视为女性价值的一部分：这种能力是可以依靠的资源，而非急于脱手的负担。[33]

由女性控制分娩本质上还是遵从旧有的传统社会安排，不过是新瓶装旧酒。女性可以平安轻松分娩的黄金时代从来是不存在的，不仅如此，一味地谴责现代产科实践反而是一种倒退："医疗护理的质量取决于，已证明有效的干预措施能够在多大程度上恰当地应用到受益群体身上。"[34]此外，这也依赖于允许女性做选择，不仅将决定是否生育的权力交还女性，也将何时何地、以何种方式生育的权力交到女性手中。它意味着计算成本并珍视收益，它意味着将分娩视为女性的人生大事，对于她自己的人生与身份都具有重要意义。只有对医院行政人员和当局统计学者而言，分娩才是一个孤立的生物学事件：对于分娩的女性来说，这绝非孤立事件，它向前连接过去，向后引向未来。因而在自传式背景下，分娩是有其社会意义的。

本书的余下部分通过 20 世纪 70 年代在伦敦某医院分娩的一组女性视角，追溯了人生中初次分娩的社会意义。由于书中描述的是一个历史性的过渡阶段（从未育到成为母亲），本书的记述大多遵循编年顺序。第 2 章到第 4 章，记录了从怀孕到生育前这一个时期，主要从身体、情绪、社会三方面来讲述：开始意识到自己成了准妈妈；去看医生；体重增长；身体不适；放弃工作；想象婴儿及其出生。第 5 章谈论分娩本身：过去它是怎样的；过去人们的期望是怎样的，以及记忆中又是如何。第 6 章和第 7 章中，受访母亲在医院开始熟悉分娩后遗症和自己的宝宝，回家后也日益增进体验和了解。接下来的第 8、9 两章（"食谱"和"家庭政治"）在结构上与其他几章略有差异。这两章关注婴儿从刚出生到 5 个月大时喂养的观念和实践，以及研究项目涉及的全过程中（孕期 3 个月起，生产后 5 个月止）婚姻生活的起起伏伏。第 10 章和第 11 章聚焦于宝宝5个月大时的生活日常(宝宝的生活规律、妈妈们对家庭生活所谓的"调整"),以及回顾成为母亲的经历:对女人来说是艰难还是简单;与美好想象的矛盾之处;成为母亲或许就意味着为爱而辛苦。最后一章中,内容再次回归分娩的医疗化。女性对所接受的医疗治疗是否满意?她们对医生的看法是怎样的?医生又是如何治疗她们的?

初次分娩之于其他分娩的不同就在于,它会对母亲产生持续的影响,从而影响到母亲接下来每次分娩的经历。不仅如此,它也是一个转折点、一次过渡,甚至于一场人生危机:女人从有了第一个孩子开始,就成了母亲,之后的人生就无可避免地受到影响,因为不管从什么角度看,孩子都成了母亲以后人生中永恒的主题。

2 生命的开始

确认自己将有宝宝，是真心喜悦的时刻。我认识一些年轻妈妈，自信地声称自己在怀孕的第一天就确切地知道这一喜事。对于她们来说，这可能是真的。尽管大多数情况下女性的直觉毫无科学依据，但也不会有医生对其准确性提出异议。不过绝大多数的年轻妈妈面对此事还是比较慎重的，她们有足够的信念，但也并不意外的是，她们还是愿意有一些更直接的证据。（一名医生如是说[1]）

别误会我的意思，我不是不想要这个孩子，而是我更希望在我们条件更好的时候再要孩子。一想到现实情况：我们根本没有地方安置孩子，我就很恐慌。宝宝要在我体内成长一段时间。有孩子我挺开心的，但我也不至于到想要孩子想疯了的程度。每次都是在医院了，我才会反应过来我怀孕了。之前，我从未想过我会成为母亲……我换过很多工作，一直想打拼出一番事业，我一直觉得自己是事业型妻子，而不是一个母亲。（一名怀孕母亲如是说）

怀孕征兆

莎伦·沃灵顿:我 4 月份月经没来。正好那时候,我开始有疼痛感,我知道越揉的话越会觉得酸疼,但我之前月经期也是这样的,我从来都没太担心过。当我去看医生时,他跟我说:你这是胃肠炎,疼多久了?我说:大概一个星期,我一直尽量忍着。医生又问:有什么症状?我说:就是早上会觉得恶心。他接着说:那没事,你早上起床之前先喝点茶、吃点比较干的饼干或者吐司。我说:我也不是怪我老公,他确实是要整天在外工作,所以一般都是我先起床,然后把他叫起来。医生说:那好吧。于是我就一直在那里,心情特别沉重地踱来踱去……

我[1]:那医生知道你上次月经没来且乳房有酸胀感吗?

莎伦:知道。

我:还有你经常感觉恶心,他也是知道的吗?

莎伦:也知道。

我:这些情况他全部知道?

莎伦:是的。然后我就没管这事,后来腹泻好转了,直到有天早上,我刚一睁眼,预感我要吐了,我赶快跑到厕所,果然就吐了,呕吐物不是透明的,而是黄色的。一看到这,可把我吓坏了。我赶紧去找我妈,我说:妈!她回我:怎么了?我说:是黄色的!她就很疑惑:什么是黄色的啊?我说:我一直觉得很恶心,刚刚吐了。我

---

1 这里的"我"是采访者,安·奥克利并未进行全部访谈,所以本书将以这种形式标注采访者。

妈说:吐哪儿了?我说:我吐在马桶里了。她说:你还没冲掉吧,我去看一眼。我妈就是这样。我说:还没呢,你去看吧。她就去看了,我又开始干呕,吐在一个桶里。她回来了,说:你情况不太对啊,胆汁都吐出来了,只有怀孕的人才会这样。我否认,我说:我没有怀孕啊。她说:怎么不是?我说:这是医生说的,他说我不是怀孕,我是得了胃肠炎。她说:犯胃肠炎,不会把胆汁都吐出来的。我当时的想法就是,很正常嘛,你得信任医生,健康方面还能信任谁呢?我妈说:那你回去找他再看一遍。结果第二天,我感觉身体像有刀子割似的疼,一碰到就很酸疼。我想我必须去医院再找他看看是怎么回事。我一走进去,他就脸拉得特别长,说:不是吧,又来了。我只能说:我真的太疼了,也不能说是疼,而是很酸。他就问:哪里酸?我说:是我腰窝附近。他说:那就是感染到肾了,排尿还正常吗?我说:还行,没什么问题。他说:那就是肾盂肾炎。接下来他就没说什么了,开了药片,叮嘱我少工作多休息之类的。

我又折回去想再问问,然后你知道吗,这个医生很不耐烦,说你能结束了吗。但我又不是医生,我说:那得取决于你,你才是医生。他说:少来这套。我说我 3 月份月经就没来,4 月也没来,我在那儿自言自语:这肯定不正常啊。他说:好吧好吧,那你再等一个月看看情况……

有些身体症状或是综合症状,就是怀孕的预兆,是身体对体内怀有胎儿的首次警示。至少会使女性开始注意到身体开始出现异常,让她们想要一探究竟。尽管有各类医学参考书和孕妇指南会列举出一系列孕期症状,我们还是不能确切知道(不区分是从医学角度还是社会行为角度)女人什么时候第一次察觉到自己怀孕了。

什么事让你第一次认为你可能怀孕了?[1]

约瑟芬·洛伊德:首先就是月经没来。有段时间,我也怀疑过是不是身体哪里出问题了,因为我会犯恶心,倒不是早晨醒来就会这样,而是白天上班时。还有什么来着?我有点记不得了。我去看医生时,我解释说最近胃疼,白天会恶心,也不太想吃东西。当时是6月,我路过一家药店还买了验孕棒测一下,结果是没有怀孕。那我肯定就很担心,觉得我肯定是得了什么病。也可能是我之前吃了很久短效避孕药,现在停药起了反应……想来想去也没有答案,我就去看了医生。我跟他说,我最近情绪低落,背有点酸,会感觉恶心。每次去厕所,我都觉得我得病了。也不是晨呕,一般是快到晚上或者刚吃完午饭时犯恶心。而且我没办法像其他时候能处理好这一切,我把原因归结于新工作,因为之前我也只是在建筑协会做做文职工作,从没接触过高强度的会计工作,公司的前辈们试图在很短时间里教会我大量内容,我做得不是很好,我对自己还挺失望的。医生给我做了检查,说丝毫看不出怀孕的任何征兆。

南希·卡特:当时,我其实没想到我**真的**怀孕了。我就是浑身痒得难受,去看了医生。他说没什么事,又问我上次月经是什么时候,我说:好久之前了,但是我觉得应该不是怀孕。他给我做了检查,说觉得我怀孕了,但是他还得再做一次检查才能确定。

1 在本书中,本问题和其他类似问题均按访谈进度选取。

何塞·布莱斯：我生活作息规律得不正常，我甚至都能通过我的作息判断时间差不多是晚上 6 点。有意思的是，大概 7 点钟，我老公说："啊，你是不是怀孕了？"

凯伊·爱德华兹：我刚刚知道我怀孕了。

我：你第一次知道是什么时候？

凯伊：放假时。

我：那是什么时候？

凯伊：应该是圣灵降临节，周二我去看医生，然后放假了我才知道结果。

我：你能描述一下得知后的感受吗？

凯伊：事实上放假前我就知道了，感觉有什么不对劲，我不确定是我没来例假还是胸围增加带来这种感觉，但我确切感受到身体发生变化了。

我：那时候你是不是没来月经？

凯伊：我应该是正好放假的时候来，但是没来。

曼迪·格林：大概一周前，我应该来例假，我乳房有些肿胀，而且碰的时候会觉得痛。对，就是一周前。

我：那时你觉得自己怀孕了吗？

曼迪：那时我已经察觉了，因为之前从未有过这种情况。

我：乳房胀痛后，你还有什么症状吗？

曼迪：肿得厉害……后来疼痛感消失了，乳头开始发生变化。但我确信我怀孕了，其实在 3 月 17 号我来例假时——这次例假只持续了三天，就大概猜到了。因为我发现，坏了，好像迟了一天，或其他事情。我想，这回肯定是了。

我：你怎么没去看医生？

曼迪：我也不知道。大家都说，这种事你也说不准，你得等到所有症状都出现才能知道。我想，可拉倒吧。反正我也不想知道得太早，他/她已经在我肚子里了，这可是9个月啊，我想要是早早就知道的话，这漫长的9个月也太难熬了，所以我就不想早确认这件事。

唯一"真实"的怀孕证据就是宝宝出生。但是很多女人非常愿意确认自己怀孕了：怀孕的女性常常会有特殊地位，母亲身份很大程度上暗示了女性的身份和生活方式。如果女性意识到自己有怀孕的可能，并将自己的症状逐一对照，那么她可能会更早地注意到自己怀孕的征兆。反之，对于没有受孕计划的女性来说，身体的妊娠反应可能会具有迷惑性。

安妮·布鲁菲尔德：说起来挺好笑的，我上次来月经大概是4月初，正好有个同事结婚，我们一起出去吃饭。我们去的是一家意大利餐馆，我点了份牛排还是什么的，还有一份嫩煎小土豆，做得有点油腻重口，吃完感觉不太舒服。这就很反常，我一般胃口很好。我也没生病，却总觉得恶心，这种情况大概持续了4天，其间，我服用安德鲁斯（Andrews，一种胃酸中和药），但是没什么效果。我以为可能和我没有及时吃药有关，那我得赶紧去看医生，我怎么也想不到是怀孕了：这真的是我觉得最不可能的事了。

样本中不超过2/3的女性表示，注意到的第一个怀孕征兆是月经没来，还有1/20的女性发现月经量变少；约1/10的女性最开始是注意到乳房有酸痛感；还有差不多1/10的女性表示第一个征兆是感到恶心和/或呕吐。

有些女性感觉不需要看医生来确认怀孕：她们有信心自我诊断。但是更多女性表示还是需要：怀孕已经成为一种医疗状况，需要专家确诊。不过去看医生似乎也并不总是能确认怀孕：

初次怀孕症状	**占比**
月经没来	62%
恶心和/或呕吐	12%
乳房酸痛	9%
月经量少	5%
“有怀孕感”	3%
尿频	2%
其他	7%

罗斯·威廉姆斯：我跟医生说：我不舒服。他问我：你上次来月经是什么时候？我说：我也不知道，不过我这个月差不多快来了。我当时状态也不好。他说，那你应该——怀孕两个月了！他看我不信直接按压我的乳房，挤出了乳汁。我真是服了！

迪尔德丽·詹姆斯：我把症状和医生讲了，说我感觉不太舒服。她问我有没有月经没来的情况，我说有，她说那你有可能怀孕了。她又看了看我的病历，说我在这之前月经一直很规律，我应该就是怀孕了，让我两个月之后再过来……我倒不是苦恼，但很怀

疑，她都没有给我做检查，就这么想当然地确定了。我心里的一块石头还是没有放下……我想要**亲自**确认下来。我想跟我老公说我确实怀孕了。之前，他知道我有可能，但他让我去确认一下：我们也不希望空欢喜一场。但我看过医生，也只能跟他说“可能”。我心想应该八九不离十，但还是心存疑惑，所以也没打算告知身边其他人。

上述记录透露出紧张纠结：是听从医学权威，还是应该相信身体反应的信号呢？一方面，很显然怀孕就是身体产生这一系列症状的唯一合理解释，自己的身体自己应该是最先清楚的。但另一方面，人们已经习惯由医生来解释身体症状，那怀孕为什么要例外呢？毕竟，女人也知道，就像阑尾炎或者断腿得去医院救治，她们也得找医生进行产前产后护理，去医院分娩。

动机和打算

你想要孩子吗？

自安全有效的避孕措施发明以来，人们习惯性认定生孩子是遵从自己内心的，或者说，想要孩子才是怀孕的原因，但确实有意外怀上宝宝的。所以在谈论生育的动机之前，我们首先要问：“你想要孩子吗？”[2]

乔·英格拉姆：我停用了避孕药，因为我有点感染炎症，实在是受不了，而且我也不介意怀孕。可能潜意识里，内心深处，我还是想要个孩子的，不过我也说不好。倒不是母性泛滥，只是我觉得女人不妨经历一次怀孕。我也承认这想法不太负责任，其实说白了，我就是想摆脱炎症罢了。

莉莉·米歇尔:我是听从医生建议停用的避孕药，他说我已经用了 4 年，是时候改变一下，要个孩子。所以他只给我开了 6 个月的量，并且说之后也不再给我开了，建议我停掉算了。所以就像我说的，在那 6 个月我一边服药，一边跟我老公商量要孩子的事，我说我们走一步看一步吧……

我:那你对这个决定有什么看法呢?

莉莉:我老公自始至终是支持要孩子的，而我更想避孕，所以这其实是我的决定。如果不是医生建议的话，我们可能就一直这么持续下去，一直拖呀拖呀……我一直都是这样拖来拖去的，所有人都要结婚的时候我不想结婚，就一直拖到 25 岁才结婚，也老大不小了。我不是那种，19、20 岁就想结婚的人，那时候对结婚不感兴趣，世上还有好多精彩的事情等着我去做。等我结婚了，也不急着要孩子，因为我觉得一旦有了孩子，就再也没有时间可以自由支配了……真的，你需要坚定信念:是想要带孩子呢，还是只想要一个舒服的小家?这是很关键的决定，当你迈入 29 岁，日常生活中有了很大的社交圈……你看到别人都有了小孩，但这对你来说是一个很大的变化……这个变化可能会很艰难。

安吉拉·金:我和我老公在一起 5 年了，但我们一直没有采取避孕措施，所以也可以说我们两个还挺期待有个孩子的。但是三四年了也没怀上，我们开始怀疑是不是我俩的原因。我觉得问题一定在我,他觉得一定是他。我们现在有了宝宝,真的很开心。

桑迪·怀特:我们两个都不至于说极渴望孩子,我反正也 28 岁了——马上要 29 岁了——要么现在要孩子,要么就不要。

凯瑞·温伯恩:我们的孩子不在计划内,但确实是想要的。

露易丝·汤普森:我不是很想要孩子,但我老公想要。

妮娜·布雷迪:我倒不想太早怀孕,比较希望先有一年的自由时间出去工作之类。我只享受了 4 个月这样的自由时光。不过,有了宝宝,也还是很幸福的。

琼·哈查德:我和我老公商量过,我们不想要孩子。其实原因挺自私的,我们完全找不出一点好处来。可能因为我俩在工作中总能接触到孩子吧,都看够了。

吉恩·克拉克:不想,我浑身上下都找不出一点母性光芒。我从来都不想要孩子,要不然我也不会只买个一居室的房子,我反复强调,我可不想有一个鼻涕虫在我身边绕来绕去的。

人们对于生孩子没有什么明确的动机,很少有人会让自己的人生严格按照什么整体计划执行。对于生孩子,人们很矛盾,所谓“计划”其实是想要的一方情感占上风的委婉表达。额外棘手的是,生孩子不是买个全新的三件套那么简单:供需可能难以平衡。

尽管近 1/5 的女性备孕后很快就怀上，但也有大概相同比例的女性用了 7—12 个月，还有1/10 的女性一年多才成功怀孕。[3]

备孕时间 *	**占比**
即刻	18%
1—3 个月	25%
4—6 个月	25%
7—12 个月	22%
一年以上	10%

* 统计数据来自有备孕计划的女性。15 名女性在怀孕之前没有备孕计划（其中 8 名当时采用了避孕措施）

两次都是我一停止避孕就怀上了。（伊丽莎白·法雷尔，1974 年流产，1975 年宝宝出生）

我和我老公大概花了一年备孕，在孩子出生前的最后几个月，我尽量不太焦虑……我也开始担心。我们本来前几周打算去意大利度假，回来再去看医生，结果因为先兆流产，我们假期取消了，没去成意大利。（艾伦·乔治）

你为什么想要孩子？

“你有没有想要/计划要个孩子？”这个问题也很复杂，但相对来说，要比另一个问题“你为什么想要孩子？”还容易回答些，后者很容易让人陷入沉思，好像自己从未思考或是没有深入思考过要孩子的动机和原因。有些女性从未问过自己这个问题，即便问了，也是回答“一直”就想要个孩子；其他女性则会进行漫长的自我反思。

凯特·普林斯(记者,丈夫是律师):要我看呢,我觉得独立一点挺好的。那要不要孩子呢?我知道——我们**都**知道——到了人生某个阶段,我们会渴望有个孩子。我们也问过彼此为什么想要孩子,但我真的不知道,是不是听起来挺傻的。我们**为什么**想要孩子呢?毕竟多数孩子是淘气包,凭什么我们的孩子就会更乖更优秀呢?我得承认我和我老公马克都挺喜欢孩子的,也喜欢和孩子玩,但是长远来看,孩子总还是羁绊,经常让你担惊受怕。想想如果没有孩子,就可以自由自在做好多有趣的事情,享受很多美好的时光。不过,后来我们两个还是觉得,就像大多数人一样,我们只是**因为**受制于传统思想才想要孩子的,也不是什么生育本能,反正最后我们决定还是要个孩子。

我没有觉得:就是现在了!我没有在我意愿之外,母性突然袭来的一刻,或诸如此类的事情……我相当确定这是社会行为……我也不知道是不是就像鱼啊鸟啊蜜蜂啊都要繁衍后代,这也是生物学角度上人类的自然行为……有时我会想,如果我不能生孩子的话,我真是要**恨死**我自己了,不过这些都是压力大带来的冲动想法……一想到丁克家庭,我就会联想到住在多层小洋房,家中楼梯都铺着地毯,有钱有闲可以经常一起出游的生活。你看我有这种想法,就是穷惯了。不过有了宝宝**肯定**也会增添别的光彩,能够看着宝宝茁壮成长也是一段有趣的经历。整个过程都是新奇的,我们**注视**这一段过程,应该也会有自豪之情吧。我也说不好,可能会掺杂很多情感——自豪、虚荣,仿佛看见另一个自己,有一种传承感……每目睹一个宝宝的出生,我就不知为何会很**有感触**,就会有哭啊之类的生理表现。我所受的教育告诉我**不应该**这样的,这样表现**太**感性了，所以有时候我会想这可能是我渴望要孩子的**驱动**。

吉莉安·哈特利（插画师，丈夫是音乐家）：我一直都很想体验一次分娩，毕竟只有**我们女人**可以经历，而且我觉得女人**应当**经历一次。至于说要孩子的话，就取决于个人选择，只要你做了负责任的决定……

我其实也说不出我们为什么会要孩子，其实也没有人逼迫我们必须生个孩子，至少父母没有，肯定也没有社会方面的压力。我更认同我丈夫说的，我愿意给**他**生孩子，我觉得我们的孩子肯定是个**很棒**的小孩，反正我希望是这样。

麦克斯·哈特利：你说没有感到一点社会舆论的压力，实际上我们都有体会，虽然不是针对我们**个人**，但是过去我们经常会谈到社会**总在**鼓动人们生小孩。

吉莉安：我们今早还讨论了我们也很希望来次改变，**遵循**一下传统——生孩子真的是世界上最正确的事了，对于几乎没做过什么正确决定的人来说，成为父母我们真的感觉非常幸福。

莎拉·摩尔（不孕四年，于是她和老公比较了下做父母的好处和坏处）：我们想要个孩子是因为，这是我们爱情的结晶，会让我们的感情更加牢固，当然还有其他一些次要原因：我们都有很坚定的政治理念，想用**我们**的方式抚养孩子长大，可能像个实验一样，我也不确定。在我停用避孕药之前，我跟很多人说过，如果我停止避孕的话，就是说明我们想要个孩子了；我们已经结婚两三年，终于正式确认了我们不介意要孩子，也就不再多想这件事了。我**不能**有孩子的时候——那段时间就好像心里总有个什么东西堵住了我对孩子的喜爱，我们当时还分析了一番**为什么**想要孩子。我觉得这是我没有变得过度精神焦虑的原因——你知道有的女人一看到其他孕妇就不由得哭哭啼啼，我没有，因为我已经认真分析过了我们想要孩子的**原因**，我们当时真的讨论得很充分。也就是近几年吧，夫妻双方有了选择的余地。很多是计划之外的怀孕分娩。如果选择短效避孕药的话，那么很显然选择权就掌握在自己手里。我觉得很多人其实并没有重视他们生孩子的决定，至少是没有很深入地思考过。不过我和我老公强迫自己，必须要面对这一问题……我们一致同意，关于生孩子的坏处，纯粹是出于自私，但这些原因又很关键。就拿自由来说吧，这对于我比任何其他东西都重要。

生育也可能是为了更美好的家庭图景：由父母子女构成的“核心”家庭；或者婚后为人父母，祖孙三代同堂；抑或是感觉抚养孩子长大是人生中不可或缺的重要部分。

莎伦·沃灵顿：直到有了孩子，你们才会被归为一个家庭的啊。我感觉自从有了孩子，我老公安静多了。

维罗妮卡·普拉特：我们一直期盼着有个孩子，甚至结婚之前我们就总讨论着以后要结婚生小孩。

凯瑞·温伯恩：我猜到你会问这个问题，怎么说呢，有点难讲。我其实没有想过，要说出一二三个原因来解释我为什么想要个孩子。可能这么说不太负责，但我觉得它就自然发生了吧。

露艺·曼森:有很多不同的理由,总而言之是符合我的人生哲学的,我希望能够留下自己的印迹,不然感觉人生好像缺少意义。我老公大卫也想着,要孩子总归是件好事。还有就是,我们双方父母也都希望有孙辈。

芭芭拉·胡德:我父母就是这么过来的,有个温馨的家庭,我也希望有个自己的家,有种**归属感**。

乔·英格拉姆:我其实是不想堕胎。

罗莎琳德·金伯:应该也会是一段很好的时光和经历。

科斯蒂·米勒:我也不知道。

没问题,亲爱的,你可以开始给宝宝织毛衣了

玛格丽特·萨姆森(教师,丈夫是全科医生):詹姆斯总跟我说,不要小鸡还没孵出来就去数有多少只,更何况这个检查你要等42天才能做啊。那我就只能一直等呗。为了确保有结果,他还让我多等了三四天。他把样本带到工作单位,保险起见,他还在自己做之前,先让同事试了一下,之后他打电话告诉我没问题。其实我当时在上课,下面坐着很多女学生。但我之前跟他说,不想等到他晚上回家才告诉我,得给我打电话。他说:这事没法在电话里说

啊，要是哪个小女孩接的电话，我怎么说？我说：你就说一句没问题之类的呗，我就知道是什么意思了。他说：那好吧。所以当时整堂课我一边讲课，一边想着我可能等不了这节课上完。我后来没忍住跑出去看，结果真的看到了留言，后面那半节课我也没回去继续讲，我就坐在那儿，喜极而泣。

桑迪·怀特：我每周在家庭计生诊所上一天班，我把样本拿给那里的医生化验，他化验时我就站在旁边。诊所的安排是：我们要把病人带到护士那儿。我在护送一个病人时，正好看见医生在化验，我就问其中一个护士：这是我的样本吗？她说是。我能感觉到化验时我的心怦怦直跳，我之前看过这个过程，医生还挺像模像样的，在光线下仔细观察之类的。我已经琢磨出点规律了：如果是阴性的，就会呈乳白色颗粒状。

艾丽森·蒙特乔伊：我们去我公婆家住了段日子，去了那边的家庭计生诊所做检查。我老公卢克在楼下，我跑到楼上偷偷打电话，得知结果后，我兴奋地飞奔到楼下，尽管这不是一个怀孕女性应该有的样子：我扑到我老公怀里激动到大哭。他们告诉我的方式真的很温柔。电话那边的护士跟我说：没问题，亲爱的，你可以开始给宝宝织毛衣了。

1975年，53800名非婚生子女出生在英格兰和威尔士，近1/3的女性是奉子成婚。因此，在全科医生或家庭计生诊所见到的一部分怀孕案例中，注定感受不到通常人们听到怀孕消息后的喜悦。有时如果碰到未婚女性，或者避孕失败的，也会预见她们的失望等负面情绪。但也不全是这样：琼·哈查德在怀孕时，子宫内还有节育环。

琼·哈查德：医生认为我不是怀孕，但他也说：别担心，如果怀孕，我们可以为你安排堕胎。我挺震惊的，不管怎么说，我也不想堕胎。然后我又回去(产前诊所)，医生又给我做了一次检查，问我要不要堕胎。我说：我已经跟你说过一次了，我不想堕胎，我对这个话题感到不适。我其实也挺惊讶的，我以为我需要一个更冠冕堂皇的理由才能打胎呢。

最终她的全科医生帮她拿掉了节育环，怀孕和分娩都很顺利。

人们对待怀孕的态度是发展的、变化的。就像琼·哈查德，之前并不想生育，但真正怀孕时也能欣然接受。不过怀孕初期，情绪交织是很常见的现象，超过1/3的女性有此体会。

对怀孕的反应	占比
高兴	52%
复杂	38%
不安	10%

当你确认自己怀孕时，心里是什么感受？

妮娜·布雷迪：我一下子就哭了，我很开心，也很失望，不知道你明不明白这种感受。我很开心，因为我以为和老公做爱之后应该马上会怀孕，所以我没怀孕时以为自己身体出问题了。现在我真的怀孕了，就证明我身体各方面是正常的。但我一想到要放弃工作，就很失望。因为我的工作真的很棒，是在伦敦西区一家非常高端的时装店，工资也不错。

我：你会有一些特别害怕或担心的情绪吗？

妮娜：我担心突发状况，你知道吗，过去在爱尔兰，很多人难产而死……昨天在医院时她们跟我说：每月检查一次，这样就能平平安安地完成生产，所以得来产前诊所检查身体。都是她们告诉我的，听了这些我感觉安心多了。

我：还有其他的吗？

妮娜：还有一个问题我很担心，但我不太想问出口。

我：是什么呢？

妮娜：怀孕之后我就不能做爱了，我也不知道为什么，就会感觉很疼。我和医生说了，我告诉了我自己的医生，不是昨天在医院里说的。他说：因为你的子宫扩张了，所以你会觉得做爱有点困难。我在想，这是自然现象吗？我有一本关于母婴的书，书上说怀孕7、8个月之前做爱都不会有问题。……这会不会意味着我身体还是有点问题，怀孕之后我就疼得受不了，就不想做。这也是我老公特别好的一点，他也不会经常要和我做，他这样真的很好。

吉莉安·哈特利：两种感觉都有吧，既害怕又快乐。如果没怀孕的话，我应该会很失望；但是怀孕了，也不至于快乐到飞上天。我们婚姻很幸福，也有自己的安排；我们习惯了自由自在的生活，想做什么就去做。但是怀孕后，生活就会发生巨大的变化。我们也没做过父母，想想其实有点可怕。那天晚上我打电话通知爸妈之前，还哭了一会儿。

麦克斯：是这样的，不过你知道自己怀孕了之后还是先高兴了三四个小时,然后才冷静下来开始害怕。你当时也跟我想的差不多简单,就是纯粹的高兴。三四个小时后,我也反应过来:天哪!我们要当父母了,那该是什么样啊,还有接下来这9个月我们应该怎么度过?

吉莉安:哭也是因为"天哪!我该怎么办呀?分娩可太吓人了",也害怕万一孩子是畸形儿,诸如此类。

吉莉安:我们设想过成为父母的情形,这会给我们之间的感情带来什么影响。我真的害怕孩子成为我们婚姻紧绷的一根弦,我觉得婚姻是比孩子更重要的。

我:当你得知怀孕时,除了身体难受,还有没有别的感受?

南希·卡特:真的很激动、很开心。

我:你当时脑海中一下子划过什么样的想法?

南希:(停顿了一会儿)我很惊讶这么快就怀孕了,其实我们原本打算先把房子的事情解决好再要孩子的。

我:还有其他的吗?

南希:嗯……我记得有一周实在是太难受了,我坐在椅子上,呻吟着要是没怀孕就好了,我不想要孩子了,因为真的是太不舒服了。我不是真的不想要孩子,只是因为当时状态太糟了。

简妮特·沃特森:当时给医生打电话时我浑身都在抖,心里一直打鼓,不知道医生会说什么。得知怀孕之后,我真的很开心。我出门走路的时候,也是笑容满面的,笑得根本停不下来,我提醒自己得镇静下来,总不能走到哪里都傻笑吧。

我:当时你想到什么特别的事吗?

简妮特:我会变胖,暂时也不能工作了,不过我倒也想不上班休息一会儿。**我老公**说我是找借口不上班——这才是我想怀孕的原因,因为我可以不上班待在家里了!

我:你有什么害怕或者担心吗?

简妮特:确实有些害怕,我也不知道该怎么解释,挺奇怪的,就是内心油然而生的一种恐惧感,不过我现在好了。我妈也跟我说没什么可担心的——她生过7个孩子呢!

莫琳·帕特森:我也不太记得了,因为好像也没**感觉**有什么不同。我尽量不给自己太大希望,我俩其实都是这样,尽量低调点,不总去想它,不过我们还是很开心。

我:有想什么特别的事吗?

莫琳:照顾宝宝方面吧,刚开始时会有点忧虑。毕竟打电话时,你也不知道自己到底有没有怀孕;所以刚得知时,就觉得:当头一棒,天哪!竟然是真的有孩子了。不过现在我真的很期待这一切。

我:那你担心吗?

莫琳:不算吧,哦,你是说刚刚我说了"当头一棒",我会担心自己应付不来之类的吧。确实,生活必须要为之改变很多,不是吗?完全是另一种生活方式了。

莎拉·摩尔有长达4年的不孕史和漫长(但不成功)的治疗经历,在决定终止治疗,与不能生育的自己进行和解的7个月后,意外地怀上了宝宝。

莎拉·摩尔:我真的惊呆了,绝对不是失望,但是要惊掉下巴的那种。不过我也有点不开心——一点点愤懑，我在热爱的岗位上辛苦工作这么多年，好不容易职位升了点……现在终于到了享受职场生活的阶段，结果发现自己怀孕了，想到要放弃辛苦赚来的这一切，最初的几个星期几乎是心悸的。虽然几周之后，我的心情就平复了，但想到要失去自由生活还是让我有点焦虑。……这是自然而然的事：怀孕了就要放弃工作，都不用一条一条列出理由，我觉得宝宝三岁之前妈妈在家照顾是特别重要的。不用在家照顾到 5 岁，但起码到 3 岁。所以我必须做出这样的牺牲——**不得不**放弃工作。这对我来说**确实是**很大的牺牲。

已婚女性在初次怀孕时应当是"激动无比"，但事实上，很多已婚女性会有更加复杂的反应。

我：当看到检测结果发现自己怀孕了，你是什么感受？

凯瑞·温伯恩：我很高兴，应该算是喜忧参半吧。

我：怎么说？

凯瑞：我不知道听到这个消息是不是应该高兴到跳起来，但我一直是理性实际地考虑任何事情的人。所以当很多人问我：你开心吗？我回复时有些冷淡。他们就会说：你怎么怀孕了还不高兴呢？我就想：要不我还是应该随大流，给出别人期待的反应，说是啊，真的特别高兴，开心得要爆炸。他们都很期待你怀孕，毕竟结婚 3 年了，这就是**水到渠成**的事情，你应该欣喜。

我：你什么感受呀？

曼迪·格林：我没有兴奋过头，因为没有等很久，没有特别努力过，也没有每个月来月经时心烦自己为什么没怀上还要等多久，这些我都没有经历，最初，我甚至都没反应过来我怀孕了。……所以这对于我来说，没到那么重要的程度吧。我期待着自己会有情感涌动，但事实上就很平静，没什么特别的。端茶那位女士说我肯定开心极了。她先问我是不是怀孕了，我说是。她说：你肯定开心极了吧。我说：我这么多年一直努力**不让**自己怀孕，所以对我来说，一点别的感觉都没有！

我们的社会文化是女人一听到怀孕的消息，就会喜悦之至，这种专断强大到如果一个女人没有表现出强烈的喜悦之情，专家们会很困惑，甚至周围人也会觉得她不太正常。莉莉·米歇尔最近“自然而然”怀孕了，还很担心之后生活会发生的变化，结果医生认为她有“病态的分娩恐惧”。对分娩的恐惧是很常见的忧虑，弥漫在她口述的字里行间。

莉莉·米歇尔：人生中一件重大事件发生了，你应该知道自己想法的。即便是裙子颜色这种小事，你起码可以清楚判断自己喜欢还是不喜欢。不过真的，医生告诉我怀孕时，我脑子瞬间空白！其实不知道自己的立场，我吓了一跳。大多数人都是真的感到快乐，但我就是觉得……过去四年都这么过来了，突然之间就要改变了。以后也不能随意出门，整个生活方式都要改变。对我来说，去适应调整真的很难。

我：你说医生不能理解你的态度是吗？

莉莉：他就是没法理解我的反应，不过显然他主要是从医学角度考虑，担心我是家庭或者什么方面出了问题，问我是不是和老公吵架了之类的。他说：我不了解你们夫妻俩，你们之间关系如何，所以我也没法判断怀孕对你们意味着什么。就像我刚刚说的，我跟医生也讲了，我就是不觉得怀孕有什么可激动的，如你所知，实际上好几年我一直很抗拒分娩，想到这就烦。不过看到医生的反应，我更不敢和朋友说我其实心情很复杂了。

社会文化的怀孕图景将这样的反应视为非正常的，但是很多有过类似心情的女性，也成了有爱的妈妈，也会担心宝宝会不会身体有什么异常，也会担心流产、担心分娩的疼痛，担心放弃工作在家带娃会是什么样子。这些都是孕妇常见的内心活动。

孕期会出现的担忧害怕	占比
畸形儿	39%
放弃工作/改变生活方式	35%
分娩	32%
流产/死胎	29%
钱或房子	20%
照顾宝宝	14%
变胖	12%
其他	20%

成为病人

很多女性会在怀孕初期去看自己的全科医生，来确认孕情、安排孕期护理。现在多数人都在医院进行分娩（1974 年，英格兰和威尔士的96%的人在医院分娩),全科医生的作用更多是将孕妇交给专科医生进行围生期护理。有些医生还是会在自己的诊所里提供产前护理的,不过几乎没有医生会去家里接生了,有些医生甚至对围生期护理丝毫不感兴趣。

萨沙·莫里斯:他(医生)什么检测也没有做,就说我大概率是怀孕了——然后给我开了转诊单。他没给我做检查,也没有安排产前护理。我还随身带了一瓶尿样,但是他也没有用。我问,是不是要做一个怀孕检测。他直接让我去医院的产前诊所,但我还不能确定是否怀孕呢,当然不会去了。

理想的全科医生是无论什么问题都可以求助的"家庭医生",他有时间、有意愿和女性谈论怀孕后的内心活动,但这只存在于医患的脑海中,在诊所的实际情况截然不同。样本中只有38%的女性表明,全科医生在做检查时会咨询她们的怀孕情况,但往往也只是简单询问;只有16%的女性得到了(较为粗略的)孕期指导。没有一个全科医生提议家庭分娩,58%的女性仅仅被告知要去什么样的医院分娩,61%的女性甚至不能自己选择去哪里(全科医生、医院,还是当地诊所)接受产前护理(这里的"选择"就意味着信息,因为初次怀孕的准妈妈们通常并不知道有哪些选项)。

因此在女性怀孕的征途中,住院成了关键的一环。成为妇产科病人,就将怀孕这件私人事情合法地公开化,将孕妇确认为一种新的社会角色。

薇拉·艾巴特:刚开始我根本无法相信自己怀孕了,直到去了医院，被告知已经有 12.5 周的身孕，当时有种被一棒打醒的感觉，意识到自己真的是怀孕了……我到了医院，负责检查的护士告诉我，我已经怀孕 12.5 周了。我想那肯定就是了，不然她也不会这么说。出来之后，我感觉无比喜悦——喜悦之情将我包围。到家之后，我跟我老公讲了，他也如释重负；他可能是担心万一没怀孕，我会很失望。因为我也想过可能征兆是假的。

预订住院，走流程、归类标记。以下是插画师吉莉安·哈特利作为孕妇第一次去医院的描述。

吉莉安·哈特利：我还是和平常一样紧张得不行，但麦克斯陪着我一起就很贴心。当时地铁停了，公交车又迟迟不来，我们打车去的。到了那里，我们和其他手里拿着尿液样本的妈妈们一起坐着等。到我们的时候，他们先是让我们提交尿液样本，然后又做了血液检测。负责我的是一个实习助产士，这是她的第一次，还有一个护士在旁指导，她们一起拿了我的病历看，我觉得还挺好的。其实挺有趣的，那个实习生特别紧张，我还安慰她说别紧张，我们俩都是第一次经历。我对另一个助产士印象颇深，她是个年轻女孩儿，二十四五岁，但非常理性，也很为女性考虑。她们问我有没有得过膀胱炎，我说得过，那个实习生问她要不要记在表格里，她说不用了。整个过程像流水线一样：我先把衣服脱掉，量个体重，然后走进一个格子间里量血压，大家都很好沟通。工作人员也都特别好，问什么问题都会很热心地解答。只有一个年轻的男医生我不太喜欢，和我年纪相当，从医最多一两年。当时那儿有三个医生，其中一个肯定更专业些，我能隔着帘子听见他在讲笑话逗女士们开心。我刚刚提到的那名男医生呢，你能感受到他的窘迫，我很想知道他拿着手里的小表格在干吗。我们肯定是没再要一个孩子的打算，反正目前是这样。我希望孕期能碰到好医生！可能因为会很尴尬吧，不过医生要是专攻于产科、妇科的话……

整个过程十分流水线，给你贴个什么东西、做个涂片检查，医生就会对你的情况有所了解。接下来，他会说：现在我要给你做个检查，看看宝宝的胎位正不正，你的身体有没有受到损伤，确保身体内情况一切都好。检查完，他说：看起来情况良好。不过他如果语气温和些就更好了，尤其是对第一次怀孕的女性。我倒没有受影响，但我确实也不舒服，毕竟我也想顺顺利利地度过孕期。不过确实会吓到一部分人。如果碰到了这样的医生，这种态度可能会给你整个孕期罩上阴霾的，对此我很不满。

这种被放在流水线的感觉，我倒不是很介意。因为我意识到，过程就应该是这样的，毕竟孕妇数量这么多，医生们又都那么辛苦。我又想到一件挺生气的事——医生给你写完单子，把它装进信封里**订好**，然后让你交给值班护士。……我理解，医院运转就是为了服务于病人的，不会在身体健康的人上浪费时间。但我认为这种体制存在弊端。我很渴望跟人谈谈我怀孕的情况，他们确实会问你有没有什么问题，不过那些问题并不是你很想花时间跟人讨论的。

这段时间会做各种化验、访谈、检查等，其间，免不了经常与医生打交道。进行每一步骤时，患者的情况已经为医生“备好”，尤其是初次诊疗，基本上要安排一次身体检查。对于初次怀孕、迎接第一个孩子的准妈妈，医患接触其中一个必不可少的环节就是内诊。

妮娜·布雷迪，28 岁，是一名信奉天主教的商店店员，也是遭遇这种“情况”的 29％的人之一。

妮娜·布雷迪：和你说实话，内诊太尴尬了，真不想再去第二次，但是又不得不去，真的太尴尬了。别人都跟我说，怀孕的女人就放下羞耻心吧，看开一点。等孩子生出来，你差不多就被磨炼得羞耻心所剩无几了。一开始，肯定会很不好意思，不然你也不会再也不想去了，对吧？

我 8 点 30 走进去交了表格，第一件事是验尿，我带着尿样的。……第二件事是验血，我在那儿几乎晕过去，验完血我整个人都很虚弱——让我有些不爽，之后发生什么我都没心思注意。……接下来，我被一个实习助产士带下楼，基本上你问过的每一个问题她都问了一遍；她花了很长时间问我和我老公的家庭患病史、双方父母的身体状况。再之后上楼，脱衣服——真的是一丝不挂，让医生做检查。他会一边检查一边问问题，检查没完没了，太**可怕**了。

我：为什么会可怕？

妮娜：很尴尬啊。

我：那医生知道你很尴尬吗？

妮娜：他肯定知道，因为我当时哭出来了，实在是尴尬得**受不了啦**。

我：当时有护士在场吗？

妮娜：有，她一开始不在场，特意过来的，因为我一直不按要求做。医生让我先脚踝并拢，膝盖抬起，然后双腿自然分开。我做完前两步，怎么也没法双腿自然分开。他就叫护士来把我的腿分开。

说实话，到这一步，我真的就忍不住，很羞耻地哭出来了，你明白吧？医生安慰我“这里还有两三千名孕妇也是和你一样的”，医生很年轻，人也很好。问题是他长得很帅，这是最让我心烦的，他如果是个丑八怪，那我也就不在意了，也不会这么尴尬。他那么年轻帅气，真的不想让他看见那样的我。

我：检查过程中痛吗？

妮娜：确实会痛。我握住他的手，他说很快的。确实，2 分钟就好了。他问：很痛吗？我说：是挺难受的。接下来我又去找另一个，忘记是护士还是助产士了，她给我拿了补铁的药片。她跟我说，一切正常，我的身体很健康，宝宝状况也很好，接着她问我知不知道医生开的药怎么服用，我回答之后她就把药片给了我。哦！我忘了说，中间我还见了另一个护士，她给我拿了很多文件；我问了她怎么用医保减免。然后我见了护士长，她问我还有什么问题吗，反正我见到的每一个人都要这么问上一句。哪里不舒服吗？哪里不太满意？医生护士态度都好吗？我说一切都好。所有流程结束了，其中一个护士过来问我现在感觉好些了吗。就是刚刚我在楼下做血样检测时关心我的那位女士，那时候我哭得厉害。她问我现在好点了吗，顺便给了我做尿检要用的小瓶子，下次带过来，她人真的好极了。她说下次来大概花的时间还不到这次的一半，到时候没有这么多项检查要做了。……我那次去医院待了三四个小时呢。

我在想，生个孩子就要做这么多检查，有必要吗？护士告诉我，生孩子是一件很困难的事，但有了医生护士的帮忙，就能轻松解决。我告诉护士，我认识一位女士，她生了三个孩子，一次产前诊所都没去过，我是在工作中认识她的，她说这些都是瞎扯。她说，我都生过三个孩子了，都是健健康康的，我怀胎 9 月，这些乱七八糟的我一个也没做过。我把她的经历和这个护士讲了，我说我干吗还要来这儿遭罪呢。护士和我解释，那个女士比较幸运，但不是每个人都会像她一样幸运。

3

记住，怀孕是一种健康状态

我的医生说：记住，怀孕是一种健康的状态，不是疾病。我觉得这句话说得很好，我自始至终就记着这一件事。我一直想着这句话，太正确了。当你觉得身体特别难受的时候，你就提示自己，没事的，没什么可担忧的，正常现象。

我对于医学的担忧超过了其他一切——我指的是自然分娩的过程。众所周知，这是女性在成长过程中一直知道自己将要面对的事，每一名女性都清楚地知道：分娩很痛苦，但同时也是值得的，是我们女性唯一期待的而非恐惧的疼痛。去医院之前，怀孕是一种再正常不过的幸福状态。但现在我不确定它是不是一种疾病。

怀孕绝不是腮腺炎或者胃肠炎这样的疾病，但它是一种很矛盾的医学情况——需要医生监控观察。看了全科医生 7—18 次后，受访女性希望当地机构或是医院诊所能够提供一些孕期的产前护理：平均是 13 次。去看医生，暗示着身体存在疾病困扰。在现代工业化社会，怀孕也伴随着生病的另外两个特征。首先，像其他“病人”一样，怀孕女性不仅要放弃自己的日常工作，而且最好能由其他人（专业的医护人员）照顾身体。[1]其次，怀孕会出现很多不适症状，呕吐、排便习惯变化（便秘或腹泻）、尿频、时常乏力、腹痛、背痛等，每一种在其他情况下都可能成为疾病的标志。即使在孕期，出现上述症状有时也需要进行药物治疗，这显然不太符合健康时的情况。孕期最常服用的“药物”是铁元素和（或）维生素补充剂，当然了，很多女性也需要服用其他药物，有的是遵医嘱，有的只是自我感觉需要。这样看来，起码服用药物的数量这一项，怀孕超过之前经历的其他疾病。所有受访女性在孕期都服用过铁元素补片，超过 1/3 的女性服用过治疗孕吐的药，2/5 的女性服药治疗消化不良，1/5 的女性服用过通便润肠的药物，还有 1/10 的女性服用过助眠药。

孕期用药	占比
铁元素补片	100%
助消化类药物	43%
抗孕吐片	38%
润肠通便药	21%
止痛药	16%
维生素片	14%
助眠片	13%
抗生素	11%
栓剂	7%
镇静剂/抗抑郁药	4%
其他	36%

生病,还是健康?

实际上,怀孕女性如何看待怀孕的呢?是认为自己生病了,抑或只是正常情况?

凯特·普林斯:正常情况,还有人认为这是疾病吗?

安吉拉·金:肯定不是病,但也不算正常吧?

露易丝·汤普森:我觉得平常该怎么做,怀孕了也该怎么做。我常常跟自己说,很多女人到分娩前一刻还在辛苦工作呢。医院总会给你列出一堆这样或那样的注意事项，但好笑的是，多数有孩子的女性——大概 95%吧——根本就不在乎。

乔·英格拉姆：我不觉得这是**正常**状态，又不是什么我会持续经历 20 年的事！对，这肯定是正常情况，因为很多人都会经历。更不会是疾病。但这也不是我的**正常**状态，我希望我的正常状态是不怀孕的状态！

露艺·曼森：我会觉得不是正常状态，我没办法轻轻松松就处理好怀孕这件事。每时每刻，我都能感受到身体在发生变化。

妮娜·布雷迪：我姐姐认为怀孕特别正常，她说这不是病，是一件再自然不过的事。她分娩前一天还是前两天的晚上还在贴壁纸，装饰她漂亮的家。她这点很像我母亲，身体很健康，生孩子没遭什么罪。我各方面都不太一样，我觉得孕期就应该多休息，好好照顾自己。可能我这么想也不对，我不知道，我姐姐就觉得我太过注意了。她说：亲爱的，你现在连什么时候坐下都想听医嘱！

何塞·布莱斯：我确实不舒服，我还跟我老公尼克说呢，这**就是**病，烦死了。我才不信什么“这将是你美好的 9 个月”这种鬼话。我当时肯定是疯了，为什么要怀孕呢？我当时特别难受，但是所有人都说：你不开心吗？你不激动吗？多么欢喜的时刻！不过也能理解，当你备孕了很久终于等到一个宝宝，大家都挺开心的。我却很丧，而且也很难让身边人理解我。他们都说，只是怀孕而已，很正常的，你一点问题都没有，放心吧，但其实不完全是这样的。我每天都病恹恹的，什么都不想做，吃东西反胃，闻到什么都恶心。我反复强调，也就这么一次，再也不生了，我真是没法理解为什么有人会生**两个**孩子！

像何塞·布莱斯谈及的病症，在初次怀孕的3—4个月尤其容易出现。但是疲倦、恶心、睡眠紊乱、便秘、消化不良、尿频带来的炎症等，会伴随多数女性整个孕期阶段。在这样的情况下，很难再将怀孕看作正常、自然的事。身边其他的人——朋友、亲戚、同事、丈夫——的种种行为，更强调了怀孕是一种特殊状况。

怀孕症状	占比
疲惫	93%
呕吐/恶心	86%
尿频	82%
睡眠紊乱	70%
消化不良	63%
便秘	52%

薇拉·艾巴特：我丈夫越来越夸张了，我同事也是这样。有时候我还挺感激他们这样的，尤其是我很疲惫的时候，我真庆幸他们都这么温和地对我。但有的时候，我又希望他们把我当作正常人一样看待，而不是什么瓷器店里的瓷娃娃。所以是各种情感相互掺杂吧。

凯特·普林斯：男同事们更体贴了，当他们看见你在走廊里吭哧吭哧扛着录音机，就会马上提出要帮忙。说来有趣，但我觉得他们对你没那么感兴趣了，也可能是你对他们不感兴趣了。现在这个女同事就像母鸡一样了！他们会和你开玩笑，但还是和以前不太一样。你明白我的意思吗？他们一旦知道你怀孕了，情况就变了：我看着倒是也没什么变化。之前也没有打情骂俏这种烂俗戏码，但是他们会跟你聊更多，总的来说就是会表现得更有魅力。但自从我说我怀孕的那天开始，之前对你也不是很感兴趣的，比如已婚男士和岁数较大的男士还同之前一样跟你聊天，还很自然；但是你会惊异于另外那部分男人的态度竟然转变得这么快。他们肯定想的是，这个女人已经怀孕了，可以从小本本上划掉了。倒不是说我喜欢和他们打情骂俏，但我还是会被这种态度搞得很烦。有些男人甚至还表现出一丝恭敬，真是踩在我的怒点上。

罗莎琳德·金伯：有时候，人们甚至会在街上把我拦住，惊到我无话可说。有好几次我走去商店，大概 10 分钟路程，还会有人在路上把我拦下，问我预产期什么时候之类的。我真的很惊讶，因为我才适应英国人寡言少语没多久。店员我倒是不奇怪，他们一直都很能聊天，我有心理预期。但是有很多完全陌生的人把我拦下……还有朋友、泛泛之交，他们的反应真的很搞笑，不停来问我现在能不能感受到宝宝在动。还有人总抓着我就问，总之很奇怪……男人倒不像女人这样过度热情，但看着也好像很感兴趣。还有好多我不是很熟的人总是过来问我：介不介意我摸摸你的肚子，看看宝宝是不是在动……

我：那你是怎么想的呢？

罗莎琳德：我可能相对来说比较保守吧，我不喜欢别人碰我，

所以一开始会觉得有些怪异，不过现在我已经不介意了。但是我注意到人们总把我当作很脆弱的人……他们其实不太能明白我这个状态的感受。我朋友来我家看我时，一上来就是，你别动，乖乖坐下，好像我下一秒就要碎了。但是后来看到我和之前表现也差不多，他们也就淡忘了。而当我真的觉得累到虚脱，他们又完全忘记了这回事，完全没意识到怀孕就是这样的。他们的态度总是走极端。

我：那你丈夫怎么对你的？

罗莎琳德：他呀，总是忧心忡忡的，总之也是觉得我特别脆弱。他总在我耳边说，你要多休息呀，你应该做这个做那个保养自己身体。他真的是对我怀孕这事很激动，每个细胞都散发着开心。

我：你希望受到特殊照顾吗？

罗莎琳德：其实没有，不过能感受到更多爱意也挺好的。我特别需要我丈夫在身边陪着，这样我就很安心，我倒不是希望像病人一样被照顾，只是希望他一直在我身边陪着我，表明他很在意我就好……这可能就是比较反常的表现吧，至少其他人是这么说的。

乔·英格拉姆是受访者中两名自称女权主义者之一，她对凯特·普林斯谈及的怀孕与女性特质之间的关联尤为敏感。在参与女权运动的过程中，她认识到母性情感是人类文化赋予女性的性格特质的一部分。

怀孕 25 周

我：自从你怀孕，你有没有注意到其他人对待你的方式发生了变化？

乔·英格拉姆：这是肯定的。每个人，真是字面意思上的每个人，对待我的方式都产生了变化。即使还没有孩子的女权主义者都期望我会变得更温柔些；我一向给人的印象就是对孩子比较漠然。但当他们看到我仍然发表尖刻淡漠的评论不输以往，似乎有点惊讶，还以为我会因孩子而心生柔软。大家总觉得我会更愿意谈论孩子，结果发现我行事风格完全无异。在男人眼中，我已经不是我本人，而是怀孕母亲——这是不同的角色。这很让我困惑，让我开始怀疑自己的形象。

怀孕35周

时间过去了很久，开始消磨掉我朋友们的新鲜感，他们开始没那么感兴趣了。我不知道在录音里面我应不应该说这些，其实我曾经和别人讨论过杀掉孩子的可能性——如果出生的是个畸形儿，是不是要闷死他或者用什么其他的方法。你看过那个节目(BBC电视剧，讲述一名女性的孩子患有唐氏综合征，于是她在孩子出生没多久就将他杀死了)吗？我自始至终都认为她做得对。之前，我一直觉得我老公史蒂夫会是实施者，但是自从看过那部影片，我意识到所有人中只可能是由我来做，因为我才是更需要摆脱这个不幸的人。我把这个想法和人分享，她真的吓坏了；她也参与了女权运动，我还以为她会更理解呢。但她思考了一会儿，跟我说：抱歉，我真难以想象你是一个母亲。估计我完全没有表现出母性本能之类的特质吓到她了，好像我铁石心肠，但我其实不是。

显怀之挑战

到了怀孕中期的几个月，由于显怀，怀孕不再是隐私而变得更加公开，随之而来的是女性怀孕观念的变化。她不需要反复确认，是因为怀孕才有了某种症状，现在她知道有一个宝宝在身体里，她能真切地感受到、看到宝宝的动态。

宝宝第一次胎动是什么样的感觉？

宝琳·迪格里：我还以为是消化不良，感觉就像食物卡在了某个地方没有消化好，但也不是胀气，因为并不疼，但总是很突然地出现这种感觉。而且很经常，不过倒是不疼，从这个角度看还算不错。后来越来越频繁，我开始怀疑是消化系统出了什么问题。后来我突然想到可能是胎动吧，周围人也都随声附和，我应该是说对了。这么一想，我之前还怀疑是消化不良，也太好笑了。

艾丽森·蒙特乔伊：像一条鱼或是一只很大的蝌蚪在游动。有趣的是，我还能目睹这一过程。我记得，有天夜里，我跟我老公卢克说，可能是宝宝在动，其实当时我并没有感受到他在动，不过现在想来，那时应该就是了。

露易丝·汤普森：我没法形容，感觉像在坐过山车。

道恩·奥哈拉：我永远也不会忘记那一刻。太美好了，我就等着那一刻呢。别人说，你到时候应该会感受到有什么东西在动。我问了医院的那位金发女士，她说胎动也可能没有强烈到让你能感受到。之后的一个下午，我正在逛街，突然感觉好像我的手提包抽了我一下。那天晚上，我和我丈夫挨着坐，突然感受到狠狠的一拳，我就隔着肚子捶了他一下。我说：别那么用力！刚刚真是狠狠一踢！

玛丽·罗森:我很开心,真的特别激动。我记得那天下午正躺在床上睡一觉,突然感觉胃里有什么东西在动,我赶快冲出房门——找到我老公,我说我确定他在动!我老公说:**可拉倒吧**,你**不可能**感受得到。我现在回想,当时已经是 18 周了,那**肯定是**宝宝在动。那种感觉很像是消化不良,但稍微有点区别。发生 10 天后,我才感受到的。

尽管有来自朋友、医生、孕妇建议丛书的描述,有时还是很难判断什么样的感觉才是胎动,毕竟,这对于未怀孕过的女性是全新的感觉。

莫琳·帕特森:开始的时候,好像有东西在肚子里拍着翅膀,然后又一次,我告诉了我妈妈,她说可能就是宝宝在动了。在那之后,我又感受到好几次。一天早上,我老公哈利醒来说,宝宝也醒了。我就想,天哪他在说啥,还在梦里吧。但他肯定是感应到了,真是太奇怪了!

薇拉·艾巴特:我快吓死了。宝宝第一次动的时候,我应该还在躺着看电视,突然就有一种小蝴蝶在我腹中扇着翅膀的感觉,然后又来了一次。我当时不知道这是什么情况,还吓得什么也不敢和我婆婆说(薇拉夫妇和她守寡的婆婆一起居住),万一就是鸡毛蒜皮的小事呢,我怕她嘲笑我。这样过了好几周,我才和别人讲。终于有一天,我感受到用力的一拳。我想着,完蛋了,要么就是他要出来了,要么就是他在踢我,反正就这两种可能,我必须得问问别人。我就跟我婆婆提起这件事,她说这就是胎动啦。不过,开始的时候真的把我吓坏了……我真的不知道,是宝宝在动,还是我哪里得病了,完全不知道接下来会发生什么。

早期腹壁感受到的轻轻敲打,会逐渐演变成明显的踢打和翻滚,甚至可以观察到姿势的变化。一会儿是宝宝的膝盖和胳膊肘,一会儿是宝宝的小手小脚,尽收眼底,令人着迷。当然了,一个女人之前的经历,即便和怀孕毫无直接联系,也会影响她对待怀孕的态度:对自己作为女人、作为一个普通人的看法,对自己的身体、当前的生活状态(要完成的工作、所处的社会和经济环境)的态度。不过,基于目前人类文明普遍将生儿育女看作女性成就,我们也应当关注女性,“你是否享受怀孕过程呢?”

妮娜·布雷迪:我要大声宣告,怀孕的感觉很糟糕,没有一点点好。因为我总是听人说,怀孕了感觉还不错,但我要说,**真的一点都不好**。当然了,怀孕是女性的特权,比如你上公交车就会有人给你让座,这个时候你可能感觉真不错,但我可不在乎这些,我宁可站着也不愿意别人让座,我宁可周末加班也不愿意怀孕。我举双手双脚支持女性解放:我愿意出去工作挣自己的钱,实现经济独立不依靠任何人——我一直也是这么做的。至于怀孕,我不觉得是什么很棒的体验。如果你想要个孩子,那你就忍受九月怀胎,但我得说这九个月并不好受。如果不用经历怀孕的话,我倒不介意多要一两个孩子。

简·特伦特:我倒不排斥怀孕。只是我本来觉得我会很享受这一过程，但是五花八门的孕妇禁忌真是很烦。一想到自己又怀孕了，我可不会欣喜若狂，尤其是身边还有一个小家伙屁颠屁颠地到处乱跑，那可真是灾难。但或许第二次怀孕也没那么糟。身边所有人都跟我说，我没问题的。我就想，如果你觉得有些疲惫，好像拖着大象一样笨重的身躯也叫没问题的话，那什么才算有问题？

罗莎琳德·金伯：前两天我还问自己这个问题呢，我应该还是挺享受的吧？大多数情况下肯定不是，但是偶尔突然想到这，就觉得，怀孕的时候也还不错。不过多数情况下，肯定还是不太舒服的，我不喜欢怀孕的时候脾气暴躁、还容易哭哭啼啼的我，身子倒不至于说是笨拙，但肯定是不如之前敏捷。我这人闲不住，做事积极，所以很不喜欢什么都不能做的状态。我还会有点厌食，也没心情准备像样的饭菜，总之感觉不爱吃东西……所以这些方面，我确实很不喜欢。但是很奇怪，我也能感受到一种满足感，因为一想到我是在抚育下一代，还有种使命感，就觉得没那么无趣了，更有成就感了。也有几天，我觉得极其心满意足、内心平静，我还蛮喜欢这样的新鲜状态。每次想到宝宝，只有知道他安然无恙，我才会觉得幸福。妈妈总是担心宝宝会不会得病，会不会死之类的……但我一旦知道宝宝没事，回过头来看，还是一段很快乐的时光。

孕期，人生停顿

怀孕时期，或者回顾那段时光，抛去主观上是否喜欢，怀孕到底是什么样的感觉呢？女人总会挑出好的方面——做自己主宰的感觉、看到腹中小小的四肢轮廓、想象中宝宝终于来到世界的样子;当然也要付出代价——身子笨重、体能下降、房事不便、头发油腻、不停追问。

怀孕8个月是什么感觉?

伊丽莎白·法雷尔:快乐到上天,有些满足感——词选得可能不恰当,但我真这么觉得。而且感觉自己特别独立,不需要任何人来担心我。身体日益硕大也不会让我焦虑,我可以应付得来。比如有时候脱下衣服,我老公罗伯特看着我,摇摇头,放肆嘲笑我散开了的胸罩。我要是在意这些事的话,都可能会因为这抑郁了,不过此时此刻,**没有什么**可以让我抑郁。

希拉里·杰克逊:笨拙吧。天哪,要是能有另一种怀孕的模样就好了,我只觉得好**丢人**。你会变得很丑、很笨重,就连进出浴缸都变得很尴尬。

我:那你老公怎么想?

希拉里:他总是嘲笑我,觉得怀孕整件事很搞笑。很不幸,我们有一台拍立得,他就总用来拍即显照片。要是可以的话,我真想在去商店的路上把胶片丢掉。

露易丝·汤普森:我跟奥利弗说,感觉自己像一片风干的薯片,我等不及了,赶紧把孩子生出来吧。

吉莉安·哈特利:最美妙的事就是能够感受到小生命的存在吧,你能看到若隐若现的小脚、小胳膊肘,真的是太奇妙了:身体内有一个小生命在延续。我感觉这一切很有趣,而且我没有变得如想象中那么身躯庞大——还是很灵活的,我还能手触到地板呢。怀孕经历比想象中美妙得多,而且我很喜欢怀孕时的体态,丝毫不会因此烦心,麦克斯也很喜欢。我很头疼的一点是这好像激发了他的性致:他喜欢我这个样子的身体,但当然我处于性欲持续很低的阶段。可能这就是最差的部分吧,因为做爱的时候很不舒服,你只觉得是一种煎熬,没办法放松,感受不到应有的快乐。……而且我觉得很惭愧,毕竟**他的**荷尔蒙丝毫没有变化!

安妮·布鲁菲尔德:太糟了,我一点儿也不喜欢怀孕,不需要理由。可能我比较虚荣吧,我很在意我的外形。每个人都在问:你怎么样啊?他们嘴上问的是你,但实际上他们是想问:孩子怎么样?当然了,大家对我都挺好的,但我就是不喜欢怀孕。我就是那种,希望上一秒在怀孕、下一秒孩子马上就生下来的女人,因为真的是太难受啦。好看的衣服也不能穿,只能把自己裹得像个帐篷一样。不能尽情肆意地玩,去派对的时候就只能静静站着或者坐着,因为不能跳舞。我一点儿都没有母爱光辉,就是不喜欢。你们采访的其他女性呢?她们也有和我一样的想法吗?

桑迪·怀特:说实话,我没觉得有什么不同,不知道是不是因为我身形没有变得很庞大。我肯定比之前壮了,但在我想象中我会变成这么大(手势),会走路一摇一晃的:很庆幸我没有变成那样。唯一让我意识到自己怀孕的是,人们总是在问我。你在街上随便碰到一个人就会问:你怎么样啦?怀孕多久了?好像是什么**判决**一样。

瑞秋·夏普：我很庆幸怀孕不是像做面包——还需要二次发酵！我肯定不想再经历一次怀孕了，太难受了，又很不方便。

薇拉·艾巴特：觉得很重、很累，其实也没有什么不同，偶尔会意识到，我很快就要当妈妈了。这会让我觉得有些变化吧。从前我一笑而过的东西，现在会认真对待起来，比如我自己，比如房子：我现在努力攒钱买房子。

宝琳·迪格里：要扶着壁炉架才起得来，感觉自己像个老太婆，而且好多事我都不能做——比如不能**跑步**，因为我的肚子会上下弹来弹去的。从两周前我就在想，别人看我的时候看到的不是孕妇，只是一个笨重的傻女人。看起来就是很笨拙呀，别人看了都嫌弃。我现在已经摆脱了这种自卑感，不会因此而**焦虑**，但我觉得，太不应该有这种想法了。那些容光焕发的孕妇照片是真实存在的吗？都是摆拍吧。为了这个小家伙，我是头发也剪了，累得脸上也青春不在。我的头发总是油油的，两天就得洗一次——之前我一周洗一次就可以。

艾丽森·蒙特乔伊：我的天！我也太雄壮了！而且怀孕期间脑子里满是这一件事，很难再想别的。就比如昨天晚上，我和姐妹们出去玩，一说到我的孕肚啊宝宝啊，我就能侃侃而谈，但每次话锋一转，我就开始走神，思绪不知道飘到哪里，太奇怪了。我就想：完了，太无聊了，我把其他人都弄得无语了，我赶紧闭嘴吧！可是你一旦想聊点其他的事，肚子突然感受到一踢，就真的很难不去想孩子及与孩子相关的事。要是有人踢你一下,不是很容易就分散注意力嘛,从肚子里踢也是一样的道理啊。

孕期的最后几周既让人展望未来,又不禁让人感慨过去。展望未来,就像母鸡在孵出小鸡前总会数数会有几只小鸡;在母亲真实地怀抱一个呱呱坠地、正常健康的婴儿之前,这永远只是期盼的愿景。

期盼成为人母,也是展望未知。尿布可以买,毛绒鞋可以织,但是如何应对新生儿、应对母亲的新身份,并不能完全预见,孩子的性格会是什么样也未可知。想象未来也包含着对过去生活的回望;想到即将面临的约束和责任,不由得让人回想起从前生活的无忧无虑。没有孩子的最后几周,我们也可以给怀孕做个总结,回想一下怀孕前,从各类女性杂志、女性读物、主妇八卦、朋友叙述中得出的对怀孕的想象。超过 1/3 的样本女性觉得怀孕不如想象中好;一半左右认为比想象中好些。

怀孕感受	占比
比想象中好	46%
比想象中差	36%
一样/不清楚	18%

怀孕过程中,哪些方面符合心理预期?

琼·哈查德:我觉得比想象中更容易些。

我:为什么你想象中会更糟呢?

琼:可能是因为你总听到别人们这样问:你有没有感觉恶心,

你有没有这样或那样的症状？你就会想，完了，我怎么什么症状都没有，不会是不正常吧。有时候就是心理作用，总是会想别人怎么说的、书上是怎么说的。就像其他任何疾病一样，你心里装着这件事，开始翻阅医疗书籍，然后你就发现自己有症状对得上了。

凯瑟琳·安德鲁斯：有的，不过我没有像预期那样问题那么多——比想象中感觉好些。别人总说怀孕时睡不着觉啊，这不好那不好的。我除了有时会抽筋或是背疼，倒没有什么其他不舒服……也可能有些附带的小毛病，我没发现吧。

伊丽莎白·法雷尔：有，但整个过程还算比较完美，因为我的生活没有受到太大干扰。怀孕并没有限制我做这做那。

薇拉·艾巴特：既有，也没有吧，多数情况和我预期的差不多，比如说孕吐啊，背部酸痛啊，我也知道这会是很漫长的过程，它确实是。

妮娜·布雷迪：没有。我对怀孕的预期是什么样的呢？我可没预料到会变得这么笨重。我真的太胖了，都 150 多斤了，走到哪撞到哪。我老公晚上睡觉都不敢翻身，生怕胳膊肘打到我。我也没想过会这么疲惫，之前还想着起码怀孕 6 周之内我还可以继续工作，事实证明我不能。

简·特伦特：说实话我没有什么先入之见，除了想过像麦当娜那样，挺着大肚子还可以航海周游。说真的，我没怎么想过这个话题。我知道类似胃灼热的情况，这实际比我想象中要难受多了，一整天都咽不下东西真的不好受。

艾丽森·蒙特乔伊：和我想的完全不一样，有些方面没那么糟，但另一些方面是我想象不到的差劲。得等到你**真的**怀孕了，不然不会知道究竟是什么情况。怀孕前你只是**认为**你了解，但当你真正怀孕的时候，就完全是另一回事了。

4

通向未知的旅途

病人:现在问我会不会顺利生产,是不是太早了?

医生:你会顺利生产的,我们会尽全力保证每一个人顺利生产。[1]

我觉得人没办法将分娩可视化或者想象分娩是怎样的,毕竟……我们从来没经历过,你会听别人讲述,从书中读到相关的信息,但你只有真正经历了,才会确切地知道是什么样子的。(一名孕妇如是说)

无论从哪个方面来说，初次怀孕都是一次通向未知的旅途。分娩自然是成为母亲这一过程中的核心转变，但除此之外，或多或少还会伴随另外三种变化：放弃带薪工作、开始母亲这一新的职业、成为家庭主妇。对少数女性来说，带薪工作的休息期会很短暂，面向家庭的必要转向也只是暂时的。但对于多数女性群体，这一“休息”就是几年，有的甚至更长一段时间之内都无法“工作”。

从秘书或商店职员转换成母亲和家庭妇女，相较于转向其他职业而言，远不止工作时间、工作地点、工作搭档、工作薪资这些细小的转变。资本主义世界的词语——工作（带薪）vs 家务（无薪），掩盖了家庭劳动和看护孩子过程中的辛苦。女性的文化图像更是推波助澜，擦净脏兮兮的地板、清洗发臭的尿布都上升到女性个人义务层面，女性要操持的卫生义务又多了一大块。虽然说，家庭生活可能是女人一生的主题，但突然间失去其他职业，也可能严重伤害到女性的自我认识，即长久以来她对自己作为一个独立的人的看法。家庭妇女加母亲的双重身份会对个人的满足感造成极大威胁：孤立、单调、零散、一天 24 小时不间断的责任、经济不独立，对于部分家庭妇女来说，还有简陋的居住条件。当然，从事家庭妇女这一工作，对于一些女性来说，产生的危害不足为道，但从内心深处，她们还是会预见，未来也有可能徘徊在灰色地带。是否去“工作”绝对不只是家中几个人挣工资的问题，还涉及孩子的需求，以及母亲作为独立个体自身需求的合理性。

两难困境

怀孕 12 周

我:孩子出生后你有工作的计划吗?

露艺·曼森(从事研究工作已有 7 年):这其实还挺两难的。我负责一个大部门,无论怎么说,我都不想放弃这份工作,而且很想回去做这份全职工作。但如果我真的回去了,那孩子又会是个很头大的问题。我不太想找保姆,爸妈又住的不是很近,不能经常过来照顾孩子。这真的很成问题,所以我跟公司达成协议,之后回去兼职,不过始终不尽如人意,因为内心不想放弃这份工作……怀孕前,我以为自己不想回去工作的,也没有认真思考过这个问题。我之前想的是,怀孕之后,我先离职,可能再休息几年,觉得休息得差不多了,再返回工作岗位。

我:那什么改变了你的想法呢?

露艺:大概是意识到我**真的**怀孕了吧。一想到要放弃工作,情绪很低落,虽然实际上很快乐……就真的不想离职。真是左右为难,问题太多了,令人心烦。自从我想到自己有可能怀孕,就一直在担心离职的事,这成为我心中最重要的问题。

怀孕 34 周

我:放弃工作感觉怎么样?

露艺:内心深处还是不想放弃工作,一想到这,还蛮沮丧的。往好处想,挺期待几个月的自由时光,但整件事还是让我很受挫,不是太开心。

我:有什么是你觉得特别怀念的吗?

露艺：可以说全部吧。我很怀念有事情做的感觉，在家里也是这样，尤其是晚上我老公大卫回家也继续工作，我发现自己手边就没有工作，虽然说最近也看了很多书。我也怀念之前能够经常见到人。我喜欢带点压力地工作，不太喜欢慢条斯理悠闲地工作，相比之下，风风火火更是我做事的风格。现在突然之间，没什么事让我风风火火，也没有压力了，我感觉这是最让我惊慌不安的。我花了好长时间才适应这个状态，现在我可以相对自如地早晨睡懒觉，前面好几周我都为此极度愧疚。我这人大体上比较懒，需要别人拖着我向前，我很担心我会囿于安逸的环境，不思进取，整日浑浑噩噩。所以我就很需要找事情做，保持前进的状态。

我：如果你 10 年一直不工作会怎么样？

露艺：不存在这种可能的，即使有，宅在家里两三年，我估计就受不了了，要给自己找点事情做。我简直无法想象，女人整天在家里都做些什么啊，当然了，如果说有孩子的话，那可能确实是另一种情况了。但我就是不能理解，如果是我的话会抑郁**死的**。我是个想法很坚定的人。到时候你终日在家，抱着一盒巧克力守着电视机——就成了一个真正的肥宅。我从未把这想象成现实生活。

我也从未想过，照顾孩子是什么样的。昨天，大卫突然不停跟我唠叨快考驾照了，要上驾驶课的事，我本来想着大概再过 10 周还是 12 周我就能回去上班，就在昨天，我第一次突然意识到，我没法在 10 周或者 12 周之后就回去工作啊，因为后面 7 周我有可能在生孩子。我不可能直接打电话给驾校，说我想预定第 10 周到第 11 周的课。那应该是我在孕期第一次感觉慌了。突然意识到自己肩负重任，而且我的生活将会因此发生翻天覆地的变化。可能也是因为我一直没有认真思考过这件事。这不仅仅是找一个好保姆带一晚上孩子的事——因为这其实挺简单的，不算什么大问题——关键在于你的自由时间会被夺去。现在我想做什么随我心情，自己做主；但有了孩子，想一想，天哪，我不可能像现在这么自由了，我最好还是打电话把我的驾驶课预约上吧，不然之后就更没有时间了。下一秒我又开始想：接下来的六周，我应该给自己安排些什么事呢，估计这将是我人生中最后六周的自由时光了。一想到这，我确实有点恐慌，一个有权利要这要那的小孩即将对我的生活呼来喝去了。

索菲·费舍：一个经典案例是我和别人的一次会面。马修把我介绍给和他一起工作的导演，导演没带我进工作的地方，我们就在外面互相寒暄，很明显他也没有多大兴趣。之后，马修有事情离开了一下，很不幸地，只剩我和导演两个人尬聊。感觉他费了好大的力气尽量显得热情一些。他问我，你是理疗师，对吗？我说，不是不是，我在电视台工作。他就问，你是哪位，业界怎么称呼？我说，我叫索菲。他竟然听说过我，世界真小。这之后，他整个态度就 180 度大转弯，一下子，我就变成了一个有趣的人。这太过分了吧，我很讨厌他这么势利，但是这也表现出我有多么不在乎仅仅作为马修妻子的身份。这很有警示性……我也常常说，有了孩子，我也要继续工作：这对我很重要。

兼顾事业与家庭注定是复杂的抉择。凯特·普林斯是一家商业杂志的全职记者，已经工作 7 年，一想到经济上要依赖丈夫就很头疼。

凯特·普林斯:我喜欢也为家庭出一份力的感觉,现在,我和老公对家庭的贡献是对等的,要是我放弃工作的话,家里就会少了一半收入,我们就只能靠他的工资生活了,相应地,我们也不能按照目前已经习惯的生活标准继续了。如果说有什么不太顺遂我意——我确实有理由感到神经焦虑,那就是我很希望出去工作,我接受不了经济上依赖他人。

我:你打算孩子生下来就继续工作吗?

凯特:倒也不是立刻就去,而且我也没法这么做。目前出现的一个难题是,我不想找保姆来带孩子,我比较想花些时间自己照顾孩子,这样我可以更好地了解宝宝,享受和他相处的全过程,但是我完全无法预见自己没有工作的情形——我现在 27 岁了,在这之前我一直在工作。我一直很享受工作状态,我喜欢和人聊聊天,无论从事何种工作、长期短期,我都能自得其乐。我很需要那种激励,也需要挣钱,所以我知道尽管自己很爱这个孩子,这种爱也是有限度的。总有一天,我会厌倦终日守在他身边。除非我发现,这种古老的家庭生活还挺吸引我,不过这种可能性很小,因为之前大学放假做家政勤工俭学的时候,待上一个月,家务活基本上就完成得差不多了。缝缝补补什么的我都可以做,但无时无刻我不在庆幸,自己做着比这些家庭琐事更有意义的工作。所以**在我还可以选择的时候**,我愿意回到工作岗位。但是目前没有令我满意的可以帮忙带孩子的地方。要么找个保姆,但多数情况下她们并不可靠,孩子再大一点——等到蹒跚学步的时候,也还是没什么专门帮带的场所,再之后也说不好什么情况,就感觉没有让我能够脱身的机会了。除非我干脆放弃挣扎,直接过段时间再生一个孩子,放弃工作这个念头,两个孩子相差一岁或者一岁半,面对即将在家做 5

年全职太太的现实。

我想如果有妈妈帮忙的话当然好，带孩子真的是个很棘手的问题，真希望能有个解决办法……我完全没有概念应该怎么做。有这样一个小家伙，你就必须面对收入大量削减等一系列随之而来的问题，即便与你内心背道而驰，也要困居家中，残酷至极。你甚至会痛恨这个孩子，天知道还会不会更严重。我尽量现实地看待这个问题，我不希望像我妈妈之前那样——她之前就是特别坚定要继续工作，所以她任劳任怨，拉着我们 3 个孩子上公交车，交给她认识的一个住在街尾的老婆婆……她每天带着我们 3 个孩子跑来跑去，累得筋疲力尽的，还要坚持上班。应该会有比强迫自己上班稍微轻松一点的办法吧，不然这些**必须**去上班的母亲们怎么办呢？

这不应该成为一件使人焦虑的事情啊。你有孩子吗？那**你**是怎么处理的呢？我老公马克在一家小公司上班，人不多，办公室环境很安静，公司里面也有大房间。我之前就跟他说，等到宝宝过了哺乳期，可以用奶瓶喝奶了，他可不可以帮忙带孩子之类的。他说，他不介意。我**决定**到时候就不再在家带孩子了……我跟马克说，如果到时候，我想继续工作挣钱，我是不会每天**圈禁**在家里的……

谁来照顾宝宝呢？这一冲突位于当今女性处境的核心，应当在怀孕之前先思考一下。从女性决定成为母亲的这一刻起，这一冲突就变得真实且私人：不是妈妈们找不到优质的看护，而是这就是我自己的事。这不只是职业女性面临的两难境地。妮娜·布雷迪是一名商店店员，已经工作 10 年了。

怀孕20周

我:孩子出生之后你打算继续工作吗?

妮娜·布雷迪:不会,他(丈夫)不接受。他认为有了孩子之后,我就应当以孩子为中心,我姐姐和他想法一致。[1]

我:那**你**怎么想?

妮娜:我不知道,我挺喜欢上班的,因为可以挣到一笔钱,薪资不错。我在之前的一家店工作了5年,离开也是因为他们倒闭了。我喜欢上班时结识朋友,在家的话就很无聊,所以我也觉得有了孩子,生活就会变得很无聊。……我无法想象我作为母亲的样子,真的,就是没有办法,这也是我所害怕的,我想象不出我该如何带小孩。

我自从工作,就没有翘过一天班。我跟姐姐说,我想回去工作,孩子就交给保姆来带,和我老公也说了。当时有什么事惹到我了,我有点耍小性子,坏脾气上来了。我说,反正我现在怀孕了,孩子一生下来,我就把他交给保姆带,我去工作,反正我爱工作。我老公不同意,我姐也不同意。她就说,那你当时怀孕干吗?我说我就是想体验一次怀孕,生个孩子,然后把他交给别人来带,我自己正常上班,这就是我的想法。

我:那你觉得到时候你会怎么做呢?

妮娜:我会带宝宝的,到时候我还是会待在家里照顾孩子。我心里清楚,他们肯定不会同意我去上班,还是别跟他们吵了,我们家一直都是和和气气的……

---

1 妮娜生活在大家庭中,兄弟姐妹共10人。3个姐姐已经结婚了,共有13个孩子。其中一个住在伦敦的姐姐对妮娜的母亲观念的形成影响最深。

怀孕 35 周

我离开第一份工作是因为腿受伤，离开第二份工作是因为实在受不了高温环境。当时 8 月份有一个星期特别热，我热到中暑昏过去了——没办法，只能放弃这份工作，我当时身体太虚弱了。我辞职的时候挺开心的，因为之前喘气喘得特别厉害，总感觉要晕过去。洗几个杯子都会很累——虚脱了一样……我每天要卧床休息好久。

我：你现在不工作有什么感觉呢？

妮娜：每周五，我老公会给我操持家务的钱，这让我心里很不舒服。但凡我需要钱，就得向他要，我从来没这么卑微过。我一向是自己挣钱，而且我挣得不少，我可以花自己的钱买很多衣服，想怎么花就怎么花。现在呢，我还得求着别人给我花钱，你明白我的意思吗？我花了 22 英镑买个戒指，也不是什么华贵的戒指，就是想送给我老公做生日礼物，就为了买这个戒指，我还要去兑换代金券，你们怎么叫，因为怀孕才发的券？（产期津贴）我总不能问他要钱来给他买生日礼物吧？我老公在钱这方面还比较慷慨，倒是会给我很多钱，但我不想依赖他。

我：那之后怎么打算呢？

妮娜：我还是想回归工作岗位的，但是在我家，没有女孩出去工作。她们都不工作，家里也不允许她们出去工作。她们都嫁得很好，**不需要**她们赚钱。我姐姐要带四个孩子，可有得忙了。我只有一个孩子，还是希望自己可以继续工作，我一直都挺喜欢工作的。无论如何，将来我晚上也要出去，可以在西尽[1]或者是哪里做

1　West End，餐厅或酒吧名字。——译者注

个服务生。不过我老公肯定会很介意，他不希望我去，但我一直唬他我要这样做。

相信自己，或是让自己相信，用放弃工作来交换全职母亲的生活是正确的事，这可能归因于人们对婴儿时期心理状态的理解。母亲们绝对不可以上班，因为把孩子交给其他人抚养简直大错特错——这会让孩子遭受心理创伤，[2]或者母亲会受到心理创伤。因为母职之于女人、母亲之于宝宝的必要性都是我们文化关于家庭生活的主题观念。

简·特伦特：我会选择待在家3—4年，之后出来兼职，我不太放心把孩子交给其他人带，除非是很特别很重要的人。

我：为什么？

简：我说不好，也可能之后会改变想法。我只是觉得，那是我自己的责任。可以等孩子长大一点，能够离开母亲的怀抱时，再交给托儿所。对于母亲自身来讲，能够从带孩子的重任中脱离出来，休息一段时间也是好的。我不认为母亲应该全身心守着孩子，直至他/她长大成人。但作为母亲，应该对孩子来到这个世界上最初的时光负责，如果连这都不想做的话，干吗还要浪费时间和精力生孩子呢？

我：你觉得宝宝需要母亲的陪伴吗？

简：我读过很多这方面的书，鲍比的书啊，等等。他们说其实不一定非要是母亲，只要是一个类似母亲的形象陪伴就可以，不过我还是认为，小宝宝身边最好是同一个人来陪，他们总会认人的嘛，对吧。

简妮特·沃特森:宝宝需要母亲深入了解他/她。有些母亲在孩子出生后几个月就回归职场了,这种情况下,母亲压根儿就不在孩子身边,怎么可能会了解彼此呢?所以我希望能够在宝宝身边陪伴他/她。

南希·卡特:有了孩子,不就是要陪伴他/她吗?我真的不太能理解有些人,她们嘴上说着多么渴望要个孩子,等到真的怀孕,孩子一出生,她们又把宝宝交给老一辈来带,自己回去该上班上班。我搞不懂,孩子最关键的时期就是1—5岁,需要你在身边,你却错过了他们的成长。也不仅是那段时间,孩子稍大一点仍然需要你。根据我小时候的成长经历来看,除非家里真的需要这笔钱,不然我不会出去工作的。

放弃外面的工作全职在家只是一方面,另一方面则是源源不断的家务事。

怀孕15周

莎拉·摩尔:我们可能都意识不到一天内要做多少事情。早上我7点就起床,每天从早上7点到晚上6点,也就是正常下班回家时间,这一整天在家待着要做好多好多事情啊,洗尿布、做饭、吸尘、再擦玻璃什么的,但你还是会觉得,好像比正常上班要差远了,就好像浪费了一整天的时间什么都没做。

怀孕34周

我:现在习惯待在家里了吗?

莎拉:还没有,我不爱做家务。我可以花上两天的时间给家里做个彻彻底底的大扫除,家里光亮一新,真不错,感觉接下来一个半月我都不用再打扫了,我之前上班的时候都这么干。但后来我发现,家里**时不时**就落灰,得花上**好几个小时**来清扫……我前两天把楼下的窗帘洗了一下,那个窗帘我已经四年没洗过了,洗过它的水的颜色,都介于咖啡和可可色之间了。

我:这是你结婚以来第一次全职在家吗?

谭雅·肯普:是的。

我:你喜欢这种状态吗?

谭雅:绝对不喜欢。

我:为什么呢?

谭雅:我谁也见不到,感觉自己很没有价值,但是在工作中就不一样了,总有人需要你的帮助,需要你来帮忙做决定。现在我每天在家里吸吸尘、擦擦灰,做各种各样的家务活。虽然不花费太长时间,但我觉得怅然若失。

母亲演练

工作还是家庭,这是一个问题,宝宝的出现让人必须面对这个两难境地。孩子会让人们想到过去的经历,也会让人们想到自己对未来的期许,也有点像是二者的结合,同时又掺杂着对于幸福家庭的期许。

多数女性在怀孕前没怎么接触过孩子,3/4 的女性抱过新生儿，不到 1/4 的女性曾经照看过孩子，少于 1/4 的女性认为自己“很了解”宝宝。

和宝宝的接触经历	占比
抱过新生儿	79%
看过母乳喂养	71%
换过尿布/用奶瓶喂过	23%
“很了解”宝宝	18%

关于照顾宝宝这件事，你自认为了解多少？

简妮特·沃特森：我其实不太了解。

乔·英格拉姆：全然不知。

朱丽叶·莫特里：我偶尔会怯场，但我发现很多还不如我的人也能应付过来。

妮娜·布雷迪：我不太了解如何照顾孩子，我很害怕自己照顾得不好，但是我姐姐说，到时候自然就会了。

芭芭拉·胡德：应该足够了，像换尿布之类的基本操作我都可以。但至于说听懂宝宝的语言，对我来说，这是个问题。要是他/她哭了，我可不知道是哪里出错了，因为听不懂啊。

萨沙·莫里斯：完全不懂。纸上谈兵谁都会，但付诸实践可就不一样了！我很担心实际操作，因为我之前从来没有照顾过孩子，这确实会很让我惊慌失措。

安吉拉·金：我还蛮有信心的。我妹妹小时候就是我来带的，她出生时，我十岁左右。我妈要上班，经常是我来照看她，我很享受这个过程。我照顾她是因为我愿意去做，而不是很勉强。现在照看自己的宝宝，并不让我担心，也不知道这算不算是好事。当然啦，刚开始想到自己要照顾好这个小家伙还是有点胆怯的，但我有信心，一切都会水到渠成，可以从容地照顾好宝宝。

莫琳·帕特森：我上了医院的培训课，课堂上有一位女士说，她不知道给宝宝准备多大尺寸的衣服。讲课的护士回答，虽然我们在医院可以做大部分的事，但我们真的没办法帮你们生出均码的孩子啊！

根据常识，你准备最小号的衣服就行了，说不定到时候宝宝穿上还会觉得大呢。……不过确实，要是你之前没有带孩子的经历的话，可能就毫无概念吧，一看很多人就没什么经验。我的话，我姐姐有3个孩子，我也有朋友已经生了孩子。……我姐姐是在家里生的第二个孩子，孩子出生时，我正好在旁边。孩子们小的时候，学校放假了，我会经常去姐姐家，带着孩子们出去玩，给他们买点吃的。我倒不是说能记得住**所有**带孩子的经历，但是慢慢地会明白如何照顾孩子。

你亲眼见过别人母乳喂养吗？

维罗妮卡·普拉特：我没有，但是约翰见过。

约翰：我见过我阿姨母乳喂养，当时我 14 岁，正好就在旁边玩。我当时特别震惊，她就直接在我面前给孩子喂奶。

维罗妮卡：他刚一进门，就发现他阿姨正在给孩子喂奶。

约翰：她就（停顿了一下）直接把奶头露出来，完全不尴尬。我回家跟我妈妈提起这件事。我妈说，别多想啦，人之常情嘛。

克莱尔·道森：我见过我朋友喂奶，她很自然地这样做了。那天，我正跟她谈到喂养的问题，就转个身的工夫，回过身，她就在喂孩子了。我们俩的老公也都在，她非常自然地喂了，所以我们也自然而然接受了。

克里斯蒂娜·林奇：只在杂志上见过。

格蕾丝·鲍尔：见过我一个朋友喂奶，刚见到的时候，我还有点不好意思，但我朋友并不介意，那我就觉得，我还有什么可介意的呢？我老公说，希望她不要在他面前这样做。

你抱过新生儿吗？

简妮特·沃特森：我侄女，当时她才出生 4 天。我当时挺害怕的，她太小了，像个小洋娃娃，真的很可爱，我生怕把她碰坏了。

莫琳·帕特森：我抱过姐姐家的孩子，小洋娃娃一样，抱起来感觉真好。

责任艰巨，但是母亲们都没有受过专业的培训。选择收养的母亲可能还要经历养育能力的严格审查；儿科护士则受过专业培训；生育的母亲却可能对宝宝一问三不知。不过社会既然如此依赖女性维持生育率，也提供一些业余教育：对大多数女性来说，洋娃娃这种女孩子的游戏就算是女人养育孩子的学徒培训了。

我有一个和我差不多高的娃娃，我叫她莎丽，给她穿粉色的裙子，戴一个系带的小帽子，穿上外套啊靴子之类，样样齐全。我过去每晚睡觉前都会折腾几次她的着装。（波莉·菲尔德）

我母亲给过我一个娃娃，当时妹妹安娜出生了，妈妈怎么照顾安娜，我就学着怎么照顾娃娃，连受洗我也学。安娜受洗的时候，我也给我的娃娃苏珊做了受洗仪式。当时感觉特别好，到现在我也记得。我还有张照片，照片里我和娃娃站在一块儿，我的这个宝宝裹在披肩里，母亲的宝宝也裹在披肩里……（克莱尔·道森）

女人肯定是拥有母性本能的，因为当你是个孩子的时候，你就会和娃娃一起玩，哄她们睡觉。第一次见到娃娃的时候，你的母性本能就被激发出来了。（薇拉·艾巴特）

成长为成熟女性也意味着不再是和洋娃娃过家家，而是要真刀真枪上阵了。只是从怀孕到成为母亲的这一转变本身，就赋予了母子关联更进一步的复杂性。胎儿借助母亲腹部，汲取营养，逐渐成形，最后经历分娩降生于世界，尽管出生为一个独立的个体，此时仍然需要他人的爱护关怀。与此同时，怀孕的女人在社会上又多了一重身份，成了母亲，多了些特别的联系。当女人怀孕时，在多大程度上将自己视为母亲呢？她们会不会想到体内的小生命有朝一日将会脱离自己的身体成为另一个人？母亲们将孩子抚养长大，内心又有何期盼呢？

你会认为自己是母亲吗？

凯特·普林斯：我不会，虽然我即将要成为母亲，但我还没这么想过。

道恩·奥哈拉：我之前从未这么想过，不过你这么一说，我之后会一直这样认为。

简妮特·斯特里特：我觉得一半一半吧，我可以想象自己成为母亲，也不会感觉很突兀。

黛博拉·史密斯：我倒没有，而且别人这样称呼我时，我会觉得有点好笑，比如说我去医院，做尿样检测时会有那种小瓶子，就会有人说“妈妈们请拿一个小瓶子”这种。

你会把孩子当作另一个独立个体，还是你身上的一部分？

凯特·普林斯：这要取决于我做什么了。如果说我要给他/她缝件什么东西的话，那他/她就还是个小婴儿。不过还是很难回答，因为目前他/她还只是会浮现在脑海中的、想象的小东西。

艾丽森·蒙特乔伊:我现在会把他/她想成一个独立的人,有时候突然意识到他/她已经不仅是那个在我肚子里踢来踢去的小东西,就要变成一个到处撒欢儿的小家伙了,心里还是一惊,变化有点吓人。

简妮特·斯特里特:这真的好难。我还想象不出他/她是一个小婴儿的样子,你明白我的意思吗?我很期待他/她的降生,有时候我也会看到别人家的小宝贝,但我还是想象不出自己孩子活灵活现的样子。总觉得他/她还是我身体里的小肉球,而不是人。

波莉·菲尔德:我有一对类似羽绒被睡袋的东西,上面有兜帽,你拉一下抽绳,它就会抽紧,四周系紧,你见过那种的吗?我母亲买过一个,我现在又买了一个。当我想为之后做下准备时,我就拿起其中一个,对着镜子,放进一个泰迪熊,假装里面是一个婴儿。要是正好有人看到我的话,他们肯定会觉得我是个疯婆子。

日后要照顾一个宝宝,你有没有什么特别期待?

可以搂着他/她。(迪尔德丽·詹姆斯)

我很期待看看他/她的样貌。(妮娜·布雷迪)

看看巴里的小脸。(安妮·布鲁菲尔德)

我老公跟我说,等到孩子出生了,我肯定想给他/她穿上各式各样的衣服,打扮他/她,这是他的原话,说我到时候肯定会这样做的。(简妮特·沃特森)

我都可以想象我带着孩子去婆家,让两家父母都看看孩子的

场景。(道恩 · 奥哈拉)

成为母亲的那一瞬间——孩子从腹中取出，第一次放入臂弯，母亲们又是如何看待这一柔情时刻呢？

怀抱小宝贝的时候，你觉得自己会是什么感受呢？

挺好的，不错。(黛博拉 · 史密斯)

谁知道呢？估计我应该会**欣喜若狂**吧。(凯特 · 普林斯)

想象不出，我觉得应该取决于当时有多累吧。我不敢说自己会像道听途说那样，心中满溢难以言表的喜悦，这是可能的，而且如果真的是这样，我会很开心。我确实期盼自己能感受到更多的母性本能。(艾丽森 · 蒙特乔伊)

我也不知道，但估计那种感觉会很美好。小家伙软软糯糯的。(宝琳 · 迪格里)

估计我到时候会变得特别感性，我肯定会是落入俗套的典型。(露艺 · 曼森)

毫无头绪啊，那个时候我可能还迷迷糊糊没反应过来呢。(简妮特 · 斯特里特)

我应该会有种自豪感，顺便嗔骂一下这个小家伙，给我们带来了这么多麻烦事！(妮娜 · 布雷迪)

我觉得到时候应该就只想长舒一口气，终于完成这项任务了……估计我的第一反应就是这个了，然后赶紧恢复身材。(安妮 · 布鲁菲尔德)

我应该会开心到飞起。(简妮特 · 沃特森)

我都等不及了，一想到那个场景就禁不住激动万分，有时候想到甚至会喜极而泣呢。（道恩·奥哈拉）

上述预期的反应一定要和实际情况对照来看：受访女性的真实感受详见第 6 章。

分娩画面

为了对分娩树立一个正确态度，对女性及身边人、亲近的人进行科普就很有必要。试想一下相反的情况：如果一个当事女性对分娩一无所知，还要强行解释；甚至还热衷于复述大量的毫无例外是错误的、骇人的分娩事例，可能是亲身经历，也可能是亲耳听闻，都会瞬间产生强烈的不良印象。[3]

下文选自一节分娩主题的产前培训课程。

> 首先呢，我先为你们简单介绍一下真实的分娩过程。……这里是骨盆，我想为大家展示一下分娩过程中会发生的变化。大家可以看到，此时骨盆这里是很窄的，在分娩过程中，婴儿实际上是要努力将自己挤进这个狭窄的通道，从阴道排出体外。……这一张幻灯片实际上就展示了一次收缩，我们可以将收缩看作一管牙膏。这个过程就可以想象成自上而下地挤这一管牙膏，最终如果你不把顶部的牙膏帽去掉的话，剩下的牙膏也挤不出来呀。
>
> 接下来，就是我们希望在分娩中会发生的事情之一。现

> 在到了子宫颈这里，子宫颈外观像管道，是比较细小的结构，大家可以看到，这个部分一直是处于张开的状态。宝宝通过的过程有点像穿高领衫，大家可以想象高领衫的套头部分一直被宝宝的头拉扯的感觉。所以说，这个过程就是子宫发力，将宝宝向下推向并最终推过子宫颈，相当于宝宝被强有力的收缩挤出子宫颈……收缩大约每隔 20 分钟一次，但根据病人个体情况可能会有所差异……分娩中，最好情况是能够根据收缩调整自己的节奏……收缩是有规律的，而且每次到来的时候会伴随……[长时间停顿]……递增的力量……[4]

专业意见摒弃带有传奇色彩的所谓过来人的经验之谈，也不相信分娩经历的传奇逸事。医院的关注点是给孕妇们“普及”医学上分娩的定义。样本中女性所在的医院提供四场连续的产前培训演讲，意在囊括怀孕、分娩、哺育等内容，也让孕妇们熟悉一下医院的布局安排。女性对上述讲解的回应，自然也一定程度上反映出她们事先了解的程度以及预先持有的分娩印象。

帕特·詹金斯：当时诊所给我们放了影片，我去看了。我还挺喜欢看这种的，不会有不适感，但当时看的时候差点昏过去，我不得不走出去缓一缓。这影片确实是吓到我了，让我有点恐惧分娩。助产士跟着我出来，我忍不住崩溃大哭，跟她说内心真的很害怕。她安慰我，你害怕的时候，你丈夫会在身边陪着你吗，我说会的，她接着说，如果实在是觉得忍受不了，可以采用硬膜外麻醉。我之前说不打算用，不过现在想想也不会那么绝对了。当我自己分娩时，我不会目睹孩子出生的过程，现在是看着别人孩子出生的过程，影片中的产妇已经排出了胎盘胎膜，她真的在用力，助产士拿着脐带向外拉，这些画面一股脑向我涌来，我必须走出去放松一下……真的，我能够感受到，就好像病床上那个人是我，我的胃已经有感觉了。

21 岁的道恩·奥哈拉是工厂里的一名打包工，她在宝宝出生的前一年从利默尼里克来到伦敦，目前和做泥瓦匠的丈夫蜗居在单间里。她参加了本地一家医院的产前培训课。

道恩·奥哈拉：我之前从来没听说过还有这样的课，去了之后才发现，课的内容还真是挺有趣的。真正上手练习的时候，你不禁会暗自思忖：当那一刻正式来临的时候，我做的这些练习会有用吗？但确实很有帮助，对吧？我在那儿认识了一名助产士，她很友善，还有另一个妈妈，我们一起做练习，她们两个人都特别好。有一天我和那位妈妈一起去喝茶，然后我们两个进去上课，那个助产士过来问我们有没有遇到什么问题，而且每个星期她都会给我们讲些不同的内容。上周，我的宝宝出生了。

课上主要是放映幻灯片，给我们讲解，来到医院之后生产过程大概需要多久。在这个过程中，会有人清洗你的身子，还会有其他的准备工作，你大概需要等待多久，诸如此类。听完之后，我觉得之前对于生孩子的看法真是太天真了——你应该明白我的意思，我原来以为是，我走进医院，然后可能遭上几个小时的罪，但是我没想过别的，唉，我真的以为是我进到产房里，之后宝宝就生出来了，就这么简单。我完全不知道还有这么多复杂的步骤，这还是我仅仅在上周才知道的。总之，整套过程下来，大概需要 18 个小时？

光是生孩子就要大概3个小时，对吧？课上还讲了一些词，我连听都没听过。要是不去参加这些课程的话，怎么能知道每一步该做什么呢？起码现在我能懂一些了。

我：你现在知道如何判断分娩征兆了吗？

道恩：我知道到时候会发生什么样的情况，可能先会见红，或者羊水会破，或者是腰背开始酸痛。如果后背开始有酸痛感或者发现见红的话，可以不用急着去医院；但如果羊水破了，就要赶紧去医院了。一提到这，我就总是会想，要是我在工作、逛街，或者出门买菜的时候，突然之间，羊水破了，流得到处都是，到时候我该怎么办啊！我问给我们讲课那人，这种情况会真实发生吗，然后她说，肯定会的！天哪，那太令人羞耻了，我想死的心都有了。

但是还有人跟我说，人工破水才是最糟糕的。你知道我最讨厌哪一点吗？我现在了解得多一些了，一想到进去洗完澡之后会有人给你备皮（剃毛），我就觉得极度反感！我之前都不知道还有这样的过程，我太笨了，根本没想过。我只想着去医院把孩子生下来就完事了，从来没想过进去要先洗个澡，然后还会有人给你剃毛，每隔几分钟还会有人过来检查一下宝宝到产道的什么位置了。不瞒你说，我自己能想到的就是生孩子会很疼，对吧，我可能要撕心裂肺疼上大概18小时，然后啪，宝宝的头就出来了，我原来一直都是这么理解的。但是实际上不是这样的！这种疼痛感会贯穿分娩的第一产程，在第二产程时宝宝头朝下不断通过产道，然后头部才出来，我之前真的完全不知道。她们还说，医生会过来看看你的情况，但他们不会关注你是谁，他们只关注孩子生得怎么样。到时候会发生什么，我应该怎么做，脑子里一点概念都没有啊！

我很害怕我到时候顺产生不下来，还要剖宫产。你可能觉得，很多人都经历过剖宫产，这不是挺正常的一件事吗？我问那个助产士，剖宫产究竟是什么样的，因为说真的，光是想想肚子被割开，我就觉得很难接受。她就给我们看了那页幻灯片，介绍了剖宫产会切多深的口子、什么时候切，以及打不打麻药要看情况。之后，我看到缝针的一刻，当时我就想着，我的天哪，我到时候肯定会感受到我的肚子被一针一针缝起来，但是我真到那时候估计也想不了那么多了，对吧？反正助产士是这么跟我说的。因为我也有可能会剖宫产，我就想，到时候我可以要求用免拆线给我缝吗，助产士跟我说这也要看情况，有时候用，有时候不用。你缝过针吗？你不介意我这样问吧？因为我真的很想知道，缝针是不是很可怕……

我：你觉得上完这些课，你会更担心吗？

道恩：不会，不然我在这儿也不认识什么人。我的意思是，如果我在家的话，我就会问我妈妈，问我姐姐，或者问问其他认识的人。但在这儿呢，大家虽然可能比我年长，但也都没有孩子。至于凯文呢，这么说吧，他和我一样，什么都不懂，所以在这儿也没有别人可以教我了。

但是学习并不是产前培训课唯一的功能。

乔·英格拉姆：分娩课程是真的让我厌恶，在我看来，应该是医生来给我们讲这些知识。其实都不用医生给我们讲，只要保证助产士们都是严格受过训练的、值得信赖的就够了。我们上课就只是看看毫无意义的幻灯片……放映时间最久的两张照片分别是爸爸、妈妈怀里抱着宝宝，一点用都没有。完全就是浪费时间。讲课的人就是一群骗子，在那儿根本学不到什么东西。

一个护士一边给我们放幻灯片，一边讲解，我提了几个问题，她还回呛了几句，太气人了。回答我前两个问题时，她都摆出一副屈尊俯就的样子，她看得出来我还没有坐下的意思，站在那里也有点尴尬，我也看得出来她不喜欢我这个人。其实从某种程度上说我有点同情她，毕竟她是被安排来做这么个荒唐至极的事，她只是想完成工作而已。我又问了几个扩展问题，诸如硬膜外麻醉之类的，我问是不是例行都会注射，她说实际上近乎是例行，“必要的时候”就用。这才是关键词吧。她跟我说不用担心，到时候没有感觉的，过后就好了，真的有点惹恼了我。这和我听说的过后会极其不适完全相反。……在哺育主题的讲座中，他们会告诉你，你会觉得很不舒服，还讲在母乳喂养之前，你需要做些什么来缓解硬膜外麻醉所带来的不适感！

在讲硬膜外麻醉这部分的时候，主讲人很实际，先说：我肯定大家都对硬膜外麻醉有所耳闻吧，可能会造成瘫痪一类的后遗症，但我向大家保证，这些是不会发生的。可是他们说的话完全不能信啊，纯属瞎扯。我从一开始就知道，瘫痪是注射硬膜外麻醉后的一种可能性，他们故意不说就是妥妥地不负责任。另外有人提问催产事宜，他们解释道，除非必要，不然是不会这么做的。（大笑）我想着我没什么可担心的，反正不到分娩的时候我都不打算进医院。相对来说，我更担心的是给我打激素，倒不是催产与否的问题，而是加速进程一类的。她跟我说，如果不想要打激素的话，那就要和医生好好力争一番了。她提到葡萄糖液，我问她，有必要输液吗？我可不可以直接用糖或者药片代替？她表示反对，说不希望我口服，这样会增加胃酸还是什么的。我就说，那行吧，那如果你们认为我必须要提升激素水平的话，是会把激素放在葡萄糖里吗？她说是的。我说，那我能不能拒绝？她说，你可以拒绝（笑），不过估计也得和医生好好争取一下了。我说，到时候我的身体状况可能不适合争辩，有谁会替我争辩吗？她说，那你不用担心这个了，说不定不需要呢。我说，这不是重点。

首要考虑是要个宝宝，紧接着就是考虑如何把宝宝生下来。当女性想到分娩时，脑海中想到的是分娩意味着什么。这是一种身为女性的满足感，是濒临破碎的家庭的支柱，是与工作晋升相对的另一种替代，也是一段不可或缺的经历。从自身分娩经历中也可以一窥其他人的分娩是怎样的。

费莉希蒂·钱伯斯：我 14 岁的时候母亲怀孕，我目睹了她怀孕时所经历的一切，所以我也大概了解我将会经历的。直到分娩之前我都一直在她身边，即使到了分娩的时候我也在……我们很亲密，她和我说了很多怀孕时发生的事，这些对她分娩顺利也都有所裨益。当时她坐在那里，确切地说是躺在另一端，很平静，几乎没动，也一声不吭，这就让我对这一切没有那么恐惧……就只是聊天，谈着谈着她跟我说，现在我该出去了……顺便让我把助产士姐姐叫进来。我就出去了，助产士姐姐进来，10—15 分钟之后她就出来了，跟我说我有了弟弟，我根本没意识到她当时已经快生了。

但这种情况其实很罕见，多数女性都没有如此近距离接触过分娩：她们通常是在电视上见过全程分娩或是过程片段，或者只是和亲戚朋友泛泛地讨论过。

孕前对分娩的了解	占比
在屏幕上见过分娩	70%
与人讨论过分娩	55%

莎伦·沃灵顿:我去看我朋友了,她的宝宝下午四点半出生的,我们五点半过一点就到了,我真的,永远不会忘记她的样子、她的状态,这深深烙在我脑海里。我当时以为她没气了,她的脸色灰青灰青的,头发也乱糟糟的没有梳过,出汗的地方都打结了……

谭雅·肯普:昨天我还和我的小姑子聊了,她安慰我说这就是自然过程,没什么可担心的。她有三个孩子,她说怀第一胎的时候,身边总有人来给她出各式各样的主意,她跟我说,别听他们的。

黛博拉·史密斯:前两天我姐姐跟我说,分娩过程特别骇人,她一直在那儿唠叨个不停。她说,不等到彻底忘记那种感觉,她是不会要第二胎的。她跟我讲,会有人把你的肚子切开,生完孩子再给你缝上……当时她分娩的时候,那帮医生护士跟她说,我们现在要把你的肚子切开了。她说,她亲眼看见他们拿着刀向着她走过来……

可是母亲们恰恰是分娩逸事的最主要来源,不论这些故事有多少含金量。

妮娜·布雷迪:我妈妈生了 11 个孩子,她差一点儿就在土豆堆里把我生下来了。当时她正在挖土豆——在爱尔兰,女性都是亲手去挖,起码当时是这样,现在不会了。当时她正在挖土豆,突然感觉一条腿湿漉漉的——其实就是羊水破了。我妈妈赶紧把她的小手提箱打包好,她总是会这样做,很多爱尔兰女性观念比较落后,没有这个习惯。她带上手提箱,在路上跑了大概半英里,随便叫了一辆车送她去医院,那医院有 22 英里远。

简妮特·沃特森:我前两天和我妈妈谈论过,她叫我不要担心,不要听那些只生过一个孩子的人所谓“经验之谈”。她生过 7 个孩子,2 个没有保住——是在我们之后的又一对双胞胎。我妈妈在生我和我哥哥时,我在后面,是双胞胎之一,也是更重的那个。我哥哥重 2.5 磅,我重 5 磅,我隐藏在他后面。当时,医生们不知道我在那儿。哥哥出生时,妈妈没有受罪。所以生我时,她尤为艰难,医生不得不按压她的腹部。助产士知道腹中还有一个孩子。当时有两个助产士、两个医生,大概有 12 个人排在过道里,血液部门、机动部门等都在。因为我们是早产儿,他们都很紧张,担心会有特殊情况发生。当时去医院,是因为我哥哥只有妈妈手掌尺寸那么大——他就是那么小。

当时可把我妈妈折腾得够呛,但她刚刚还跟我说,无论是谁跟你说宁可没有孩子,都千万别听信她们的。很多人说过类似的话,试图吓退你。她们说过程无比痛苦,有的说痛到难以想象,但她们其实过后就记不清具体是哪种疼痛……我妈妈说她当时也很疼,当你生完孩子之后抱着他/她,又不用再经历一次的话,疼痛的记忆就会逐渐淡忘的。

吉莉安·哈特利的母亲生活在国外。

吉莉安·哈特利:她之前总说——她很鼓动我们,她对此态度一直很积极,我想可能确实她分娩过程都比较顺利吧……我所记得的唯一一次分娩经历是我第二个妹妹出生。当时我母亲正在给狗狗喂食,突然感到一阵恶心,不过除此之外,她看起来都还好。我看过她怀孕时和我们姐妹几个的合照,她看起来状态真的很好,怀孕期间我妈妈应该过得蛮享受的。

我:当你告诉她你怀孕的时候,她跟你说了什么?

吉莉安:她特别贴心——简直超棒,她跟我形容了她怀孕时有多么美好。她写了信给我,信上说,当时生我生了 4 个小时,真的很欣喜。第二胎生产时间更短,生第三胎的时候她甚至都没及时赶去医院。她分娩没遭什么罪,她说我也会是这样的,这给了我极大的安慰。

听妈妈的总比不听要容易得多。

凯特·普林斯:我不打算听我妈妈和我婆婆的,不过她们还是会一直唠叨个不停,我尽量说得好听一点。她们一直描绘当时她们分娩的时候有多遭罪……每个人都会直接跳到自己的花式怀孕经历。我婆婆和我说的第一件事,就是她在生第一胎的时候生产了 36 个钟头,她被独自锁在房间里,叫人也无人回应,想按铃叫护士,可是铃却坏了,她就只能干躺着,想死的心都有了……

我妈妈说:分娩的时候可太遭罪了,那段经历真是不堪回首,当然了主要是因为骨盆相对窄,所以比较麻烦。我都懒得听,她们还是津津乐道。我说:妈妈,最有意思的事情是,不论是你还是别人打电话的时候,第一句话都是问我感觉怎么样,大家都是想听听我是什么感受,可是当我真的回复了,你们又说,那肯定啊,想当初我怀孕的时候怎样怎样……然后就完全忘记是想要关心我,搞得我要守在电话前,听着对面口若悬河。不知道我四五十岁的时候会不会也是这样。反正我决定,如果以后我有女儿的话,她怀孕的时候,我绝对不在一旁啰唆。

在这些故事中,分娩印象比较固定:愉快或痛苦,庄重或丢脸,极度痛苦或仅仅轻微不适。对性的理解和体验、对身体的感知、和医疗人员及医疗科技打交道的方式——都会对她们对分娩的期许产生影响。整个过程看下来,在女性眼中,这些影片主要有这么几点令她们担忧:刮阴毛、外阴切开术、腿架在套环里、缝针、畸形儿。尽管关注点不尽相同,样本中所有女性对于分娩都存在着或多或少的焦虑情绪。

莎伦·沃灵顿:不久前,我经历了这样一个阶段,总是担心会生出死胎,或者孩子缺胳膊少腿的。我跟妈妈说了这个担忧,她说这是正常的,每个人都会想到这里。当我在超声检查的时候看到宝宝,看到他/她四肢都在、健健康康的,我满脑子都是这些,已经不是分娩本身了。

曼迪·格林:如果能按照希望的方式来,我应该还是会很期待的。但如果我想要这么做,别人会说,不行,你不能这么做……我可能会因为对情况失去掌控感而感到很慌乱。

克莱尔·道森:我比较担心的一件事情是分娩究竟会有多痛,人会如何反应,因为我很怕到时候会出丑。这个是**真的**很让我头疼。

我:关于分娩你有什么特别担心或者焦虑的方面吗?

妮娜·布雷迪:就是分娩这部分吧。很多人生孩子的时候又被切又被缝的,我特别怕这个。我知道到时候会很不好受,别人会说这不算什么的,但是你经历过,你肯定不会说这不算什么,因为要被切开就**必然**会痛啊。我希望了解真相,而这正是医生护士们不愿说的。我小时候在农场里长大,我觉得女人就像奶牛,女人怀孕就像奶牛有了自己的小牛犊。人们应该看看过去是如何对待羊水破了快要生产的母牛的。母牛当时会变得特别虚弱,那么大的牛犊要从那么狭小一个口挤出来,场面真的很残忍……我完全想不通宝宝是怎么出来的。但是在今天讲座中,助产士给我们解释了,好像是子宫会张开,能调整开口大小?子宫会像这样张开(展示)。但我还是想不通是怎么大到能通过一个7磅重的婴儿的。另一件事我之前不知道,也很令我震惊的,宝宝并不是从尿道口出生的,是这样吧?

朱丽叶·莫特里:我始终还是担心这么几件事。一是备皮,而且我觉得灌肠挺恶心的。二是我也比较反感被切开又被缝上,事实上有一天晚上我还梦见了。梦里我坐在椅子上分娩(笑),宝宝好像卡在了会阴处,医生过来帮我剪开,宝宝倏地掉下去了,我急忙抓住,神奇的是他/她毫发无损。这也算是我的愿望吧。

薇拉·艾巴特:我很担心究竟是怎样的疼痛……对我来说是未知的。我不知道我让自己陷入怎样的境地中——或者说我丈夫让我陷入什么样的境地,怎么说都行。

安妮·布鲁菲尔德:我开始有点担心羊水破了的时候。我倒不是惧怕分娩本身,我只是害怕不知道什么时候会发生。不过考虑到会很疼,到时候我还是会害怕的。我担心自己正逛着街或者什么时候羊水突然就破了,确实你会听到这样的故事。我的一个朋友,她就是在出租车上羊水破了,那估计就像是突然拔了瓶塞的样子吧?

露艺·曼森:我倒不是担心实际的**分娩**,我比较担心医院里的人员**操作**……也担心我的骨盆可能不够宽,担心脐带会不会勒着宝宝。我**确实**很担心生出死胎或者不正常的宝宝,毫无疑问,这些担忧**就是**一直萦绕在我心头……大概怀孕这么久了,我越来越觉得,总的来说,我担心的并非产下一个死婴,当然了这也很可怕,但整体上我更担心的是这9个月里所经历的,而且随着人怀孕越久,就越是会对肚子里的小家伙产生一种依恋和喜爱……害怕也很**正常**。

凯特·普林斯:每个生完孩子的母亲过后都会说再也不要经历一遍了……真希望自己当时也知道这些经验之谈啊。等你真的到了走进产房那一刻,你就直接和医生护士们说,就交给你们吧。你整个人无论身心,都是脆弱的。……我只是想确认究竟是什么样的**感受**，并不是出于病态的好奇心，只是希望到时候我能**有心理准备**。每个人的痛阈肯定是不尽相同的，比如我姐姐就非常淡定，说没觉得有刻骨铭心的痛，只是类似牙疼那种，但有的人又说，真的是耗尽**全力**的疼……我能体会到那种疼痛感，它不是像刀割那种持续的刺痛或灼痛，那种疼一下就好了。

那分娩时的狂嚎又是怎么一回事？为什么以前人们都会大声嚎叫呢？你在月经期疼得厉害的时候也不会嚎叫吧？

分娩时的痛苦是难以想象的。透过产前培训师和医生们的随口一句安慰，女性再仔细思考，还是担心会疼，但可以类比成月经很严重时的那种疼。这些是经历过分娩的女性，回忆时描述的预期与现实印象的差异。表格中所述均为真实信息，将与第 5 章进行比较。

对分娩的想象，分娩将会是	**占比**
愉快的	29%
不愉快的	30%
介于二者之间/都不是	41%
计划缓解疼痛的方式	**占比**
无	20%
安桃乐/哌替啶	21%
硬膜外麻醉	29%
不知道，但不用硬膜外麻醉	20%
其他	11%

等待中的女人

罗莎琳德·金伯:很多时候,我感觉生活迷茫,自己好像没有在享受当下生命。因为我无法在这样的生活中预见未来,我没有工作了,也没有任何目标。孩子还没出生呢,没法全心全意围着他/她转,所以说呢,感觉自己就是迷茫不定地日复一日,心中没有着落。

在以"迷茫不定"为标志的孕期最后几周,临近产期的一个特征就是暗流涌动,往往不能用简单的问答看出或者衡量出来的。未知的心态就会产生恐惧,脑中浮现灾难画面,但其中只有一部分是真的关于即将来临的分娩。

伊丽莎白·法雷尔:当时印象最深的一个梦境就是关于我爸的,我很爱我爸爸,但是梦中我对他特别差。梦里他眼睛逐渐看不见了,但他跟谁也没有提起。一天晚上,他下班回家,车停到车库里。那天是圣诞节,我们摆好了圣诞树,正一起开着派对。圣诞树上有只蝴蝶,他点亮一根火柴,直直地照向那只蝴蝶,很显然他是想看看那是什么,因为他看不清。我看见他这样,还对着他大喊。当时是个派对,还有几个人在场,我想妈妈可能也猜到了大半——爸爸在逐渐失明,但我当时脑子里缺根弦儿似的完全没意识到。之后我好像梦见他出去散了个步,自杀了……

凯特·普林斯:顺便提一句,我最后那两三天晚上,连着两天一直做梦。第一个梦——我去了放松课，周五那天是第一节，社区护士拿着皮革做的、小娃娃似的东西，头是塑料的，应该是胎儿等身大小。她还拿了个塑料的骨盆，说：现在给大家演示一下分娩的过程。婴儿从头部开始，慢慢向下——她拿着刚刚被她接生出来的娃娃，特别激动（笑）。她解释道：过程就是像刚刚那样，宝宝会转动一下肩膀啊之类的。我晚上做梦就梦见我生下了自己的宝宝，一个正常的小宝宝，是个小女孩儿，就是这样来到世界上的。而我呢，我不知道是不是好像在一个酒吧里，周围都是人，这个小家伙长得特别特别快，一直笑着，5 分钟内就已经穿戴整齐了。

以上就是周五晚上的梦境。然后第二天，周六晚上，我又做了一个梦。我有两个姐姐，我们姊妹三个同时怀孕了——我的大姐怀孕了，二姐刚刚生完孩子，但是孩子早产了三四周，还是在超市里生下来的。你知道放肉的那种塑料托盘吧，就是表面要盖一层保鲜膜那种。孩子接生出来就是放在那样的托盘里，脸朝下，只有这么长一点（手势），小小的屁股，医生还是什么人就用保鲜膜把孩子一包，放在那儿。我的孩子预产期在某一天，但是一直没到，一直都没生出来。我妈妈抱怨道：这是怎么回事啊？我说：应该到了预产期了，每个人都生完孩子了，只有我还没生下来。她说：天哪，那太难过了。结果梦到最后我也没生下来孩子……

5 痛苦与狂喜

我曾以为会很痛苦，如果要我在生孩子和止痛二者做选择，我会选择止痛……中世纪时女性会因为生产而去世也不足为奇吧……

简直让我刮目相看，就像奇迹一般，可以说是很神圣的经历了。现在我会觉得这是女人最棒的体验了。

该如何形容分娩经历呢？它能诉诸语言吗？将如此丰沛强烈的经历只简单以几个术语蔽之，只简化成又一次医疗操作，是否没有表述出它所蕴含的意义呢？有些人会更善于表达情感。问题能激发答案，但有时答案可能是只言片语的线索或路标。数据只是从另一个角度描述概况，但也并非全面：我们可以了解到有多少女性采取了止痛方法、用了什么样的止痛方法，但我们不知道疼痛在多大程度上得到了缓解；我们可以得知有多少宝宝是通过产钳分娩出生，但除此之外呢？

在本书的研究中，我们积累了大量的分娩记录。相关概念的认知：什么是分娩，什么是宫缩；期望与现实的冲突——现在我知道究竟是怎样的感受，之前想象中又是如何；控制权的问题——是我自己分娩，还是要其他人替我操作；如何分辨即将临盆的征兆，又如何将这些征兆与从母亲、产前培训课、电视节目、维多利亚时代小说等收集的印象相匹配呢？这些都是女人在初次怀孕时常见的困惑。谁来控制生育？时至今日，从更普遍的意义上讲，这已是生育的一部分。一旦进入医院分娩，女人就面临这个旷日持久的辩题：生孩子应该交由谁来决定呢？母亲？医护专家？家庭？甚至国家？[1]母亲作为病人时是脆弱的，怀孕的母亲更是双重脆弱，因为她不仅要维护自己的利益，同时还要为宝宝争取权益。医院中满是规则和既定程序，做任何事都有固定的时间地点。比如不可以在大堂接生，不能在厕所打硬膜外麻醉，生下的婴儿必须要先剔除胎毛。这样的标准化分娩方式看起来似乎有点不合理，但作为病人，规则背后的理由不重要，重要的是规则本身。这样的流程化模式下，母亲们似乎并非一个个有生命的个体，而是生产宝宝的众多机器中无足轻重的一环，类似一杯咖啡，或是一首流行歌。如何改善去个人化的分娩方式，成了一项重大却又难以实现的目标。

从医疗技术的记录来看，样本中女性的统计性陈述如下：

79%的女性做过硬膜外麻醉*（同时使用过其他止痛药物均算在内）。

20%的女性只使用过硬膜外麻醉以外的止痛药物。

只有一名女性没有使用过任何止痛药物。

样本中52%的女性经历过产钳分娩或真空抽吸分娩*。

98%的女性分娩时经历了会阴切开术*。

41%的女性曾使用过催产素催产*。

59%的女性经历了人工破水。

69%的女性表示，分娩过程中感觉无法掌控自己的身体，对于发生什么无能为力。

分娩经历

艾丽森·蒙特乔伊（分娩产程加速，共耗时16.5小时，使用硬膜外麻醉，产钳分娩）：我最好完整叙述一遍，你想听听全部过程吗？在医院里，医生跟我说，如果没什么特殊情况发生，我可以周末之后到医院做催产。这倒还好，因为到那时我已经比预产期晚了两周，也不能一直这样拖下去。但你知道吗，去过产科诊室，还要去护士那里，再多拿上一些补铁药片。当时护士和另一个女医生一起坐在柜台旁，听到我要做催产，也就是人工破水，她们俩就

* 这些数据是此医院第一胎实践的代表数据。

半开玩笑地说，哎呀，哪有那么不舒服之类的。本来我不是很担心，看到她俩那个样子，我隐隐担心起来。我说：你们是在跟我打趣，对吧？这对我来说可没**那么**好笑！所以你能想象得到我当时的心情了吧，而且随着日子一天天过去，这种紧张情绪愈加剧烈。周二就要到了，也就是我要去医院做催产的日子，我的肚子还是没有任何反应。周二早上醒来，我突然发现自己长了痔，正好是要做催产的当天，这可真是**要了我的老命**了。那个时候特别**害怕**做催产，**害怕**去医院，即将发生的一切都让我**恐惧**，而且后背酸疼得不行……就连转身拿个厕纸都不行……为什么所有事都偏偏赶在我去医院的那一天呢？

我那天是下午去的医院，心里**太**怕了。卢克一直守在我身边，他中间回家吃了个晚饭，回来之后，医院也准许他留在旁边陪着。我问一个小护士，催产会是什么样的，是不是像大家传的那么吓人？**她**完全没有安抚我的情绪。不过也确实，我感觉**是**有些不舒服。要是医生跟你说，可能会有一点不舒服，我们都知道实际上会是相当疼。总之话说回来，要给我做手术的医生晚上 10 点过来看我，他看出来我当时处于内心非常慌乱的状态，安慰我，你放轻松就不会有事的。我说道理是这么个道理，但我也不是没有心，怎么可能放轻松呢？他说，那这样，你要是真的担心得不行，那我可以给你打一针麻醉，让你安安静静晕晕乎乎，不会**担心**我们的手术。我说之前怎么没人告诉我还可以打麻醉呢？于是我就跟医生预约了次日早上 6 点帮我打一针麻药，因为他们想在六点半做手术（人工破水）。

第二天 6 点钟，医生过来给我注射了麻醉剂，我开始思绪迷离，感觉真好……可是正当我觉得一切都很美妙的时候，我开始感受到一阵刺痛，我心想，完了，不会是要生了吧，应该不是——这也太过美好，不敢相信就要发生了。不过当时他们也没办法把我推进产房，因为那晚产房里人太多了，医护人员都忙前忙后。所以我决定自己准备，过了大概半个小时我谁也没有叫，感觉挺自豪的，没给别人添麻烦，这种激动的心情简直**溢于言表**，太**快乐**了。后来我想着，还是叫个人来吧，因为羊水已经流出来，分娩已经在进行。后来医生护士都过来了，给每一次宫缩计时，然后他们说，没错，你**确实**在分娩了。我太开心了：一整天都被点亮了！

后来我被医护人员带上楼，但是什么安排也没有。直到 12 点左右，他们说要监测一下宝宝，应该就是**常规**操作。当时袋子（羊膜）还没有破，所以他们要人工破水，我就问为什么呀。不过当然了，他们没有心情听我说话。阵痛越来越频繁了，而且真的很疼。但你不能这么称呼，对吧，你要说是宫缩。每次读到这样的话我都想笑，我很**清楚**宫缩就是很疼啊。每隔 10 分钟就有人问一下我，要不要做硬膜外麻醉。那个晚上，我的状态根本没法让我做理性的决定。呼吸法更不管用，说真的，这方法就是一堆屁话。疼痛感一般的时候，还管用，那个时候你还能想起来用这个方法，但当你疼到一定程度，你都根本不会去思考任何事了，那怎么会管用呢，反正至少对我是没用的。所以当第 10 个人来问我，要不要做硬膜外麻醉的时候，我同意了。人工破水之后他们就帮我麻醉——我感觉硬膜外麻醉也没有特别疼，起码没有比常规内诊更疼。

这一整天最糟心的事情，应该说是唯一一件，就是他们想在做硬膜外麻醉的同时注射葡萄糖溶液。我不想打葡萄糖——似乎是加速进程用的。他们想要在刺破羊膜之后马上就注射溶液，我不清楚原因，但我猜应该是希望可以尽量缩短我的分娩时间，他们自己可能也能方便些。但我拒绝了，我说：不用，我现在情况应该还挺好的，宫缩也强劲有力，所以不用注射葡萄糖溶液。我先跟一个站在我身边的护士说，她就去跟另外两个医生说把我的葡萄糖撤掉，她说病人**正在**分娩了，病人不想输液，而且也确实不一定要输液。我想因为我本来应该是去医院做催产，所以他们就没怎么考虑情况和计划的有些差异。我以为他们直接把我带到产房，给我做手术。我不理解**为什么**要安排这么多监控仪器——在他们一开始说要给我输液加速麻醉进程的时候，我也问了究竟为什么。反正他们就是想给我输葡萄糖，我无力辩驳，因为医生们总有理由。**输液过程**非常痛苦，因为我的血管很细，输了 3 次才成功。卢克后来还要帮那个护士，那是他唯一一次几近晕厥。

要是从我开始宫缩算起的话——我想应该是早上 7 点，一直到晚上 11 点 30，女儿出生，一共是 16.5 个小时。下午 4 点的时候，他们又给我输另一种液，跟我说：你完成得很好，但还是有点慢，你介意我们这样做吗？我说不介意。因为我已经在输液了，我说，你们不会要同时再扎一针吧？他们回答：不是的，只是将药液连到同一根管子上。当时我身上插着好多管子，下面有两根，硬膜外麻醉一根，葡萄糖输液又一根，所以现在应该是第 5 根。我觉得自己好像被各种管子吊着，又来一根吗？

这正是我**担心**的情况：他们是想钱想疯了，变着法儿让你做。我想这就是医院如此热衷于在你的身上插满各种管子，给你输各种液，也是我会做硬膜外麻醉的原因之一。说实在的，当我最终决定去做麻醉时，并不**完全**是因为疼，也有恐惧的因素。医院比较习惯于给打了麻醉、身体无知觉的人做手术——如果他们给我做手术时，忘记我事实上是全程都有**感觉**的会怎么样呢？我在要求麻醉时，其实就已经意识到了，我是在克服内心的恐惧，不仅仅是疼痛。其实宫缩带来的疼痛我倒不是很介意，别人对我的身体动刀更难承受。先前我特别害怕做催产，所以我对要做硬膜外麻醉其实是有心理准备的。我清楚自己的心理承受能力，当时同意麻醉并不是因为疼痛，而是真的害怕，不知道**他们**要做什么，会有多痛……我只想着，我受够了，不想感受了。

虽然去医院做手术之前，我特别坚定地说自己不要打硬膜外麻醉，但后来又决定还是打吧，不仅医生方便，让我自己也轻松些——其实感觉好极了！我一点儿也不后悔，在那家医院生产的整个过程都很完美……但因为我们要搬家，离开伦敦，所以我应该不会再在那家医院分娩了，我可能会换一家能够在分娩过程中给我打气加油、支撑我熬过疼痛的医院，而不是只会在旁边说，别忍着了，我们给你打点麻药缓解一下的医院。(事实上也是如此，受访者在一家乡村小医院诞下第二子，分娩时没有打硬膜外麻醉。)

我还有过一次产钳分娩的经历。当时不太走运，因为医生做完上一场硬膜外麻醉是晚上 9 点，2 分钟之后，就要赶另一场内诊。他们要赶快做完手术，因为我的宫颈口之前检查时还只开了 4 厘米，但此时已经完全开了。医护人员赶忙去叫一个医生，这个医生很好，我很满意。那天正好又赶上他值班。他看了一下我的情况，说:来，开始用力！不巧的事情就是，最后这一下用力直接让我从腰部以下**毫无知觉**。之前的 4 次宫缩，每次用力都能**感觉得到**，但最后这一下，我得看着机器确认我是不是宫缩了。

我感受不到自己用力，还**挺**沮丧的。甚至很**恼怒**，当然不是针对医生护士——我是气**我自己**。还好我参加过产前培训课，知道应该**如何**用力，但我需要正确地用力才行啊。很显然，如果下半身没知觉,那怎么能感受到宫缩呢?有的时候,我能知道我做的是对的。旁边有一个小护士,用力抓着床单来固定住我。当时只有她一个小护士,说真的,整件事说起来还蛮搞笑的,只有一个护士抓住我的一条腿,他们当时很缺人手,但很显然我还需要另一个人帮我固定另一条腿啊,所以没办法,只能再次让卢克上阵,抓住我的另一条腿。真的很搞笑,其中一次宫缩的时候,我正气喘吁吁地用力分娩,小护士突然对卢克说,快看,你能看见宝宝的头发了!卢克很怂地回答:啊,那个,我不确定我应该,看哪里!我当时就忍不住哈哈大笑起来。也挺好的,毕竟很少会看到有产妇躺在病床上,一边分娩,一边笑个不停。

但整个过程中最遗憾的部分,我想应该是没能体验到女儿从我身体中滑出的那一刻……不管是什么样的感觉,我真的很希望能够体验到她从我身体中出来的感觉。真的很想感受一下。我很愤怒他们替我补上那最后一下,我又没有要求他们这样,他们都没问过我就直接这样做了:我说你们干吗?我不需要啊,我也不想要。但他们还是自顾自地把产钳放进去,你自己又没法将它拿开。医生让我用力了大概1小时,对他们来说时间很长了,因为他们通常10分钟就搞定。但可能是因为医生人好,也很照顾我,不介意我时间长一点,还是以安全为重。后来他说,你不能只用力将孩子送到半路啊,你现在要用力把孩子生出来,但同时呢,我也会帮助你减轻疼痛感。这心理疗法真不错!我不知道这算不算常规的产钳分娩经历……就是拉一下,推一下,女儿就出生了;身上也没有留下什么痕迹。可能这个疑问要一直留到我下次分娩才能解答了,希望下一次不要再做硬膜外麻醉了,母亲应该会怀念宝宝从身体中出来的那一刻的感受吧。我能感受到产钳的压力,也能感受到医生在进行手术操作，尽管打了麻醉也还是疼的；后来也感受到动作停下了，但女儿从我体内生出来的那一刻却没有感觉。突然之间，所有人都在祝贺，看，是个小女孩儿！我就说，我看不见啊，也感受不到，她在哪儿啊？卢克赶忙把我扶起来，小宝宝只有半个身子露在外面，啼哭不止，但我看到她时真的满心欣慰：这是个完整无缺的宝宝，和正常的孩子一样会哭……我心中真的就像一块巨石落地。她从我的身体里来到这个世界，看起来完全**正常**，大小也刚刚好。医生们给我缝合的时候，我一直抱着她。他们直接将她安放在我胸前。我看着她，简直难以相信，她刚刚竟然是从**我**肚子里面出来的，真是神奇。我甚至有点怀疑她是不是从桌子下面的什么地方钻出来的，因为她出来的时候我**没有**感觉，只能看见她出来的大致方向，我都想看看桌下究竟是怎么操作的。不知为何，我总有一种陌生感，当然，这确实是我的亲生骨肉，我也很爱她，但是我当时情感淡漠到自己也被震惊到了。我完全意识到她是我的宝贝，我很爱她，很想把她捧在手心里，但是可能是当时状态太虚弱了吧，对**什么**都提不起精神。我几乎不敢相信女儿就这样从我身体里出生了。

莎伦·沃灵顿（分娩时长 18.5 小时，使用硬膜外麻醉）：那是 23 号早上 6 点，我感觉到背疼，倒不算很严重，但也是挺心烦的。背疼了一天一夜，凌晨 4 点，就把我折腾醒了。不仅没好转，反而感觉更严重了，但也不至于完全忍受不了。唉！我也不是完全不懂，但我也不知道是怎么回事；我起床，开始慢慢悠悠地做点这做点那，心里也不太清楚究竟是怎么回事。我妈妈说，我也不是想吓唬你，但我觉得你应该是开始分娩了，我当时一笑置之，这怎么可能呢？她说，你等着看吧，过会儿你就知道了，她还说我的脸现在通红。但我不认为我已经在分娩了，因为在我的预想中，分娩时会很痛苦。疼痛位置正好就在我脊椎的尾部，就好像有人在用手指关节去捅一样。妈妈起身去沏了茶泡了咖啡，7 点时，我觉得有些累，大概 7 点 15 分就回到床上躺下了。我刚一躺下，后背就突然"咔"地响了一下，接着羊水就破了。我吓得马上从床上跳了起来，穿过厨房，到马桶边，才发现发生了什么。我跟妈妈说了刚才的事，那时我已经开始有紧缩感了。我赶忙梳洗一番，穿好衣服，妈妈也给医院打了电话，说我已经在路上了。我跟艾伦说，你能不能起来，他睡眼惺忪地看着我说，怎么了，发生什么事了？很显然他没明白我的意思。我就说，我的羊水破了，孩子随时都有可能出生。结果他说，不会吧，你是在跟我开玩笑吧。我回复道我没有，他竟然以为我在跟他开玩笑。不到 5 分钟之后，我们就出发了，艾伦甚至都没来得及洗把脸。

我们到了医院，前台把我们带到了候诊室。我当时很紧张害怕：跟妈妈道别时甚至哭了出来。其实我在去医院的车上心态还好，但是一旦进到产房看到里面相关的手术器械……我当时就想，天哪，宝宝一出生要被送到那个机器上……想到这，我就有点害怕。我做完检查就直接被送进了产房，因为我的宫颈口已经开始扩张了。午饭时间，医生进来，我开始觉得很疼，想着正好打一针硬膜外麻醉，但打完麻醉我觉得没起到什么作用。艾伦出去吃午饭了，走的时候问医生孩子会在几点出生，他们说大概 4 点。结果后来到了 4 点，我还在原地没动，所以他们就又给我打了一次硬膜外麻醉，但还是没起作用，我放弃了。在我进入产房几个小时之后，医护人员给我检查，发现我的宫颈口还是只张开了 3.5 厘米到

4 厘米;5 点左右又检查了一次,张开 7 厘米了;9 点 30 再检查时发现已经完全张开了……当他们给你检查时,会把结果记录在文件里,再盖一个特别的章。我问她写的是什么,她回复不能透露,只能跟我讲我的分娩正在进行中,文件信息是严格保密的。

他们在我肚子上放了一个东西(一个用来记录宝宝心跳的电极)。我很担心这东西会对他身体有害,而且他们并没有事先征得我的允许,我觉得这样做很不对。他们把仪器放上去就用了很长时间,很疼,因为那个小护士是第一次操作,差不多用了半小时才放好;放上去不到半个小时,它又掉下来了,因为要在里面放进四根管子,所以他们会不停地给你翻身。但是每次翻动时,就很容易不小心把管子弄掉,这也没办法。我就说,别给我弄这个了,我担心宝宝出生时可能对他的头有损伤。但是他们说对宝宝不会有伤害的,说你看,这里记录的是宝宝的心跳,这里记录的是你的宫缩。那他们都这么说了,你也没办法拒绝了。他们还说只有经过你的允许才会这样做,但事实上他们根本就不问你。

我儿子是圣诞节出生的唯一一个宝宝,包括整个平安夜和圣诞节在内。当时医院里待产的只有我,还有一个少数族裔女性。大概 9 点 30,他们告诉我,可以准备用力了,护士还有其他医护人员也都进来准备。我差不多 9 点 45 分开始生,孩子 10 点 20 分出来,整个过程就结束了。我被支撑着,但是腿是架在桌子上的,两只脚搭在护士肩膀,所以要扭着脖子才能往下看,但是根本看不到,因为同时还要保持呼吸,所以很难做到。艾伦目睹了这一过程。分娩的时候,医院的人跑去叫他过来,他们把所有的东西都带过来了,一切准备就绪,我就开始不断用力,但是宝宝的头似乎卡住了,就是不出来。

你会觉得下半身仿佛要裂开，毫不夸张，你能够真切地感受到一股力量向外顶，就像大家说的，这股劲儿可真的太疼了。旁边助产士会说，先不要用力，等我告诉你的时候再用力。我还一直以为是听从自己身体的指令呢，觉得可以了就用力一下，但事实上不是这样的，要听人家的指令。他们会感受你腹部的情况，当发现你的脸已经痛苦到皱成一团时，他们就会说，你现在阵痛了，可以用力了，然后你开始用力，之后再放松。

总之，当时值班的助产士进来了，问我感觉怎么样，好不好之类的，她们手里拿着巨大的蓝色无菌垫，也不知道是干什么用的；我还注意到助产士手里肯定拿着什么东西，因为她的手一直藏在下面；我看不到具体是什么，但是艾伦能看到，因为他们在同一侧。她说，好，现在用力，使劲一点。正当我用力的时候，我听到有剪东西咔嚓的声音，艾伦脸都白了。他们横切竖切，我躺在那里好像一个刚出炉的十字面包，宝宝的头出来了，大概 1 分钟后随着下一次用力，他整个人就完全出来了，艾伦已经走了，到走廊里去了。真遗憾他走了，不过如果他在现场的话，估计会吓得昏倒在地。他看见了宝宝的头，大概当时有半个头在外面了。他说，他们在剪。我问他，你怎么知道的？他说，他当时在看啊，不是吗？孩子出生之后，护士赶忙追上他，把他叫回来，他又径直回来了，看到床尾，宝宝就躺在我的双腿之间。医护人员把孩子包裹起来，将他放进摇篮里，艾伦就直接去抱他。他都不想过来看看我！

我现在倒很庆幸硬膜外麻醉没有起作用，虽然当时我希望它起作用。我很满意我所做的一切，也为我自己这么做而高兴。我觉得很多人只是因为别人说要打麻醉就打了。90%的人甚至在疼痛开始之前就打了麻醉，但即使过了几天，我仍然庆幸当时虽然打了麻醉但是没有真正起效果，让我感受到了分娩过程的全部灼痛，而那些打过麻醉的人则表示当时全无知觉。对我来说，这样不算是真正生孩子，意义何在呢？虽然我也说那个过程很痛苦，但也不至于完全不能忍受，忍过那一两个小时，也就过去了。之前怀胎那整整 9 个月，还有最后那几个小时所遭的罪，才是真正的生不如死。但是当你接过自己生下的孩子的一瞬间，就会觉得一切都是值得的，绝对是人间奇迹。

我先抱了孩子几分钟，然后她们又问艾伦想不想抱抱儿子，结果他拒绝了，这让我挺伤心的。过了没一会儿，就有一个护士从儿科病房那边出来，说要把宝宝带过去，所以我一共也就见到了他几分钟……我本来应该在这个小家伙出生的那一刻就喜欢他的，应该让助产士们帮我剪掉脐带，再把他交回我手上。但从我的角度来看，她们是最先抱到孩子的人，亲生母亲反而不是第一个抱到自己儿子的人。我觉得，应该是让妈妈最先抱她的孩子。过了几天，我和其他几个妈妈在婴儿病房里一起聊天，其中一个就说，她还没抱 20 分钟，就有护士过来瞎弄。我说，我生完孩子也就抱了 5 分钟。她觉得这不公平，我们才应该是在孩子出生的那一刻，该是什么样子就是什么样子的时候就抱着他们，就像现在护士那样。我完全同意。他是多么可爱的小家伙呀，眼睛睁得大大的，就这样呆呆地看着我，看着艾伦。尽管他的眼睛还看不见，但是他就一直盯着你看，周围人也说呢，眼睛一眨也不眨。他现在还是这样，眼睛大大的，盯着看。

我缝了 30 针，13 针缝在里面，剩下的都在外面。直到差不多 1 点，她们把我的儿子抱过来了，一边唱着“上帝赐予你快乐啊，先生们”，因为那正好是平安夜嘛。说来也有趣，当时我的宫缩越来越严重，他们却把灯关了，漆黑一片，我还想着，这是在干吗？接下来，他们把我推进手术室里，各种仪器设备也都准备就绪，那是真疼，这辈子都不会忘的。疼得我一边喘气，一边暗暗咒骂，身边这群医生护士们却在唱着《马槽圣婴》，这场景也是终生难忘。我当场疯狂大哭。其实分娩全程，我都咬住嘴唇忍住不落泪，但当时那个场景真的戳中了我的心。

露易丝·汤普森（分娩时长 4.5 小时）：我跟你讲，最搞笑的是，我几乎是在家里生下我女儿来的。那天晚上 6 点 30，我发现自己有点见红，但宫缩大概是每隔 5 分钟一次。我给医院打电话，但是他们叫我别担心，说这是我第一胎，这种情况还要持续 20 个小时呢。正常吃饭，保持冷静，明早再过来。我就真的听话安心做晚饭来着，当时是 7 点钟吧，宫缩虽然没有那么疼，但确实是很频繁。我觉得还是应该打包一下行李住到医院去，但是我们要遵医嘱保持镇定，对吧？而且我们正好是那周一才搬家，所以公寓里还是乱糟糟的。紧接着，7 点 30，我开始流血了，就像是来月经那种，所以我觉得最好还是再给医院打个电话问问要不要过去，这次医院那边说，是，你最好还是过来吧。但如果我当时没有流血的话，我肯定在家里就直接把孩子生下来了，因为我到医院时已经 8 点 15 分了，10 点 50 分我就生下了我女儿。当时我到了医院，他们给我做了检查，然后就把我推进分娩室。那时候，我已经开了五六指宽了，但一点都不疼，真的，完全不疼，直到进入分娩第二阶段才开始疼起来。我跟你讲，如果当时我没有流血的话，我可能一直会等到疼得实在忍不住了才去医院，那就又过去半小时。她们在我分娩第一阶段处理得很慌乱，也没有给我用任何药之类的，真的，太惨了。

她们说，生了，是个女孩儿。我说那太好了，我太高兴了！我过了一会儿才抱到她，事实上她马上就吃了奶。奥利佛说，让她吃吧，让她吃吧。

真的太神奇了，就像奇迹，这可以成为人生中一段很神圣的经历。现在我**切身体会**到作为女人有多棒。

宝琳·迪格里(分娩时长12小时，使用硬膜外麻醉、产钳分娩)：我生孩子前几天跟几个朋友聚了一下，我们还谈到了硬膜外麻醉的事。我一个朋友说，你看这多奇怪，中世纪时，腿断了那就是天大痛苦的事，你看，社会发展到了现在，这么极度痛苦的事反而只剩生孩子了，怎会如此？我说，是为了最后自己的宝宝出生时带来的幸福吧，风雨过后见彩虹。他说：你可别扯了。他说得对。

我在分娩过程中打了硬膜外麻醉，说实在的，我竟然有一丝罪恶感，感觉打了麻醉显得自己很怯懦，但更让我气愤的是，有这么多的女性也同样认为打麻醉是很软弱的表现，似乎这是一件多么不齿的事情。我隔壁病床住着一个女性，看起来也是个有文化的人，她告诉我多做呼吸练习就可以忍过去了。我说，我干吗要忍过去呢？她觉得就应该自然分娩，但我觉得那样人就太遭罪了。我的观念改变了很多。现在再让我看这些人竟然说什么，多做呼吸练习就挺过去了……这是什么话啊！

分娩的第一个小时，我就打了麻醉。我整个分娩过程挺快的。星期三晚上我开始宫缩，感觉像月经那种疼痛，开始的时候，来得很慢，后面逐渐加强，频率也更快，但是毫无规律。然后，我开始见红了。杰夫说，我不能让你一整个晚上都这么过吧，那时候大概是凌晨1点。助产士让我们先到医院去待一晚上，第二天上午9点听听医生怎么说，是要再送你们回家还是怎么样……杰夫就先回家了，这样挺好，不然我整个晚上就不会睡觉了，而且我整宿整宿地疼，也没办法让他安心睡觉。说实在的，那段时间对我来说是最难熬的，因为只有我自己面对。医院的人问我需不需要吃点助眠药片之类的，我拒绝了，我什么也不需要。他们将我安置在病房，里面还有三个准妈妈。第二天早上7点，换了一班轮岗员工，他们决定给我做人工破水，由新来的那位助产士为我操作。她说宫颈口已经张开4厘米了，于是就将我推到分娩室。当时每2分钟我就会宫缩一次，应该算是挺快的。可疼死我了！还有那是什么味儿啊！让我想吐！我先试着忍住，但我内心还是觉得我可能接受不了……所以我还是打了硬膜外麻醉，这种麻醉每小时都要补充一次，所以在每小时的最后那几分钟，我只能默默忍受，内心不断为自己打气加油。我想着这个过程会是可怕至极的那种，如果只是简单让我在生孩子和中止疼痛中做选择，那我肯定选择后者。天哪！就感觉好像你的整个神经系统都被抽走了一样。这不是那种**普通的**疼痛，和平时来月经那种不一样……我只能说，真的不像话，这世界上就没有比这更加痛苦的手术了！但是医护人员并不能给出什么实际的解决方案，只会在一旁说，是很疼，但如果你学会运用合适的呼吸方式就好啦。他们还要让我学如何呼吸！想想我妈妈，真的太辛苦了，除了我的8个兄弟姐妹，还有一对双胞胎！现在想想，再看到已为人母的女性，我都会以敬佩的眼光另眼相看。

医护人员都更倾向于和你谈一些轻松的话题，比如说我该打硬膜外麻醉的时候，有个医生带着见习的学生们来观摩——这个是最烦的。有些医生就是这样，他会问学生们，这个产妇的情况你们怎么看？他跟你说话的样子，就像当你是空气。见习的学生们看起来脑子也不太灵光。医生说：午饭之后不久，她（指我）就要打麻醉了。我说：那很好啊，你们什么时候吃午饭？他说的确实没错，12 点过 7 分，他们就来给我打麻醉了。

其实过程不算漫长——只有 4 个小时。早上 7 点，我洗了个澡，7 点 30 做了人工破水，分娩过程也就从 8 点到 12 点吧。

医院的破仪器还出了故障，他们只得用产钳将她取出，旁边还有一个旧掉渣的仪器，用来监测心跳，但他们花了半小时才搞好那个设备，之后又监测不到心跳声了。而且基于产前那段时间，他们都一直在说心跳有多么多么强，所以我确定是他们机器的问题，不会是我女儿的问题。他们现在找不到她的位置了，像消失了一样，但是得快点找到。他们让杰夫先出去——但他有什么需要回避的呢？这些人找不到孩子的心跳了，面面相觑，安慰自己一切正常。但说实话，我没觉得孩子哪里出了问题。他们开始摆弄机器的开关——事实上他们一直在调来调去的，那个仪器太烂了，我对它完全不抱希望了。

他们说，是个小女孩儿呀，这场景就像在电影里一样。他们把出生的宝宝交给我，我当时很茫然。小女儿注视着我，我也注视着她；她看着也是愣愣的。

我在想，如果我那一整晚都在家里没有去医院会发生什么。我宁愿像其他人那样破水，感觉那样反而会比整晚忍着疼痛躺在床上更快结束。

分娩太痛苦了，怪不得中世纪的时候，会有女性死于分娩。我又打了一次硬膜外麻醉……你知道的，**确实**太疼了！比如说医生给你治断腿的时候，肯定不会说，对不起医院里没有麻醉剂，您只能忍着点儿了，肯定不会这样的吧。所以女性应该被提前告知到时候会很痛，有一个心理预期。直到这切切实实发生在我身上，我才想起电影里面的分娩场景，孕妇疼到眉头深锁、紧紧抓着床架……我当时要是回想起这些的话……现在倒是不会经常想到这些画面了，慢慢淡忘了。但刚生完孩子的前两周确实总会想到。我还记得在商店里看到一个女孩，她还没有孩子，问我是什么感受，我回答她，很痛苦，她一脸震惊。虽然看到她如此震惊，我有点不忍，但想想换作是我，我宁愿在问别人的时候能够得到如实回答，我说很痛苦因为事实如此，所以才有那么多女性因此丧生。那个姑娘紧接着说，天哪，是真的吗？就仅仅是那个疼痛本身，就能够疼死人吗？

薇拉·艾巴特（分娩时长 16 小时，使用硬膜外麻醉，产钳分娩）：分娩那天是个星期日，我们坐着，突然我觉得胃里一阵疼痛。

薇拉的婆婆：她总是懒洋洋地躺着，什么也不做，就只是躺着。那个星期日早上也是一样，就一直躺着呢，是吧？弗兰克问她，你觉得哪里不舒服吗？她说，觉得还好。他问，要不要给你铺好床躺下？后来她就一直躺在床上来着，白天就是这样了。

薇拉：没有，那时候已经是晚上 6 点了。

薇拉的婆婆：反正一整天我们就一直在闲聊些杂七杂八的。大概 7 点她上楼，跟我儿子说羊水破了。我儿子在楼上急忙叫我，一看到他们的床，我马上就给急诊打电话，之后一整天就都在那儿了。

薇拉：我在夜里的时候差不多开始分娩了，但我自己还没意识到。我起身去厕所，那时候发现羊水破了，我赶忙叫弗兰克，我说，你得去把戴夫叫过来，现在有点麻烦。因为戴夫，就是他表哥，一直帮我们忙前忙后的。后来我被带到医院，到的时候就直接去了分娩病房，也没遇到什么别的问题。接着他们又将我带到另一个病房，给我吃了两片安眠药，很显然他们认为我这种情况会持续到第二天早上。助产士给我药片时，她说要测一下我的宫缩情况，正摸着我的腹部时，她改口说，别管那个药片了，赶紧把她推到产房去吧。但我已经服下去了。所以我大概 11 点进了产房，4 点 30 时，我儿子出生了。

我那一整天都在分娩，但全程是蒙的，什么也不知道。我感到胃里很疼，但脑子还没反应过来，我以为是胃里的气体呢。我当时真的这么想，还以为胃胀气了……大概 1 小时之后，我们到了医院，胃疼开始严重了。助产士给我打了麻醉，所以分娩过程中，我是丝毫没有感觉的，事实上多数时间我都在睡觉，简直棒呆了。

我是产钳分娩的，我儿子卡在了子宫颈，他们告诉我是在拐弯的地方卡住了。那当然了，他们告诉我之后，马上就要开始准备产钳分娩了。我是强烈反对的：我的孩子有什么问题吗？助产士跟我解释，孩子本身没有问题，但是他现在卡住了出不来。不过反正我也没有感觉，所以是否产钳分娩对我来说区别不大，本来都还好，但直到将我的脚吊在他们用的那种悬带上面，感觉有点羞耻……还好是个女医生。

孩子出生的时候，我都没意识到，我听到他哭得撕心裂肺的，当时隔壁产房还有一个妈妈分娩，我还以为是她的孩子出生了，我不知道那是我的孩子！助产士抱起他，跟我说：看，你的宝贝儿子出生了！哦天哪，我当时在想，这就是我的孩子吗？他是从哪里出来的？我一点儿感觉都没有，不过真的太累了，庆幸这一切终于结束了。当时，我脑子里什么都不想了。

朱丽叶·莫特里（分娩时长 9.5 小时）：早上 7 点钟，我醒来时还很不确定情况，但下午 4 点 30 时，我的儿子就出生了。我都不确定前 4 个小时是不是在分娩。早上 7 点我醒了，感觉背部有刺痛感，我猜着可能每隔半小时就会有点什么症状；毕竟现实世界也不是教科书，发生什么都有可能。如果事情都像助产士告诉我的那样发展，那我可能直接就在家把孩子生下来了，但事实上他们告诉我将要发生的，我都没有等到。下午，我给医院打了个电话，因为我感觉背部的刺痛感有些加强，后来前胸也开始有阵痛感，所以我大概 12 点打电话叫了他们。但其实并没有任何反应——羊水没有破，宫缩也还是无规律的，所以医护人员还不需要过来。我 2 点又给他们打了一次电话，那时候羊水刚破了一点，所以我跟他们说不要马上来，一会儿再说……当时我的宫缩还是毫无规律的呢，刚下楼时一次，下到最后一个台阶时又有一次，所以感觉差不多每隔几分钟就会有一次吧。不过实际是每隔半小时一次，不是我想象中的……每隔 10 分钟。

到了之后，我站在候诊室里，斜靠在床上，发生了一次宫缩。助产士进来，扶我躺下，看了一眼，说你的宫颈口已经完全张开了，她嗖地把我放到轮床上，以最快的速度推着我，像风一样。他们说我现在打硬膜外麻醉都晚了，杜冷丁也来不及了，不过我本来也不想打麻醉。在那个分娩阶段，他们一让我躺下，我就感觉腹中有点胀气……靠墙站着时，我觉得还好。我只要能坐起来，感觉也还行。但要是必须躺下的话，一下子就不好了，我没法集中注意力。

其实我倒没有觉得有什么剧烈的疼痛感，只要摸一摸我的背就好多了。

大约三点半，我说我想加把劲儿推一下，助产士说：可以，坚持住啊。但说真的，这个强度，并没有我之前在书中看的或是听别人说的那么强，而且推一下的这种感觉，也和我想的不太一样，那感觉就像拉了很大一坨屎。我本来以为的是从上向下用力。你知道希拉·基钦格（Sheila Kitzinger）那本书吗？（《分娩的经历》，伦敦：格兰茨出版社，1972 年）这本书上说，这和高潮时的感觉很相近，向下的感觉。在放松课上，他们告诉你从上往下用力使劲儿，但在分娩时，助产士却让你往屁股那里顶，我这么说好像有点傻。总之呢，到时候他们怎么说，你就知道该怎么做了。

我还得做一个外阴切开术。我看到医生手里拿着个注射器晃来晃去的，我就问：那是什么？因为他们总是直接操作，从来不会告诉你的。我还挺满意负责我的实习助产士的，她说我不需要打哌替啶、硬膜外麻醉之类的，但如果我需要的话，她会给我拿些来，所以这方面我不担心。但是我看到那个注射器吓一跳，我想，这是要干吗？他们肯定又是不通知我，直接给我打个局部麻醉、硬膜外麻醉了。医生跟我解释为什么要用注射器，我问他这个是必需的吗？他说，以防我们要给你切一刀。我问他，你觉得我是必须要被切一刀吗？他说是，那我只能接受了。因为我没有做过手术，也没有被缝合过，所以我对于即将要发生的完全没有概念。然后那个实习生又说了些什么，我没太听清，但我听到医生的回复了，说要延长外阴切开术的时长。肯定是那个实习生悄悄说了些感觉心跳减弱了诸如此类的话吧，我猜。之后，她果然跟我说，觉得宝宝的心跳有些弱，需要**尽快**将他取出。如果不这样的话，可能就需要借助产钳分娩。我想可能是因为宝宝的头离得比较远,需要多走一段路,所以可能没有那么顺利出来……而且感觉他挺壮实的,出来也挺累的。我也觉得有点仓促了,而且我不愿意做这个外阴切开手术。如果我有更多时间思考,放松自己,我就能做到。

我睁开眼睛的时间很巧,正好看到宝宝的头出来了,就和书中图片上的一样。尤其他就那么躺在那儿,简直和书上的宝宝一模一样,太有意思了。他们说:是个男孩儿。其实我倒没注意到,我一直看着宝宝,没有太在意性别,直到他们告诉我,我才注意到是个男孩儿。我一直说想抱抱他,终于抱到了,他们应该是先把胎盘拿出来,才把孩子交给我。

我有一种——哎我也说不好的感觉,就是感觉乐开花了,我都不敢相信自己。应该说是欣喜若狂吧,这是我能想到的最合适的词了。感觉他还不算是一个独立的个体,所以并不能感受到我的喜悦。可能直到我在婴儿病房里亲手抱着他,我才意识到他是一个独立的个体,他不再只是我的一个延伸。说实在的,这有点突然,我还没准备好,他就已经成为一个独立的小孩子……怎么说呢,毕竟也是怀胎 9 个月,他成了我身体的一部分,你还是挺难适应。

伊丽莎白·法雷尔(分娩时长 3 小时):我从来没有感受过如此疼痛,我现在知道了,当时我还期盼真的会是无痛的,但结果完全不是啊。

后来我又回想了很多遍,因为有段时间想着再要个小孩。我甚至还记了笔记:这就像理查德还是爱德华二世那样,我甚至都不记得是哪个,他们想杀掉他,但是又希望做成不像是谋杀的样子,所以就将一根烧红的火棒塞进他的直肠,那尖叫声在整个格洛斯特郡回响!

一阵突然间很强的疼痛将我从熟睡中惊醒。其实罗伯特和我刚拌了嘴,这又是另一回事啦,也就是看在我快生了的份上,他才会留下的。睡前,我们还没和好,我流着泪睡的,所以醒的时候,眼睛又红又肿。我凌晨2点就醒了,女儿是快到5点时才出生的。我是伴随着一阵剧痛醒来的,羊水破了,宫缩也开始有点连续,我甚至都没有力气穿好衣服。这样醒过来,真的**吓了我一跳**,尽管有前期的准备,我还是停留在震惊的状态中,不知道下一步应该做些什么。我条件反射觉得应该去洗个澡,但现在我动不了,我就站在一个塑料盆里,羊水往下滴。我把罗伯特叫起来,他竟然说等羊水滴完了再叫他,我说不行,你得赶快起来,在从这里到厕所的地上铺几层报纸。他照做了,我去洗了个澡,但这其实没什么意义,因为我还是边走边滴着水。好不容易,终于穿好衣服了,垫了无穷多个成人纸尿裤和卫生巾,我甚至还垫了两双袜子,但羊水还是透过了层层阻碍,蹭到了我的裙子上。罗伯特把我带进医院,医护人员给我做了检查,第一次检查时应该开了两指,所以他们直接把我推进产房。

真的,整个过程太煎熬了。我说我什么也不要(我指不要任何麻醉),那个助产士,表面上和和气气的,但我能看得出,她内心肯定在想:这个蠢蛋。我不喜欢给人添麻烦,也不喜欢把别人都往坏处想,觉得是不是针对我之类的,所以我就安慰自己,可能是我想多了吧。她准备好(哌替啶的注射),我赶忙说不用了,我应该不需要这个。我想着两次宫缩之间总有间隔时间可以让我缓一缓,所以我很确定我**不需要**麻醉。但是后面我发现,我根本找不到合适的呼吸节奏。我根本没办法静下心来去想呼吸这件事——可能这没什么意义。每一次宫缩,并不是**循序渐进**的,而是突然一下。我之前没有生过孩子,所以也不知道是不是只有我的宫缩尤其强劲而残酷。

我对于时间已经毫无概念了,可能是过了 1 小时,也可能是 24 小时,不重要了。反正接下来就是噩梦阶段,他们告诉我先不要用力,所以我就只能忍着不用力,但你很难控制自己不用力。前一秒,他们还说你的子宫是无意识的肌肉组织,下一秒却让你控制住不要用力。我不知道是不是要随着子宫的运动用力,我猜可能不是这样的吧。我觉得啊,如果子宫是在推的话,那就是自然反应了。我不知道**怎么样**会伤到子宫颈,我想那是不是也不太好。

但我真的控制不了,我简直不敢相信力量会那么强。他们给我做了灌肠,我没去厕所——我一直没机会去。这是我后来意识到的另一件事——其实还顺带着想到了很多其他的事,像这种事,无论是谁经历肯定都特难受吧。当时我倒没觉得很尴尬,因为当时我的脑子里除了宫缩的疼痛就想不了其他的了！而且我也希望配合一点,不给别人添麻烦,所以我一直都按照要求去做。当时我克制不住自己用力,一度十分沮丧。

在过渡阶段,他们将我翻过来,侧身躺下。在之前上过渡阶段呼吸课的时候,老师跟我们讲要坐直喘气,但这让我很困惑——因为我没办法有规律地呼吸。他们还不停地告诉我,深呼吸,可是我们之前学的是第四阶段要大喘气。所以全都出错了。终于他们告诉我可以用力了,将我翻到正面,让我坐起来,但我无论如何也不想用力了。之前在课上的时候,老师教我们前面发力,但是助产士告诉我要像排便一样向下用力。我想回去跟我们呼吸课的那位老师说，她有的地方讲错了，因为她当时讲的是，如果我们像拉屎一样去用力的话，你的阴道会关闭的。我不敢很用力，因为会担心拉得到处都是。这是另一个不一样的点。然后，他们给我切了一个很大的口子，我很确定，是一个巨大的口子，我感觉都切到直肠了，因为我直肠附近有一个小肿块儿……我觉得切得有点宽了，虽然我也知道我女儿的头很大。

研究者的笔记如下。

伊丽莎白：几点了？

实习助产士：应该快了。

罗伯特问伊丽莎白：疼吗？

伊：我不知道怎么形容。……我能喝点水吗？

助：我听一听宝宝的情况可以吗？

伊：我还要等多久才能用力啊？

助：应该快了，这样，仰面躺下，我看看能否观察到宝宝的头。

伊：啊不（当时正在宫缩），先别……不好意思。

助：没事没事，你做得没问题的。

伊：我现在处于过渡阶段了吗？

助：是的，所以现在会比较难受。

伊对罗说：我很想让你留在这儿，但如果你觉得待不下去的话……

伊对助产士说：可以一直大声对我喊的，这样可以让我记得我应该怎么做。

助：你对性别有期待吗？

伊：我不介意。

助：先别用力。

伊：你不知道这有多难，这是一种自动反应，我也控制不了。

助：就先让我看一下，把腿抬起来。

伊：我现在有进展吗？

助：有了，我去叫几个人来，现在可以看到几缕头发了。

（已经为伊丽莎白做好准备了，她可以用力了）

助：一会儿我会告诉你什么时候不要用力，只需要呼吸就可以了，好吗？

另一个护士问罗伯特：你要留在这儿吗？

罗：是的。

护士：可以签一下这个表格吗？

助：现在可以向直肠方向用力了。

伊：但是在课上，他们跟我说向腹部方向用力。

护士：那是错的，你要向直肠方向用力，就好像你便秘了，急不可耐要去厕所一样。

伊：课堂上他们说这样才是错的。

护士：不对，向腹部用力没有好处的……你需要**长线**用力，**短线**的没有用的……要是你长线用力用得好的话，可以事半功倍的……对了，就是这样，一直用力到下面。

伊：这样对吗？

护士：对了对了，再一次深呼吸……好多了。

伊：我有点找到感觉了，你们现在能碰到宝宝了吗？它的头出来了吗？

护士：出来了，他/她有一头乌黑的头发。……别起身，屁股贴在床上，对了，现在用力。……我们现在要给你打一针麻醉，可以吗？

伊：但我现在想用力。

护士：好，现在用力，身体不要离开床。

伊：现在要把我切开了吗？

助：我们现在要小小地切一刀，在你宫缩的时候做，而且刚给你打了一针麻醉，你不会有很明显的感觉的。（会阴切开术已完成）现在用力，用力推……现在要保持用力推，注意要向着远处用力，下一次宫缩的时候，头就会出来了。

伊：真的吗？

护士：好了，现在不要用力了……现在再轻轻用力一下……我现在要找一下脐带，这边没有……好了，宝宝的头出来了。

伊：我现在要怎么做？

护士：继续用力。

助：是个女孩儿。

伊：天哪。

助：（看了一眼钟）还不错。从 2 点到 5 点，分娩只用了 3 个小时。

伊：也够久的了。（看着两人抱着宝宝）你们要对我的女儿做什么吗？（伊丽莎白此时正抱着女儿。）

伊：罗伯特你看，她还是**挺大的**一个宝宝。……你要不抱抱她？

罗：我先不了。

伊：罗伯特，我很遗憾你没能有一个儿子……（对助产士说）要不您帮我清洗一下乳房吧（脱掉生产服，母乳哺育，宝宝口水很多，但并不吸吮)。

助:法雷尔太太别太失望,如果宝宝现在不吃奶的话,待会儿会吃的。

伊对宝宝说:那好吧,不管怎么说,先让她熟悉一下我吧(她将宝宝搂得很紧,戳了戳她的小脸蛋儿)。

无论从何种角度来说,分娩都是一种创伤。除了身体上的伤口,精神和情感上也受到伤害,由于巨大的身体感觉及它们所具有的意义——另一个生命的到来。"震惊"是伊丽莎白·法雷尔所用的贯穿整场访谈的一个词。

我当时**震惊**极了,感觉时间都静止了。

我**震惊**到都没什么意识,我可能需要再生一个感受一次,才能意识到发生了些什么。

半夜的时候醒了,我甚至还是不敢相信我真的生下了这个小朋友,太**震撼**了……

我儿子挺大一只……9 磅 6……真让我**惊讶**。

抱着他应该是很温馨的,但我当时并没什么感觉,因为我**呆住**了。

我在医院感觉很抑郁,主要是有些**没缓过来**,而且离家也很远。……

让女性总结一下分娩体验,这些真实的经历都被简化成标准化的反应,但是看看个体如何融入整体,是有帮助的:

42%的女性表示分娩过程比预想中好;

47%的女性表示比预想中糟；

49%的女性表示比预想中更疼；

34%的女性表示没有预想中疼。

下面选出一些具体的高光时刻和痛苦记录来对上述总结进行详细描述。

从你的角度看，分娩最好的和最坏的部分分别是什么呢？

就没有好的地方，一点都不好玩。从头烦到尾：在一个臭气熏天的房间里的一次糟糕透顶的经历。（凯特・普林斯）

好的地方就是儿子出生了。我想，应该是头出来了。现在，他的身体扭来扭去。我觉得还不错。糟糕的是，我全程像果冻一样，身子颤颤巍巍的，而且感觉很恶心。我老公后来走进来了，问我怎么样，让我放轻松，但我很难冷静下来，因为我太紧张了。（米歇尔・克雷格）

最好的部分是，哎，其实没有什么好的，不过一定要从中挑出一点好的话，大概就是我老公陪在我旁边吧，这让我很安心。最糟糕的就是那种疼痛了吧，在我打麻醉之前的那一个小时里。（宝琳・迪格里）

最好的部分就是他出生的那一刻了，真的。最坏的部分就是他出生之后，等着被缝合的时候，真是太无聊了。（琼・哈查德）

最好的是她出生，最难受的是我肚子被切开的时候。（艾伦・乔治）

没有好的部分，导尿管太可怕了，我都能感受到。护士说你感受不到的,但我肯定是感受到了什么东西在,然后来了一个男的给我缝合,这也好尴尬啊。不过还有好多其他事情比分娩还尴尬。(安妮·布鲁菲尔德)

尽管做会阴切开术很少会感到疼痛(因为会阴处既经过自然麻醉又经历了药物麻醉),缝合的过程却极为难受。和我的大宝贝一样,这一处一处的缝合也像钩子一样记录着我的分娩:看看我都经历了多少苦难啊。(多少有些缝合,是件稀松平常的事;但如果完全没有任何缝合,证明的就是另外一种自豪感。)但缝合这一行为意味着的并不仅仅是其明显的重要性或是它带来的疼痛:缝合这一行为本身拉近医生与母亲会阴的距离。医生在只有几英寸的距离默默缝合,暗自遗憾自己的睡眠被剥夺,抑或是思考明天又有什么手术要做,他们就像法国大革命时在处决犯人的断头台前不停编织着的女人。

我:你缝合了多少针?

曼迪·格林:50 万针吧,哈哈哈。刚开始时,没数,但很多针是肯定的。好像无穷无尽,一直在那里缝。原来的医生把我交到下一个医生手里,因为他要去别的地方参加一场采访,他就跟下一个实习医生说好,什么什么地方做完了,你来收个尾。这个实习医生仿佛缝合了一个世纪,我问他什么时候结束,不如说是对他喊,因为我当时几乎在昏厥的边缘,我的腿因为一直悬着没有知觉了,真的,太难受了。但是他跟我说,没事,稍等,这是最后一英寸了。我的天哪,这才到最后一英寸,那他之前缝了多少英寸啊?

莎伦·沃灵顿:他们先帮我老公穿上无菌服,然后他们再穿。对我来说,下半身赤裸在他面前,我的双腿伸向空中,医生就坐在正对面,没有什么事比这更羞耻了。他就在离你很近的位置。我要是死了,就是尴尬死的。

我:当时你就有这种强烈的感觉吗?

莎伦:是的,医生也知道。

我:那他说了什么吗?

莎伦:他一直在唱歌,我就在那儿数有几个人,我知道他的存在。当时护士握着我的手,我注意到她看着医生,医生的姿势就像这样(手势)。我想,完了,这一看就要持续好几个小时。

细节会逐渐模糊,部分记忆更多的是反映内心看法,而非实际。

总的来说,分娩过程和你想象的有什么共同之处吗?

没有吧,不,其实也有。其实不是很像,我没有想过分娩实际上是那样的。大家都看过各种各样的书上的描述,但是文字并不能完全地表述出来,只能说,这是一次之前从未体验过的经历吧。(乔·英格拉姆)

我对疼痛有心理准备,但实际上还是疼得超过我的想象,是我没有经历过的那种痛,还是挺不可思议的一次经历。(克莱尔·道森)

没有我想象中那么容易,挺艰辛的,但也不至于很糟糕或者让你觉得很厌恶之类的……很耗时是真的,比想象中要更耗费心力,也比想象中更疼痛……还有很多你没有想到的会发生在你身上，比如各种各样的检查。你不会提前考虑这些，大家可能都只会想着你得进到产房，然后得躺下，经过一阵分娩痛苦，接着孩子出生，就结束了。但真实的情况远远不止这些，还有羊水破裂，各种各样的仪器设备连在身上，打这样那样的点滴，有的时候，可能你还没意识到就已经被注射了什么药……（费莉希蒂·钱伯斯）

我不太确定，应该是比我想象中更快些吧，因为人们很难想象生孩子究竟是什么样的。我很多朋友都还单身，他们过来看我的宝宝，夸她长得真好看呀之类的。……他们问，生孩子感觉是怎么样的，我只能回答，这很难解释清楚。确实很难啊，我只能说，真是遭罪啊。（安妮·布鲁菲尔德）

倒不至于很糟。书上都写：每一个女性多么恐惧分娩的疼痛。但我觉得还好，没有特别害怕。有个朋友的孩子两岁了，她是产钳分娩的，真的很疼，大概分娩了 30 个小时，她说，你是自然分娩的，你要是经历一次像我这种，你感受的就会很不一样，哈哈。（露易丝·汤普森）

跟我想象中的几乎是一模一样，这是我等了九个月的宝宝。当你看到宝宝的时候，经历的一切苦痛也就没那么重要了。（道恩·奥哈拉）

其实我预想的会更糟，我也打了硬膜外麻醉，没有特别明显的疼痛感。说实在的，我好像什么感觉都没有，所以问我的话，我的感受可能不够准确。（简妮特·沃特森）

分娩过后

产前教育中，胎盘是很容易被忽略的部分：胎盘就是为子宫内的宝宝提供养分的器官，大概会长到宝宝的 1/5 重。（很多女性在分娩时甚至不知道胎盘的存在。）世界上有很多地方的文化很重视胎盘，有的甚至将其视为第二个孩子，但在我们的工业化社会中，这样的观点还仅限于医学上。样本中不到 1/2 的女性看见了胎盘。

克里斯蒂娜·林奇：我是后来在一个塑料袋里看到的，挺恶心的。我问他们，你们拿这个能做什么啊？她说我们要在冰箱里放一段时间。我想，这到底是要干什么？护士说，要检测一下血，并确保血都在那里。看起来确实挺诡异的：一大摊红色的血里有一个打结的脐带。

玛丽·罗森：我老公完全被产后的情况**吓呆**了，简直不敢相信。他看到胎盘的时候，真的是实打实地坐起来了。那是**特别大**的一坨。你知道吧，他们把它放进一个碗里，碗的造型就像肾一样。我老公跟别人讲那个胎盘超级大，装的时候都噼里啪啦掉下去了，他讲这些的细节，比他讲我们宝宝的多得多了！

迪尔德丽·詹姆斯：我其实一开始还没意识到它是什么，它被放在一个塑料袋的一边，我边看边想着：噫！这东西真恶心，像肝脏似的。想想这东西还在我身体里待过一阵子呢！

分娩只能通过预先已有的印象来评估，这样的话，想清楚最坏的打算是保证一段良好分娩经历的最好方式。当然了，想象中有多么春风和煦，真实的经验也可能就有多么雷电交加。

凯特·普林斯：我被别人所说的分娩的美好蒙蔽了，以为会轻轻松松度过，但上述情况对我完全不适用。我其实觉得自己挺坚强的，忍痛力很强，但通过分娩我就发现，不是这样的，我又对自己增添了新的认知。我就是一个胆小鬼，面临**真正的**疼痛时，**一点**都忍不了，那种疼痛是**极端的**。你不这么认为吗？那你是怎么想的呢？我觉得太**痛苦**了，我试图想些合适的形容词，就好像有人把你的胳膊往后背拧——你有过这种经历吗？太疼了，而且还不止一次，反反复复好几次。这种疼痛感淹没了我，完全没有逃脱的办法。

我会有这样美好的幻想，大概是因为我身边朋友的经历都很轻松吧。……我也不想听那些人说的，比如我妈妈说这不算什么事儿。如果身边的人，有的说这简直要了你的命，有的却说不是这样的，那你在亲自体验之前还是不知道究竟是什么感觉……

现在我重新仔细想一下，我会说，分娩是非常痛苦的经历，而且当时我被别人的幻想蒙蔽了。**接下来**的几天，我觉得我像是被家访护士、我读过的书耍了，确确实实被耍了，尤其是乔治·伯尼的那本书，因为他在书里说“疼痛”这个词不适用于分娩宫缩。还有人跟我讲，也不是像电影里看到的那样撕心裂肺。但我所感受到的，就是**完完全全**像《飘》所描述的那种疼痛，**分毫不差**。

我心里预想的，和我真实感受到的，简直完全不同啊！他们都骗我！就像所有的所谓神秘事情，就像是带着壳的豌豆——比如表面上说着我们家人从未遇到过困难，但这种保护壳现在完全崩塌了。真实的情况是，我们家人确实遇到了困难，即使我就是唯一的那个人。这些书应该这样讲：女孩们，分娩是一件可能很温馨，也可能很地狱的事。

至于那些废话，就忘掉吧。也别写这样的话给别人看，因为我就是这些废话的受害者。所有人都跟我说，这种东西会忘得特别快，你都想象不到，可能一周之后，你就会觉得，其实也没什么。或许确实是这样吧，但我决定**不要**忘记，这样下次就不会再犯同样的错误……

女人会忘记分娩时经历的痛苦吗？这也是女性代代相传的谜团之一。但在我们的文化中，这就是女性的命运：她们受到束缚，被标签化，受困于刻板印象。分娩这件事也是被如此对待的：分娩确实痛苦，但记忆会消散。

凯特·普林斯（分娩4个月后）：问题不在于女性是否会忘记分娩时经历的痛苦，**任何**痛苦的实感都会在记忆中逐渐淡化的。人没法描述痛苦，比如说我现在掐自己一下，我知道这很疼，但之后我就会忘记疼痛。分娩的疼痛也是如此。

关于分娩经历，现在你还能回忆起多少？（5周后）

露易丝·汤普森：不是很多了。我记得，后来我和一个怀孕的朋友聊起这件事，我不能在脑海中完整地过一遍整段经历。可能人对于不想回忆的经历都会有这样的保护机制吧。

简妮特·斯特里特:我确实还能回忆起来,而且经常想起。我以为人会逐渐淡忘,但我不是这样,事实上就在前天晚上我还梦见了。梦境中比现实情况还要糟糕。我总是循环播放那一段,我坐在浴缸里,我总想着是坐在浴缸里,我发现自己经常无意识地思绪就会飘到那儿,在脑海中又经历了一遍又一遍。

何塞·布莱斯:生完女儿之后,我确实还会做有关产钳分娩的噩梦。经历过产钳分娩之后,我总会做一些很可怕的梦。真的很可怕:也没什么逻辑,混乱不堪的,最后结尾总是一个死婴,或者是孩子有什么其他疾病。梦中一切都是模模糊糊的,隐约中有一些可怕的产钳分娩片段。我想着如果内心深处是抗拒的,可能逐渐就不会想起这件事了。但事实上,它就像一个巨大的抽吸泵——与它相关的所有东西都会源源不断地涌出来,就好像我只是一个**空虚**的躯壳,我甚至觉得我的脑子也是在那时随之而生。我连续几天都跟尼克讲,我就像得了失心疯一样。

简·特伦特:就在最后,基本上医护人员都走了,有人过来帮我清洗身子,我记得当时我就想,天哪,我可不想再来一遍了。但是呢,6 周之后,我现在回顾这些,竟然又开始觉得蛮有趣的。因为讨厌的部分往往会被最先忘记,倒也不是完全没有印象了,但主要是有孩子的惊喜现在占了上风。

吉莉安·哈特利:我试着将分娩的经历忘却,毕竟已经结束了。但也不是说,孩子生下来就没有别的事了;他还在慢慢成长,他开始笑了,开始有各种各样的第一次经历。很显然,他出生了,但我不会将他抱在怀里,热泪盈眶,那就有点夸张了。其实从情感经历来讲,也并没有那么令人感动。

萨拉·摩尔:当我回忆起那段经历时,事实上我想到的是医护人员帮我分娩,把孩子交到我手上,然后基思抱着他……至于说分娩的疼痛,我是不会想到的,都已经忘记了。我是以什么样的心情回忆呢,怀旧倒算不上,但我确实会有点感伤,因为我回忆起来的都是很温馨的场面。

简妮特·沃特森:我完全不会回想起当时的疼痛啊。当时基本上都是笑着度过每一天,所以对我来讲没什么不好的,我一直给自己打气,保持愉快的心情,整日泪流成河也没必要啊。

桑迪·怀特:现在不会,想到分娩,我可能想到更多的是硬膜外麻醉,而不是分娩本身。我当时就在纠结,我要不要咬着牙坚持下来呢,诸如此类……其实打麻醉时,我有那么一点愧疚感,因为之前我还信誓旦旦地想着,我不需要,也不会用的,但事实上我还是用了。

克莱尔·道森:突然看到她的小脑袋冒出来,那种感觉,真是……怎么说呢,真想再体会一次。如果我能再看一次,或者再分娩一次,我一定要牢牢记住,不放过每一个细节。但记忆总是会消退的,尽管你很想记住,但还是会逐渐模糊。

正如上述这些摘录，可能会有很多原因引得女性重新回忆起分娩时的场景，想重温当时的喜悦，或是再次锁定当时的重要时刻，让整个过程重来，倒不是和之前的一样，而是像预想的那样发生。一次不够圆满的经历可能会在脑中不断循环，为了追寻答案：为什么会这样？是哪个环节出了问题？悔恨和愧疚之情油然而生，一次不悦的分娩会对女性的自尊心带来持续性的打击。

但是最终，对于一个母亲，留下的最致命的记忆是自己当时不在场：药物和现代科技的干预成了母亲和分娩经历之间的阻隔，她错过了那段体验，而仅仅是作为一个旁观者去感受人生中最重要的经历。麻醉使她失去腰部以下的感知，哌替啶则让她意识模糊，所以虽然人躺在病床，意识却并不是同时存在的。任何种类的医疗“辅助”（加速分娩、产钳分娩或者吸盘分娩）都会增加让母亲成为被动的接受者而不是主动的参与者的可能。

凯特·普林斯（硬膜外麻醉、哌替啶、产钳分娩）：我现在回想，感觉不像是我在生孩子，虽然全程我都在，但在麻醉的作用下，有点神志不清。身心疲惫，又要承受身体上的巨大痛苦，根本没什么心思放在生孩子上面。这样讲有点不负责任，但我有点期待下一次分娩，因为我上一次错过的太多了，希望下一次有机会可以体验更加完整的经历。

曼迪·格林（硬膜外麻醉、哌替啶、产钳分娩）：我倒没什么感想。等我开始意识到，这是我的一次人生经历，我确实希望我当时能够感受得更多一些。我打了哌替啶后，整个人都傻乎乎的，没什么意识。整个过程，从一开始就不太清醒，我也一直都没有很完全地意识到我自己，甚至周围的一切。

分娩并没什么特别好的一面，你总不能拍拍自己的背，说自己这次表现真不错，反正也没什么感觉……我就是完全没什么感觉，所以也想不到什么特别的，也就只能算作一次我经历过的事吧，没别的了。如果我当时处于清醒状态，那我很乐意观察全部过程，注意发生的细节……如果可以，我甚至希望把我的眼皮割掉，这样我就能一直看到全部过程了，肯定蛮有意思的。**我真希望当时清醒地目睹全程啊**。

6 母亲和婴儿

分娩结束时，我真是难以置信，花了好久我才终于确信，我的儿子出生了……我还得不断提醒自己，我已经生完孩子了。

沮丧，情绪无常，一阵阵大哭，都会毫无缘由地发生。可能产妇刚刚心情还是晴空万里，但突然就会开始抽泣。这一段情绪过去了，又会恢复正常状态，她也意识到自己是在犯傻……[1]

某种意义上说，母子关系不仅始于分娩前，更是在怀孕前就已有端倪，可以说是从女孩时期，在她被母亲悉心照顾的时候，就已经扎下了根。更重要的是，贯穿着整个孩童时期和青少年时期，女孩都被潜移默化地灌输了这样的思想，解读下来就是：女人需要孩子，孩子需要母亲。神话、幻想与资本主义下的生育经济都是混乱一团的，但产生的效应很强。多数女性通过各种渠道，在成为母亲之前，就已经有了如何（或者说应当如何）看待宝宝的观念。

初遇

现实里血淋淋、乱糟糟、吵闹乱叫、忙手忙脚，宝宝的出生给原有的想象泼了好一盆冷水。当宝宝从阴道中出来时，母亲第一次有机会直面此现实。

你亲眼见到孩子的出生吗？

克莱尔·道森（女儿玛丽，6 磅 12 盎司）：前一分钟还刚看到一个小小的头，下一分钟她就完全出来了。明明前一分钟还只有那么一小点儿。她还没有完全出生的时候，就有了哭声，我记得很清楚：她的头出来了，我看见她哭得撕心裂肺，真是太神奇了，她甚至都还没有完全来到这个世界啊，就已经开始大哭大叫了……就在那时，我也忍不住大哭起来，我真的做到了！当时真的是一个很感伤的时刻。

何塞·布莱斯（女儿苏茜，8 磅 6 盎司，产钳分娩）：她的头冒出来时，我看到了。这时，护士长过来，把她嘴里的东西吸出来……接着我就看到她整个小身体都在**外面**了，血糊糊的一坨……反正我也没太**关心**。

安妮·布鲁菲尔德（女儿杰西卡，7 磅 6 盎司）：我看见她从我身体里出来了，特别快，嗖地一下那种。好像刚剪断脐带，下一秒就飞出来了，还好她没有我想象中那么倒胃口。她长得真的很像巴里，即使是刚出生，也能看出。这让我挺气的，毕竟我这么辛苦，折腾了这么久，结果反而不像我。她抓起旁边的一把剪刀不撒手，刚出生就这么蛮，像个小牛犊。她又抓起自己的脐带，不肯撒手。她就这样大声哭叫，大家都快笑岔气了……可能她自己也不想出生吧。

莉莉·米歇尔（儿子威廉，7 磅 2 盎司，产钳、臀位分娩）：……护士长站到我面前，说加把劲儿啊，再坚持一下。突然，血流得到处都是，还溅到了她的脸上和面罩上。肯尼斯过来把我的脸别过去，他知道我看不了这样的场景。一两分钟之后，我转过去看了一下，看到孩子的身体上下颠倒，我想孩子的头不会出不来了吧，就感觉我好像等了一个世纪才等到他的头终于出来。但是肯尼斯一直在看着，很显然他知道儿子会出来。等我能看到他的时候，我就真的很想多看看他，最可怕的终于熬过去了，根本不介意他身上脏兮兮的，不太好看。我当时都要哭出来了，但还是没哭：我可能只是觉得太不可思议了。我躺在病床上静静看他，然后他就开始啼哭……

尽管样本中有3/4的母亲想看着自己的孩子出生，但只有1/5的母亲真的看到了。

我坐的不够直，等到下次分娩时，我要看全程，我得记住。没有看到，我真的很失望，真的失望。（玛丽·罗森）

我想看着她出生，但是我太紧张、太害怕了。我眼睛紧闭，用力分娩，紧接着女儿就出生了。我只顾着放松自己，都忘记看她一眼。我是想要看的，但在那时……我打了哌替啶，要是我没打的话，说不定就能看见她出生了。……我应该看着她出生的。（妮可拉·贝尔）

即使我想看，我也看不到儿子出生的过程，他们给我盖了一个床单，把整张床都盖住了，是因为产钳分娩吗？你有看见过你的孩子出生吗？这是多么了不得的事啊，虽然我没看见，但我确信，如果看见的话，我就会更加强烈地感知到，他是我的一部分，是从我身上掉下的肉。但正因为我没有目睹这一过程，上一秒我还在忍受着刻骨之痛，下一秒那边就多了一个出生的小孩儿——好像跟我也并没有什么关联。可能这就是我对他没什么特别强烈的感情的原因吧，因为我就没觉得他是我的一部分。（简妮特·斯特里特）

长期以来，第一次抱着宝宝，一直被视为看似无穷无尽的怀孕隧道尽头的一束光。这样的内心图景支撑着母亲们历经各种考验和磨难，这一时刻象征着母亲的成就。分娩结束了，孩子出生，女性也以母亲的身份重生，当那一刻真正到来时，却又和想象中的出奇地不一致。

你能描绘一下第一次怀抱小宝宝的感受吗？

妮可拉·贝尔（女儿安奈特）：所有人都跟我说，那是世界上最幸福的事了，但我倒没有那么强烈的感受，确实我也很开心，但情感没有想象中那么浓烈。事实上，我有点惊讶。当时他们帮我清洗完身子，就直接带我去了婴儿病房，但那一刻我真的一点儿都没在意她，就没什么感觉。我有点担心这种想法是不是不太正常啊，可能我就是没有母性吧。

安妮·布鲁菲尔德（女儿杰西卡）：她出生的时候，大家都跟我说，看，你生了个小公主。我就非常平淡地"哦"了一声，然后说，能不能帮我叫一下巴里。我丝毫**没有**反应，甚至都没问问她各方面都正常吗、长得怎么样啊之类的。当我看到她的时候，也没问任何问题，就只是静静地看着她。这太奇怪了，我没有任何情绪波动，我不关心我自己，也不关心刚从我身体里出来的小宝宝。他们把她放进我的臂弯，我就只是看着她，真的很奇怪。

玛丽·罗森（儿子丹尼尔）：我真的开心极了，但也累坏了。如果他们把我儿子马上推走不让我抱的话，我应该会很生气，但我其实并没有，转而一想，我该做的也都做完了，我生下了一个健健康康的宝宝，也就可以了，现在我就只想睡个好觉，也并不担心这个小宝宝……我还记得当时我想着，真好，我成为母亲了。他出生那一刻，确实很感人，但之后除了对自己很满意，感觉自己有一个健康的儿子很幸福，也没觉得很想哭，很伤感。我有点担心自己竟然这么漠然，还以为自己当时生下孩子立刻就患上产后综合征了呢！

经历了艰辛的分娩,还会正常去爱吗?药物可以止痛,但另一方面,可能也会成为情感阻碍剂,麻木情感和神经。萨沙·莫里斯使用了麻醉,她用“完全麻木”来形容她的情绪反应。

我完完全全震惊到了,有那么一段时间,我对女儿没有任何感情。第二天我拒绝向别人承认这一点,我都说,我真的很开心啊,但实际上并不是……不过,本倒是对这一切都非常触动,我看到他眼含热泪还挺惊讶的,这太不像他了,平时,他都是一个强硬的职场人士,不轻易为别人落泪的,他就不是感性的人,但他当时确确实实是很受触动。其实他这样的反应,我还挺欣慰的,但我自己倒没什么感觉,我没办法将我自己和这个小家伙联系起来,我也从来没问过她情况如何,**什么都没**说过。大家都跟我讲,你有一个小女儿了,我觉得,嗯,挺好的。我看着她,真是个惹人爱的小家伙。当她被放进我怀中时,我对本说:你来抱她吧。我不想一直抱着她,而且医护人员把她抱走的时候,我也没有很着急很慌乱地问,你们要把她带到哪儿去这样的话。大概是当天晚上,他们又将她抱回来,让我给她喂奶。我把她安放在我身旁躺下,真是个可爱的小孩,但我还是不想把她抱起来,我只想睡觉。而且我也不能抱起她:我太疲惫了。

在她出生的时候,我也被自己的态度吓了一跳:我整个人是**麻木**的,我本以为我会很欣喜。大部分人应该都是这样吧,只不过不愿意承认自己的感受,她们都说自己真的开心极了,但我肯定至少一半的人都没有这种心情。其实这也挺正常的,对吧?

露艺·曼森剖腹产子,臀位分娩,因胎儿过大而无法直接从狭小的骨盆顺产。

我好几次努力试着重新回忆那天晚上的经历，可能是很痛苦的吧，真的很难回忆起。但我不觉得当时感受到突然的爱意和温暖涌入胸腔，很显然别人都有，我将其归因于药物控制下的昏昏沉沉。但我记得我仔仔细细地看着她，看到她的肚脐上还连着那么长的一段脐带，确实吓到我了。我想，完了，她怎么还有阴茎，这些人是不是都骗了我！这对于一个刚做完剖宫产手术的人来说一点都不好笑。我很想要个男孩，当时也很确信这肯定是个男孩。所以当他们把孩子抱给我看的时候说“你的小公主到啦”，我说：不对，你们肯定抱错了，这不可能啊。我当时昏昏欲睡，但对于这一点，我很坚定地认为是他们搞错了……剖宫产肯定还是和顺产的感受不一样吧，没有亲眼见到孩子出生，总会带来一种疏离感……

随着孩子的降临，尽管母爱可能会迟到，但30%的女性说自己当时感到自豪、狂喜和震惊。

第一次怀抱孩子的感受	占比
无感	70%
震惊、自豪	20%
狂喜	10%

天哪，这么说吧，那一刻简直是我的人生之光。你知道吗，我在电视上看到斯特灵卫生所的广告，都会勾起我这段回忆，我会哭出来的！（道恩·奥哈拉）

感觉就像是个奇迹，蕴含了太多惊喜。历尽艰辛之后，终于，她出生了：美丽又可爱，四肢健全。其实那个时候，我对她泛起的并不是**温柔**之情，更多的是一种**惊奇**。她长得并没有出奇地**漂亮**，就是新生儿的样子，说真的，我甚至产生一种**敬畏感**。（索菲·费舍）

母亲们做到的事，似乎超出了大脑一时的接受程度。原来还是腹中的胚胎，现在却变成了降临人世的个体——身体完成的如此不可思议的事情，很难轻易被大脑消化。

我都不敢相信这是真实的，太难以置信了。我差不多花了几周才确信发生了什么，虽然说腹部这个巨大的肿块伴随了你很久，但也还是不清楚她究竟会是什么样子的。我想象中她是小小的，结果生出来发现全身发紫……就像个陌生人，我花了好久才开始爱这个小家伙。突然拥有一个你要好好了解的人，也挺有意思的……（苏·约翰逊）

男孩女孩

多数女性几个月都在想象着，宝宝会是什么样子的，脑中会浮现出无数画面，宝宝的长相如何、性格如何，会有什么样的习惯，等到孩童时期、青春期，甚至成年了又会有怎样的表现，但这些都要先对宝宝的性别有了概念，才会进一步想象。

怀孕 35 周

露易丝·汤普森:上次我有没有跟你讲我想要个女孩?不知道为什么,我总觉得这次我怀的是个男孩……想要女孩,一方面是我们想不出一个很好的男孩名字,另一方面呢,我也不忍心给我的孩子做割包皮手术,在美国**每一个**男孩都要做割包皮手术的。(露易丝和她丈夫都是在美国土生土长的。)奥利弗就是做过包皮手术的,他说你怎么能**不**给孩子做包皮手术呢,但我坚决反对,你想啊,孩子刚来到这个世界上,然后就要经历个大手术,简直太**可怕**了。这是我想要女儿的两个原因。(她确实生的是女孩儿)

多数女性很确定自己想要男孩还是女孩。一般来说,父母会更偏向于生个男孩,生第一胎时,这种偏好更加明显。[2]样本中一半以上的女性表明更希望生个男孩;1/4 表示不介意性别的人当中,也有人后来承认还是更偏爱男孩,只不过当时不愿意这样说(可能担心越是希望越不容易成真)。在我们的文化背景下,一项对于女性的社会评估显示,44%有女儿的母亲表示很失望自己生的是女孩(生男孩的母亲中 93%表示很高兴)。

性别偏好和反应	占比
想要女孩	22%
想要男孩	54%
不介意	25%
生女孩:高兴	56%
生男孩:高兴	93%
生女孩:失望	44%
生男孩:失望	7%

怀孕11周

简·特伦特:我想,大概在人们内心深处,还是生儿子会更加激动吧,好像感觉自己更加聪明。反正如果我生了个男孩,旁边有人生的是女孩,我就会觉得,自己比另外那个人更厉害些。当然了,如果我生的是女孩,我是不会跟其他人承认这些的。

克里斯蒂安6周

他出生之后,我就收到四面八方来的贺卡,祝贺我生了个男孩,后继有人了。其实到后面,我有点恼火,我不断在想,那如果我生的是个女孩,我们就不会这么高兴了吗?可能我这么高兴,是因为大家都很高兴吧,感觉自己履行了义务。

怀孕14周

凯瑟琳·安德鲁斯:贾斯丁会是一个超级奶爸,正因为这点,我真的很希望生的是个儿子,如果不是,可能会有点遗憾,因为他真的太适合带儿子了。倒不是说生的是女孩的话,他就不会是好爸爸,而是某种程度上,会**浪费**一部分天赋。

7个月后,弗勒4周

在她刚出生的那几个小时,我其实是有点失望的。她是个很美的宝宝,但可能从**内心深处**,我还是觉得有点遗憾。也就过了一天吧,我就思考,我担心这干吗?和我同一间病房的某个人**疯狂**想要男孩,结果还是生了个女孩。当他们说是个女孩时,那位母亲只淡淡说了声“哦”。接下来的两天,她都一直在那儿嘟囔着多么想要个男孩,但大概过了一周,她就接受了这一事实。我妈妈说女孩多好带啊。

怀孕 25 周

乔·英格拉姆:我很反感这种话题,带大一个男孩,结果他却是一个性别歧视者,我真心觉得无法承受。一想到我抚养的孩子将来会去抵制另一部分人,我就很反感。而我又对此无能为力,到了之后的某个阶段,这可能会让我感到很抑郁——毕竟我作为他母亲,我也是个女人。

分娩时

助产士:是个男孩!(助产士抱起他给乔看,乔的脸上开始时没有什么变化,接着大哭,泪水顺着脸颊流了下来。她们擦好婴儿的小脸,裹好身子交给她,但她拒绝抱他。)

助产士:那我把他放在这儿了,这样你一会儿可以抱抱他。(乔开始呕吐。过了一会儿,胎盘也成功取出,助产士又将宝宝递到她面前,乔看着孩子时,还是面无表情,接着她拉下宝宝身上的被单,端详着他的小脸。)

乔:他要是不一直哭就好了。

山姆 5 周时

我还是希望生的是个姑娘,但正像我说的,我在逐渐接受现实。我只有一次,想到宝宝的性别问题,那是在给他选婴儿床床单时。我本来想选粉色,因为好看,但后来转念一想,还是退一步,选个蓝色的吧。那是唯一一次,毕竟目前他也只是个小婴儿,以后才会慢慢长成一个大男孩。我**感觉**他长得更像个男孩,但实际上应该没有,婴儿都长成那个样子嘛,但我开始从心底里接受他是个男孩了,只希望以后不会有太大的不同吧。

我等着去见医生,她出来后说:你已经生完了,是吧!男孩女孩?我说:是个女孩的替代品。她说:唉,小可怜。

婴儿大小

除了宝宝的性别，母亲得知的另一个信息就是宝宝的体重，这可以视为她的成就、地位的象征。

克里斯蒂娜·林奇（宝宝 7 磅 15 盎司）：我其实有点失望，因为之前检查时，他们跟我说，会是一个大个头的宝宝，我就想大概有 9 磅吧。不过他确实比较长，差不多有 22.5 英寸。当我看到卷尺测量出 22.5 英寸时，我又有点失望了，看来真的不是个大块头……我还挺想跟人炫耀我生了个超大个的宝宝。

瑞秋·夏普（宝宝 9 磅 6 盎司）：我很震惊，不是惊喜，我从来没想过会是这么大一只，尤其是我怀孕一共才重了 17 磅，他甚至超过了一半的重量。

朱丽叶·莫特里（宝宝 7 磅 12 盎司）：她们到了婴儿病房，才给宝宝们量体重，而且会在婴儿床上挂上标签，真是太搞笑了。我猜我的宝宝应该就平均值吧，大概 7.5 磅？我老公比我更在意宝宝多重。

露易丝·汤普森（宝宝 6 磅）：我很好奇，当时助产士跟我讲是小小的一只，才 6 磅重。我想 2.5 千克应该是更轻的吧，我也不确定。我还问了医生，因为她手上有个表，但表上也没有低至 2.5

千克的。我知道我自己出生的时候不到6磅,大家都说通常母亲出生时多重,生下的孩子也差不多。

分娩过后

分娩真让人元气大伤,就像是生了场大病,需要一段很长的康复期。(凯特·普林斯)

如果说分娩是颠覆时刻,那么分娩过后则是颇为扫兴的。伴随着情感的式微,身体也显示出衰退迹象。产子的喜悦往往会冲抵身体意识到的不适感,因而分娩一过,后遗症登场——疼痛、便秘、尿失禁、痔疮、乳房充血等。

桑迪·怀特:我当晚根本没**睡觉**,大半夜去了病房,当时都夜里3点了,她们也不给我安眠药之类的,还因为我要测体温,所以还得在产房里再熬一会儿。她们就叫我待在那儿,我整晚都没睡觉,也睡不着,极度难受,还有点**丧气**。刚生完,心情还有点"高涨",缝合之后,跟实习助产士还聊了一会儿,但之后我走回病房感觉人都散架了。

安妮·布鲁菲尔德:生完孩子后,我没睡觉。接下来一个小时,我一直在哭。我感觉很沮丧、很孤独,她们把我推进这间病房,所有人都盯着我看,刚刚生下女儿真的是有些疲惫的。我听人说,生完孩子会累得想睡个好觉,但我没睡,我也睡不着,就一直在哭,大概有种孤苦无依之感,这种心理落差也太大了。巴里进来后,我又开始哭,因为我好想离开医院啊,可是我知道还得再待 10 天。

何塞·布莱斯:突然间,大家都离开了,我还在打吊瓶,感觉很不舒服。有个护士进来,帮我把它拿下来,太糟了——我尤其讨厌让我看着打针。然后她说了些什么,大概是说我流了很多血,从我的手上,流到她的胳膊、地板上。这也太血腥了吧,就好像血液从我身体的每一个毛孔里渗出来!我的手还很疼,我说我受不了这个,有点超出我的承受力。床也太窄了,我躺得很不舒服。

真是无比糟心的一个晚上。大概是 11 点 45,我走进病房,里面特别热,感觉像是有 90 度。我躺在床上,不断有人问我要不要喝点茶或者什么别的,我什么都不想要。她们给了我一片安眠药,我应该要 7 片的。竟然给的是硝基三半,我以为**不会**是这个呢,她们又不傻,所以我才只要了一片。不管怎么说吧,病房里照旧,所有的宝宝都在那儿,我听得到好多宝宝在哭,还有他/她们翻动身体的声音。我最快乐的时候就是在床上上厕所,我反正是不能去,尿就顺着我的腿淌到床上,啊,真是有种解放了的感觉。太舒服了,我就这么湿着躺在那儿,也不按铃,等我实在忍受不了再说吧,之后我可能就睡着了。我记得好像又尿了一次床,感觉自己**湿透了**,大概一个小时后吧,觉得有点儿冷,又不太舒服,就按了铃。她们帮我换了所有的床单被罩之类的,当时应该是 4 点了,哦对,就是 4 点,因为我又要了一片安眠药,护士说还不行,现在才 4 点。5 点 30,她们又把我叫醒了吃药,毫无必要啊。

恼人的流血。

何塞·布莱斯:尼克简直难以相信那一摊血,实际上没有到血流成河需要输血的地步,她们说大概流了1品脱,但我旁边的小护士说我流了2品脱,可能几天之后需要输血。我觉得倒也不至于那么多,但**看起来**是挺吓人的,尼克形容就像是《巨蟒》节目里面的场景,到处都是血,顺着他的威灵顿靴流下,遍地都是。如果有人跟我形容,估计场面就像是一场谋杀案……

迪尔德丽·詹姆斯:我还记得躺在病床上,想着真是太疼了……这是最讨厌的部分了。我疼得很严重,就像是月经痛,而且我也很惊讶流了那么多血。她们说这是正常的,前几周是会这样的。像这些事,我都还没有任何心理准备。但我持续流血差不多3周半,这让我还挺担心的。

更要命的是那天之后第二天,大概4点钟我被安置到病房里,睡不着觉,我后来吃了几片安眠药,感觉也逐渐消失,只是浑身很酸,没有力气下床,不过她们也不让我下床,而且我还止不住地流血,每次我动一动,或者有人来换个床单,就会发现又是一摊血。

不愿提及的痛处。

索菲·费舍:就像我跟隔壁床说的,你会到可以和随便一个陌生人谈论通便啊膀胱之类的阶段,真的,如果清洁工进来跟我打招呼,我说不定也会和他讲的。

朱丽叶·莫特里:会有人给你拿橡胶圈之类的东西让你坐在上面,但她们不会跟你讲这个东西,因为好像还不够人手一个,所以一般都是从另一个病人口中听说。我就遇到一个病人不太会用它。但给我**什么**,我都不换我的橡胶圈……

萨沙·莫里斯:我的乳头有点破裂,我不知道怎么让她开始吃奶,也不知道如何让她停下。我差点要坐在她头上,才能把她弄下来。我还得去护士站,让人帮我挤奶,这是最让我情绪低落的一点,当然了我**不会**自己亲手做,不过这大概也是我最**讨厌**但又不得不做的事情了吧。有天早上,其中一个护士建议我直接挤好 24 小时的量,然后她就帮我挤了非常多——有四五盎司的奶,就全凭她的手。我坐在那儿,脑子里想着,这也太**恐怖**了,她**什么时候能**停下。她就这么一直挤,还跟我说,看我挤了这么多。我坐在那儿,感觉自己就像一头奶牛。

简妮特·特伦特:我有点便秘。问题是,你坐下的时候觉得可以了,但一起身,那简直就是**地狱模式**啊。可能因为压到某处肌肉,长时间处于紧张状态吧。简直堪比谋杀,但是人们好像不是很能理解。总是要往厕所跑,说实在的,这比生孩子还难受。这也是需要勇气的。

薇拉·艾巴特:没有比便秘更痛苦的事情了。因为有缝合,所以医护人员也无能为力,我就只能自己承受这种痛苦,在厕所一蹲就是好几个小时。再加上缝合的疼痛,更是雪上加霜。也不知道是我更痛苦,还是医生比我更痛苦——感觉我都快把他逼疯了,不停追问他:能不能做点什么呀?

何塞·布莱斯:护士说因为我是红发,所以才有这么严重的淤青。这也是我恢复得慢的原因——总之一切都怪罪于我的红发和苍白的肤色。在医院待的最后那几天,每次坐下都特别痛苦,就感觉很不对劲。我让护士帮我看看是怎么回事。她说:就是长了个"结",像根刺一样挺在那,我帮你把它切掉。她帮我切掉那一个"结",像一截鱼线,很大一个结,真的。她拿给我看,说这就是让你如此不舒服的罪魁祸首了。这真是一种解脱。不是缝针本身的问题,而是缝针还留在上面,洗澡都没让它脱落。我在医院都洗了94次澡。我跟尼克说,我现在这副躯壳可以卖到史密斯(一家薯片店),反正现在我又干又咸,就像薯片。

分娩后接下来几天,就像是生了场大病,再加上身处医院,这个满是疾病的地方,更加深了这样的心理暗示。产后的这些症状都太真实了,又要用成堆的药治疗,再次强化了怀孕时期就经常听到的"怀孕是一种医疗现象"的观念。

分娩后在医院接受的药物治疗	占比
止痛药	91%
安眠药	84%
泻药	55%
铁元素	41%
通便软膏/栓剂	30%
抗生素	16%
消化药	3%
其他	34%

医院给你开药就像卖聪明豆一样，推个小车过来问你需要什么，太神奇了。比如头疼的话，就给你止痛药。什么都有。（朱丽叶·莫特里）

她们给了我安眠药片就走了，我之前没吃过安眠药，还以为我这辈子都不会需要这种东西呢……我说我应该不需要，但是她们说你还是拿着吧：她们希望确保你能睡一晚上。我说我肯定能睡着的，但她们坚持让我服下，最终我还是吃了。可能每个人开始时都说不要安眠药，但最终也还是吃了吧。（克莱尔·道森）

对于身体不舒服的病人来说，医院流程并不能提供足够的休息时间。因而对于从分娩中恢复的女性来说，医院并非一个适宜的休养之地。睡眠的缺失，加上与丈夫、与家庭的强制分隔，更会加剧产妇紧绷的情绪，也会增加因要了解如何照顾好小孩而产生的焦虑。这些成了新手妈妈们的痛苦源泉。本是安全港湾的医院，反而成为监狱。

产后抑郁

很多产前建议丛书会描述一种名为“第三天情绪低落”或“第四天情绪低落”的现象。[3]原因各不相同，可能是紧张、激素、疲惫导致，也可能与难以接受母亲（女性化）角色相关。症状包括，突然的情绪变化、没什么来由地大哭、烦躁易怒、无根源的疼痛等。据估计，患有“产后抑郁”概率从5%到80%不等。[4]样本中大多数女性（84%）曾患有产后抑郁。

我:在医院的那段时间,有没有觉得抑郁的时候?

帕特·詹金斯:有的,第二天我就哭了。

我:哭了多久?

帕特:我有天上午在哭,之后又哭了一场——哎!毕竟每个人度过一天的方式都不一样嘛。

我:你哭的时候心情如何?

帕特:我也不知道,心里空空的,当时抽泣得很厉害,但也说不好是为什么。

我:你有想过自己有抑郁的可能吗?

帕特:我倒是听人说过,所以我觉得应该也挺正常的,大家都是这么过来的。

南希·卡特:应该是第 5 天,女儿一直大哭大叫,我情绪一下子扑面而来,要窒息了,让我有些承受不住。我还算幸运,那天有个护士人特别好,帮我把女儿带走了,她说我需要彻底休息好,就把孩子留在了护士站。第二天,孩子抱回来时,我情绪还是稳定的,但后来又崩溃了。对,就是在应该出院的那天,我不会给她拍嗝,怎么都做不好,我歇斯底里地和自己较劲,场面一度让我崩溃。我当时恨透她了,想着她不出生该多好。那天晚上,我压根儿没睡着。之前几个晚上都会有人来把女儿抱出去,我已经习惯没有孩子在身边。不过那天晚上,即使我自己的孩子不在,其他人的孩子也会把我吵醒。我记得有人说过,我们所在的那间婴儿病房是最吵的一个。我晚上会起夜,每次都发现总是同一拨婴儿玩得最欢。每天晚上都是如此:我们当中的一个妈妈起身下床,先安抚好自己的孩子,结果其他宝宝又开始哭闹了,再去安抚好另一个,回来时自己的孩子又开始哭闹了，最后乱作一团，整个晚上不得安生。孩子放在身边，真的很不利于休息，每次我刚想睡觉，突然想到，不行，两个小时后她该吃奶了，我很怕自己睡过了喂奶时间，就干脆不睡了。有天晚上，乔安娜哭叫得特别凶，但我当时实在太累了，睡得尤其沉，竟然都没被吵醒，别人还以为我是放任她哭不想管她，后来她们意识到好像不是这样，就进来叫醒了我。我也吓坏了，慌慌张张地大叫起来，把其他人都吵醒了！

白天的时候，女儿状态不错。来看她的人都离开之后，我们几个妈妈还在婴儿房里说笑了一会儿，回想起来，我们几个大多是在歇斯底里的边缘疯狂试探。其实也不算是说笑吧，我们都知道到了晚上等着我们的是什么。晚上，我给女儿换了尿布，结果她又哭了，我就下床又换了一遍，我知道她身上还是干净的，但她还是止不住地哭，我突然意识到可能是我还没给她拍嗝的缘故，我真是手忙脚乱。我不知道该做些什么才能让她不哭，这才是最糟的。我把她抱到护士站，刚到那儿，她就奇迹般地安静了，我简直目瞪口呆。护士进来了，问我：怎么哭了，有什么事吗，你的孩子很安静啊？乔安娜的样子，也好像马上就要入睡。等我把她抱回病房，她又开始哭起来，烦死了。

我：你想过会有抑郁情绪吗？

南希：想过，但没有想过会来得那么强烈。

我：你想象中会是什么程度的呢？

南希：可能就是很一般的那种吧，反正是没想到我会如此痛恨自己的孩子，甚至向上帝许愿她从未出生。

希拉里·杰克逊：我就是会有很普遍的抑郁表现，比如有时某人说了什么话刺激了我，我会掉眼泪，也就是这样了；不会大闹啊、离家出走之类的。抑郁情绪大概是生完孩子两天后开始的。其实我挺震惊的，因为我们病房里很多母亲多多少少有这种情况，但似乎没人**注意**，包括护士都**不知道**。只有我们这些生完孩子的母亲自己知道，说实在的我很震惊，她们正在经历如此大的情感波动，但似乎没人注意——她们该如何自己面对呢？那几天晚上绝对可以被称为**"死亡夜晚"**，绝对的死亡场景，妈妈们的心态就在崩溃的边缘，可是却没有人来帮助，就只有我们自己互相加油打气。晚上通常就只有一名助产士，和一名看护助理或者急救护士值班，她们要忙的事太多了，确实也没有时间管到每一个人。要是晚上你的孩子疯狂嚎叫……这个晚上没法过了。白天的护士们都非常好，我们也都处理得很顺利，但我们都会恐惧夜晚来临。因为一旦有宝宝哭了，我们都不知道是谁的孩子，就只能 6 个人都起来看一眼，剩下的 5 个妈妈再回去睡觉。过了半小时，又有孩子哭了，我们又得都起来看一遍。在那里的 10 天，每一天都度日如年。我们太羡慕那些只需要待 48 小时的妈妈们了，我真想四五点给我老公打个电话，把所有人都吵醒，因为真的是忍无可忍，想叫个车直接走了算了。你看我就是抑郁到这种程度。

艾伦·乔治：我感觉身体更加疲惫、更加虚弱，但她们说这是产后抑郁的表现，不论是护士还是其他听到我这样说的人，都说：对，你这就是产后抑郁。我跟护士说，皮卡迪利广场都比这里安静祥和。要知道我在这，连着三个晚上都只睡了一个小时，白天更是没有睡觉的时候，人都快要散架了。

不断失血和人工剥离胎盘对我来说真是太可怕了，虽然过程当中我昏过去了,但分娩过后那种难受的感觉还是存在。后来实在是比较严重,凌晨4点我给母亲打了电话(我母亲是全科医生),我之前**从来不会**这样做……因为我实在不想让我的医生护士们一直工作不休息。我流了很多血,需要充足的休息和高蛋白的饮食。但是医院餐食说实在的,让人无法恭维。休息呢,也是不存在的。必须服从医院的日常安排,就比如说凌晨5点钟你去喂了宝宝,那么6点钟也必须起床,和大部队一起再喂一遍。我基本上也就没睡觉,如果总是在这样的环境中待着,人都会疯掉的。我想着,在这个鬼地方再过一晚,就真的要疯了,不过我也很接近了。我母亲意识到了这点,跟我说第二天早上她要给医生打个电话。她果真拨了住院医师的电话,医生说很显然我是得了产后抑郁。……

换句话说,这种"抑郁情绪"是与场景相关的:是住进医院后出现的症状。在其他社会中,分娩仍是一件家庭内部事务。对这些社会中的分娩展开研究,研究人员并没有提及抑郁情绪这样的产后效应。[5]正如前文中南希·卡特、希拉里·杰克逊和艾伦·乔治所描述的,这种"抑郁"情绪,就是感觉筋疲力尽,不知如何安抚哭泣的婴儿,以及无法撼动毫无人性的医院常规。如果是男人刚经历完一场大手术,就被告知要立刻接手一份从未受过相关培训且工作环境同样苛刻的新工作,他也会表现出负面情绪的(最起码是这样的)。

可能我就是累了吧,我也不知道,就觉得情绪会比较敏感。我不**认为**是抑郁——更像是焦躁,感觉在梦境中一样。不过我觉得应该不是产后抑郁。**如果我做了手术的话,那我可能会有这样的**

情绪。(简・特伦特)

当被问及在住院期间,“产后抑郁”时情绪上的变化,多数女性给出了荷尔蒙之外的原因。

我的抑郁情绪是在第 8 天向我袭来的,那天我在罗伯特工作时给他打电话,想告诉他给我带些什么衣服穿。但他那天没去工作,我就变得十分不安。他的秘书也没说出他去了哪里,就只说他现在不在办公室,听着就很像是秘书在帮他和其他女人的私情打掩护。我内心**尤其**慌乱,甚至在电话亭里没忍住大哭起来。之后我又打了一次电话,他接了——原来是前一天晚上和他的好哥们出去喝了个通宵,第二天早上还没酒醒。正是那件事让我意识到我的抑郁情绪,但我还是觉得可能就是太累了。我没有哭,因为我陷入了抑郁情绪,不对,抑郁这个词不对,**应该说我是情感沉浸在这整件事中难以自拔**。我不是抑郁,而是高兴,但其实我并没意识到受到的影响有多大。(伊丽莎白・法雷尔)

有一天,我就一直哭啊哭,怎么也停不下来,只能祈祷别有人来看我,我可不知道怎么招待人家。确实我也听说,每个人都会有这样的时候。我只不过没想到发生在我身上,我会变得这么哭哭啼啼的,因为我不是会轻易抑郁的人。顺便也说明一下,其实我也不算是真的抑郁,说来好笑,我是因为特别特别**担心**小宝宝所以才止不住地哭,会哭一整天那种。所以,大概是第 5 天的晚上,护士把孩子抱到护士站,用奶瓶给他喂了奶,也给了我几片安眠药,因为她们觉得我身体也很疲惫,心情又太紧绷,睡不好觉……第二天我果然又恢复活力了。(罗莎琳德・金伯)

我倒不会抹眼泪，就只觉得十分疲乏，我应该不会动不动就哭，除了某天因为痔疮我哭了，那是第 4 天，但不是因为抑郁，是因为太疼了。（卡罗琳·桑德斯）

其实还是挺开心的经历，但是医院绝对是最不想待的地方，真的就像是困在监狱里一样。（苏·约翰逊）

“医院监禁”是孤身一人的刑罚，丈夫们确实在产房中有一席之地，但归根结底，他们在产后病房里也只是访客，很多初为人母的女性从未经历过这种与丈夫的隔离。这也是抑郁情绪更深层的原因，说来讽刺，一对夫妻，刚组成家庭的时刻，双方却要经历分离。

安妮·布鲁菲尔德：每次他一进门我都会哭，他都烦了，我好像**每时每刻**都在哭。但正是因为我太想他了，这并不是荷尔蒙的原因，你看我现在就没哭啊，对吧。

黛博拉·史密斯：有两天是这样的。一天是帕特里克来得有些迟——因为火车晚点，所以他 8 点 10 分的时候没有出现。我走出房间，坐在外面，点了支烟。外面有个正在阵痛的女士，一直在谈论她的孩子，但我根本无法集中精力听她讲话，我心里很慌，因为不知道他去了哪里，迟到不是他的风格啊。然后我走到走廊的尽头，继续等着。我会为一些鸡毛蒜皮的小事掉泪，就感觉我受够了，但不至于说是抑郁，因为白天的时候我都还好好的。帕特里克走了之后，我又变得焦虑起来，我去泡了个澡，结果坐在浴缸里我就开始哭。

样本中的女性平均住院时长略少于 9 天，露易丝·汤普森是唯一一个只待了 48 小时的人。

露易丝·汤普森：天哪，对面正好有一个妈妈，孩子早产了，要先安置在保育器里，有天晚上，应该是第二天晚上，我旁边的女士说，对面好像在哭。我说，那就让她哭吧。过了一会儿，果然就听见有人抽泣。我走过去，用起社工那一套，问她：怎么了吗？我也不知道该说些什么。她就跟我说，她早产了，讨厌死这个孩子了，真希望没有把她生下来。这些话应该是只对我说过，我突然觉得很难过，就安慰她，我们都会有这种想法，我也不想要孩子的。安慰使我词穷。但这就是医院实况，这里充斥着压抑的氛围。我出院时，感觉不像是离开一个充满欢乐的妇产医院，更像是逃离了精神医院。我想，也难怪每个人都逐渐变成了疯狂的人，因为母亲们都很疯狂。

但在医院里，大家都是同一条船上的战友。陌生人也会相互交心，倾诉着生活中的细节，因共有的困扰而团结，比如选择母乳还是奶瓶喂养，排便是否顺畅，怎么洗澡，以及如何对抗恼人的医院体制。

母亲们团结一致。

克里斯蒂娜·林奇：医院里婴儿床单、毯子和睡衣不够用了。那些小男孩们，每次都是刚换上新的就又弄湿了，没有一次例外，所以我们就只能挨个到护士站问，有没有多余的，但结果都是没有。有的护士说，可以把湿的放在散热器上烤干；有的护士就问，散热器上那是啥……我们都因为违反规定受到斥责,但医院应该明确制定什么该做什么不该做的清单,尤其是禁止事项的清单。比如说,不能在床上给宝宝换尿布,因为这样可能会让你之前躺过的位置沾上细菌,引发交叉感染;你也不能在医院光脚走路,因为可能会踩到碎玻璃渣。很多情况下,只有犯过错误,你才能意识到这么做**确实是**错的,所以我们觉得最好能在病房里贴出一张清单。目前什么都没有的话,我们就直接把孩子放在床上换尿布呗,顺便还会开开玩笑:看看是谁要交叉感染了呢?

迪尔德丽·詹姆斯:住在我旁边的女孩把走廊给淹了。我们之间定了个规矩,上一个洗澡的人会给下一位放好洗澡水。方法就是把浴缸的排水口堵住,然后放水。这个姑娘叫苏,她把浴缸排水口堵住,然后洗了头,外面就有人问她洗好澡了吗,她说还没呢。她看了看病房外面,水已经漫到外面了,她就赶忙把拖鞋脱了,蹚着水走进浴室。艾伦医生正好过来,问她这是在干吗,又不是在布莱顿沙滩上!他问苏,能先回床上吗?我当时躺在床上,有点歇斯底里。他对苏说,你可不能像她一样淘气哦。天哪,当时真是笑死个人!

费莉希蒂·钱伯斯:那是我待在医院的最后一个晚上,我们几个和护士们说说笑笑,一直聊到半夜 12 点。其中有个姑娘怀着 8 个半月的身孕,笑得太猛了,孩子都笑出来了。半夜她起夜上厕所,回来的时候说羊水破了,爬回到床上的,第二天一早她被轮床推回来:生的是个女孩儿……

学着爱护

母亲们之间团结的姐妹情谊使得恢复身体和学着如何照顾宝宝这两项任务变得不再那么枯燥乏味。每一位新手妈妈都要和其他妈妈一起，建立一个适合自己的喂奶时间安排，学着给宝宝洗澡，冷静而有效地处理宝宝们惹出的一切脏乱和麻烦。母亲和腹中胎儿相连相依了这么久，但从生产台上的第一次相遇起，她们在身体上就被分隔了。母子之间的爱与相互需要，是联结彼此的桥梁。总归是要面对面（或者说是婴儿的嘴对着母亲的乳房）建立彼此间的“纽带”，因而在我们的社会文化中，这种情感结合就成为母亲与孩子间的感受、行为方式。

格蕾丝·鲍尔：每次我都需要问，可不可以看看我儿子，她们从不会主动抱过来，而且我也不知道应该去哪里看。其他妈妈都去看过自己的孩子了——我就后知后觉：她们去哪了？我们能去看孩子吗？

薇拉·艾巴特：我正躺在床上，她们过来跟我说，可以去护士站看看孩子，那我当然要去看，到了之后就不停翻着孩子们的标签。毕竟我就只看到孩子两分钟，他就被抱走了，我还不知道他长什么样子呢——刚出生的时候浑身是血。后来我终于找到了写着我名字的婴儿床，我站在那里忍不住哭了。

琼·哈查德:我得一个一个地看标签才能确定哪个是我的孩子,新生儿看起来都差不多,裹着一样的小被子,躺在一模一样的小床里。你肯定也不想抱错嘛,其实母亲并不能凭直觉就找到自己的孩子。

安吉拉·金和迪尔德丽·詹姆斯的宝宝都被送到特殊照顾病房,安吉拉是因为剖腹产子,迪尔德丽的宝宝是因为臀位分娩,淤青很重。

安吉拉·金:宝宝感染很严重,还没看到她两天呢就被抱走了,这对我来说真的很残酷,经历了那么多痛苦,好不容易生完了却又见不到她,而且我会开始怀疑,是不是孩子情况特别糟糕。护士们都说她是感染了,但她只在保育箱中待了一天,然后用了 6 天的抗生素。护士们跟我说在给她打抗生素,现在安置在保育箱里,只是很轻的感染而已,不严重。但我觉得肯定是发生了什么很严重的事,不然为什么不让我见她呢?我一直纠缠护士带我去看,因为她总是跟我说要带我去,却一次也没有兑现过。我不停地央求她,最后她终于答应我了,拿来一副轮椅推着我过去。无法抱着自己的孩子,人生都失去了意义。她刚出生那段时间,我并不开心,有种**被骗**的感觉——因为她没有被交给我。

迪尔德丽·詹姆斯:我不想看到孩子。心里其实有点害怕,因为在她们把孩子抱给我看之前,我从未见过他。等我在病房安顿好,护士跟我说孩子很好,胖乎乎的,有三下巴了,叫我别担心。但是看到他的头淤青成那样,我又开始胡思乱想,他会不会脑损伤或者有其他病……我不想去看他了，他还在早产病房里。周六晚上，护士说可以带我去看孩子了，他们把我放在轮椅上，我丈夫推着我过去了。我套上无菌服。到那里我哭了，我说我不想看他，我丈夫安慰我说没事的。我说他的头怎么会是那样，我不想看，我很害怕。等我看到他之后，抱着他，虽然头上的淤青还在，但还是很可爱。他当时还是半睡半醒的状态，先睁开了一只眼睛，接着又睁开了另一只。我不由得感叹，这**就是**我的宝贝啊。他真的很可爱，我舍不得放下了。

对宝宝产生了感情，就意味着会担心。第一件事，母亲希望确认宝宝是“完整”的。

费莉希蒂·钱伯斯：我是第二天一早，早饭时间之前抱到他的，那一刻真是觉得喜悦极了。我数了数他的手指脚趾，怀孕的时候我就总有这样的执念，他会不会一只手长了 6 根手指，另一只则只有 4 根，所以我一从护士手中接过孩子，就赶快把裹着的被单掀开，看看手脚是不是正常。很蠢吧，不过护士说，很多母亲都会这样做的。

在这期间，鸡毛蒜皮的小事都可能让母亲担心孩子是不是健康正常。医院“规定”分娩后母子要分隔几个小时，就成了母亲胡思乱想的导火索。

瑞秋·夏普：医生帮我缝合好伤口之后，护士们将我推到恢复室，我很快就睡着了，早饭时间她们又叫醒我吃点东西。这时，我突然有种不妙的感觉，孩子会不会有什么问题，这种想法一直萦绕在脑海中，我不断想，**肯定是**她们有什么事没告诉我，孩子肯定是出了点问题。当那个医学生来的时候，我问他宝宝怎么样……果然听到的回答就是，他很好。接着我又问，那我能不能看看宝宝，他们拒绝了我，说宝宝现在在护士站还是什么地方。这让我**确信**，宝宝肯定是哪里有问题。正好艾伦医生过来给我隔壁床的女孩子看看情况，我想着太好了，我可以问问他，至少这是我认识的人，而且他**一定**会知无不言的。但他看完隔壁床的女孩之后径直走了，我那时差点一股怒火没收住。

我始终没有看到宝宝，因为当她们推我到病房的时候，我正处于**不想**看孩子的状态，不想跟孩子有任何关联。护士进来看到我，问我怎么哭了。我说我孩子肯定是有点问题，所有人还都不跟我讲。她说其实大家都会有这种想法，但你的孩子真的是健健康康的，你要是不放心的话可以自己去看看他。我当时没法下床，我就说我不想看，但我就想知道他是不是好好的。她说是的，然后就走了。正好旁边有另一个护士，是个锡兰女孩，人特别好，她说我帮你把孩子抱过来，给你**看看**孩子，他一点问题都没有。

即使确认了自己的孩子健康无误，新手妈妈还是容易因为各种问题而焦虑。这也反映出她们想要爱护孩子的渴望和与日俱增的想为孩子付出的心情。以下访谈内容依然来自瑞秋·夏普。

瑞秋·夏普：他的左手出了点状况，当我第二天去护士站看他的时候，我发现他左手上出现一个又大又红的水泡，我就问这是怎么了，但一看她们就没有注意——一个问一个，一连问了好几个人，最后跟我说，孩子总吮手指，所以才有这个水泡。但我觉得肯定是有人在房间里抽烟，烟灰掉在他手指上才会这样。那是个水泡啊，是烧伤的痕迹，我吮手指都不会留下那么严重的印记，我还有牙齿呢！在那之后，我就再也不把他留在护士站了。

大概就是前后几天吧，从护士站给他处理好脐带、称了重量的那天开始。我在那儿的时候，看到他有那么一两次不太舒服，哭叫起来。我以为是手指疼，确实伤口还挺吓人的。我心疼极了，想着我能为他做些什么呢，他不停地呕吐，手指又那么可怜。我给他换尿布，结果一大摊尿正好滋到他脸上，溅到他的眼睛里、嘴里，他又开始哭起来……大多数时间，我都在心疼地**流泪**。

凯特·普林斯：第四天晚上我哭了，是因为我以为她要**死**了，那天晚上她患了很严重的腹泻，怎么也不见好转，夜里反而更严重了。我表现得很歇斯底里，什么也无法宽慰我，护士说带她去护士站，我当时真的以为女儿快死了，只是她们不告诉我。先是助产士试图安抚我，后来护士长也来安慰我，但我以为她是想用那个羊毛料的东西蒙住我的眼睛不让我看。我止不住地哭，宝宝就躺在那儿，感觉所有悲伤的情感一时间全部涌出来，隐约中我眼前浮现一具小棺材还有葬礼的场景……她还这么小，病得又如此严重。现在想想我可真傻，不过当时我真的担心极了。

宝琳·迪格里：我总以为她会患上各种各样的疾病，每当她吸一下鼻子或是打个喷嚏，我都担心她会不会就这样死掉。我倒不是**真的**认为她会死，但我会想到这样的**可能性**。

苏·约翰逊：我会做噩梦，你们有人会这样吗？有天晚上，我梦见有一群人，以为我要伤害一个女孩的男朋友，于是他们就让杜宾犬攻击我的孩子，我哭得肝肠寸断。我得出去走走，护士带我进了她的办公室，我还梦见之前那帮人让我把宝宝头朝下扔在地上，而且在我梦境中，地板和现实中的是一样的。那个黑人护士跟我说，小心照顾孩子，有时候这种话说出来像是警告。我不介意，因为她说这话的时候仿佛一个吉卜赛算命的，让我觉得有点好玩儿。

第一次见到宝宝的时候，妈妈会被自己漠然的态度所震惊，但令人宽慰的是，她们的保护欲也随即出现，这也是母爱渐渐形成的标志。

乔·英格拉姆：那种感觉太糟糕了，当我从她们手中接过孩子的时候，我对他一点儿都不感兴趣，我就想着，老子可算是完成任务了，但是小东西现在交给我了，我是不是也得表示一下喜爱。

我后来有点烦躁，护士把孩子抱走了，还说着，看看你这小可怜，妈妈不想要你什么的。我突然意识到，这个小东西已经出生了，他要一路哭嚎着到护士站。我开始焦虑起来，护士问我怎么了，我回答，我只是因为不能照顾宝宝而不开心。她安慰我说，没事的，所有母亲生完孩子后第一个晚上孩子都不在身边的，这样才能好好休息啊。

几天后，我才开始体会到与儿子分隔的感觉。他生病了，一整天都病恹恹的，所以就被推到隔离室去了，这让我很心烦。我消化这件事的方式也很傻，因为我真的变得很沮丧。当他被推走的时候，我特别焦虑：那时候，我意识到自己真的很喜欢这个孩子。

芭芭拉·胡德:我正在给儿子喂奶,但他不吃,有个蠢护士就抱起他,说:小约翰,你这个小暴脾气祖宗。我一听就火大,他脾气可一点也不坏,起码那个时候并没有。当时我真想揍她一拳,干吗跟我儿子那样说话,而且又那么粗暴地把他提起来。我想大概就是那时候激起了我的保护欲吧。

妮娜·布雷迪:我应该是从第四天或者第五天开始,喜欢这个孩子,想让他躺在我旁边,有几次,我把他抱过来,结果被发现了。我真是越来越喜欢他了。有时候,护士长进来,发现宝宝不在婴儿床上,她就会走过来把宝宝从我身边抱回去,让我以后别这么做了,会很危险,说我现在身体很虚弱,可能会随时睡着,这样我翻身的时候可能会压到他,因为我总是把他放在我旁边……

妈妈最清楚了

与保护欲伴随而来的,是对自己做母亲的能力充满信心:这是我的孩子,我最了解。母亲重新拥有了孩子,孩子终究也要走出新生儿监护室回到母亲怀抱。而母性和医学"专业"知识会存在些许冲突,在病房里,母亲会仔细审视每一次的意见冲突,强调自己的观点逻辑最为正确,自己才是孩子最合格、最合适的监护人。

格蕾丝·鲍尔:有好几次,我在护士站看到她们对孩子大声哭叫不予理会,放任他们大哭不止,我很可怜这些孩子们。我还记得儿子出生第三天，一直哭闹怎么也不停，我从晚上 10 点一直熬到凌晨 3 点，3 点 30 的时候我实在是熬不住了，就回去睡觉了。但很显然到了 4 点，他还是没有安静下来，护士们也不知道该怎么做，就给他喂了奶，之后他也就睡了。还有一次，我去看他，她们怎么也不让我抱起他哄一哄，但她们也不做些什么让他安静下来，所以后来我也不跟她们废话，我就说不管你们愿不愿意，我要哄哄他。护士就说，你总不能在这坐一晚上吧？我怼回去，有什么不能的，我就是要在这儿坐一晚上。

宝琳·迪格里：我们后来吵得很不愉快，医生不停地给孩子采血，我猜是和打了硬膜外麻醉有关。有天我刚睡着，护士就进来说：我把你的孩子带走一会儿，可以吗？我说她正睡着呢，我不太想现在打扰到她，不然的话她又会哭，你们还得再把她送回来。所以护士就空手走了，但医生又进来了，问他能不能把孩子带走。他们问你的时候，根本就不是**真的**在问你——你不能说不，我就只能同意了，我说但我不希望一会儿她又哭又闹地回来。结果他们把宝宝带走好一会儿，我跟同病房的人说，我猜他们应该是在给孩子喂奶，就在这时医生把孩子带进来了，她很安静。我就问，你们对她做什么了？他回答说给她喂了奶，我当时眼泪唰一下就流下来，我太生气了，我说：你们怎么这样呢？母乳喂养的宝宝不**应该**喝奶粉的。

母亲和医护人员之间诸如此类的矛盾在所难免，母亲在医院也是需要被照顾的，但同时她们也还有精力做些换洗尿布、喂奶之类的例行任务。确保母亲能够胜任这些任务，正是医院让所有新手妈妈产后住院10天的主要理由。

你第一次看到宝宝是什么样的感受?

乔·英格拉姆:我的大脑一片空白。看着孩子在婴儿床里大哭,我就杵在那里,一边晃了晃婴儿床,一边说着让他闭嘴。然后我看向隔壁床,问她我该怎么做。她说你可以试着抱起他,我想:哦是吗,我真的可以吗?

黛博拉·史密斯:第一次从护士手中接过孩子的时候,我慌成一团,想着这要怎么办呢。她们把孩子给我让我喂奶,我极其**小心**地抱起他——想着我该怎么给他穿衣服。

帕特·詹金斯:开始时,我是有点惶恐,你知道吧,就很担心自己搞错了,而且我也不习惯有别人,就是其他的妈妈们盯着我。时间长了,也就自动适应了。第一次确实是狼狈极了,屎尿粘在他身上,到处都是,侧面也有,背上腿上、床单毯子全都是脏东西,但他确实包裹得很严实啊!我给他换尿布,另外一个姑娘跟我说:你让护士做就行了。我说:不了,**我还是想自己来**,总归还是要面对的嘛。她就说,要是我肯定不会自己来。因为他当时那个样子确实是太难处理了。最后她们还是帮我叫来护士,帮他洗净擦干,我给他换上了新尿布。

南希·卡特:内心其实或多或少感觉有点空落落的,刚生下她那几天我没什么印象了,就记得她被放在床尾的婴儿床里,护士走过来花了五六分钟给我演示应该如何喂奶，接下来基本上就是我自己独自照顾女儿了。病房里其他妈妈教我如何换尿布，去哪里拿床单、拿食物等。不好的一点就是，没有人教我如何给新生儿洗澡，好在病房里另一个妈妈给我做了演示，我一直都是像给她洗脸一样给她洗澡，后来我才意识到还有胳膊下面呢，我也会擦擦她的屁股，但是竟然忘记了胳膊下面！

有些新手妈妈会觉得这些体验很新奇，有些则没那么感兴趣。

希拉里·杰克逊：病房里有个姑娘，生了第四个孩子了，生完之后整天都躺在床上，我心想，很显然她已经是老手了。……她拒绝晚上把孩子放在身边睡觉，她说不介意晚上叫醒她去给孩子喂奶，但她不想和孩子身处同一间病房，一看就是有经验的人。其他人会有点怕她，因为她每天都只是卧床不起，但很显然，她知道该怎么做……

费莉希蒂·钱伯斯：看见他就躺在床边，简直不敢相信这是我的孩子。护士们都说一眼就看得出来谁是新手妈妈，因为初为人母的女性都会把孩子放在自己的床边，一直盯着孩子看，如果是经产妇，就直接把孩子放在床尾不管了。

我：那你的孩子放在哪儿了？

费莉希蒂：床边！

出　院

日子一天天过去，出院逐渐提上日程。母亲们就如同等待刑期结束的犯人们，等待着权威人士的出院决定，这让母亲们觉得失去独立自我，变得脆弱、焦虑；有些人会表现得更为坚决一些。

宝琳・迪格里：我确实会容易有情绪，我会当众宣告，我明天就要回家，护士长只是淡淡地说：哦是吗？

海伦・弗勒：我甚至为此跟人大闹了一场，起因是在周二，也就是第五天，我实在是觉得无聊，问了句：我什么时候才能走啊？我坚持不懈地问。我的主治医生是霍华德医生，每次他一进来，我就抓住他的大衣不撒手地问，每次他都说别着急，别担心。周二晚上 10 点 30 左右，他来巡房，还是一副拖延我的态度，说再等等看。这回答让我很沮丧，因为我一切都正常，很想回家。周三他又带着顾问过来，每个人都检查一番，到我的时候，他们说不错，恢复得很好，接着就走向下一个人。我赶忙说再等等，霍华德医生说稍等，马上回来跟我详细说。我走到走廊的一端坐着等，看到了杰克逊女士，她是我第一次来的时候就遇到的社工，我跟她打了招呼，她说：我看你恢复得不错啊。她正好要去看和我同病房的另一个妈妈，我问她能不能帮我一个忙，我现在遇到一个问题，他们不同意我出院。她就问：他们是谁？我说就是那些医生，她就帮我去找了霍华德医生，过了一会儿，医生过来跟我说：好吧，可以出院了。他还拿外界的压力开玩笑。

出院意味着一个阶段的终结，病房不是外部世界的缩影，相反，而是一个受保护的医疗空间。在这里，由于分娩生子，母亲们有了全医院的专家作为自己处理问题的救生索，但出了医院，这条救生索就被切断了。解决一切问题，就要依靠母亲自身了。

7

学着理解宝宝的咿咿呀呀

很难分析这时候母亲的感受，有时我会边坐着边思考：我能做些什么？为什么她就是不去睡觉？我丈夫却说这不就是我期待已久的吗……

我之前还会想，为什么有人会这样对待孩子呢？当你自己两个星期里只能睡 10 分钟的时候，你就懂了……因为其实很多时候你根本没在睡觉，即使躺到床上你也没在睡觉，你时刻听着宝宝有没有什么异常情况。我那段时间每天都是迷迷糊糊的，有时候我走在街上，我妈说：希拉里你又开始犯困了。我确实困啊！我经常购物排队时也困得晃晃悠悠。

出院回家

或许出院的感受像是出狱一样，但从另一个角度来看，“狱中”也意味着保护，而“自由”伴随着的是束手无策。

在医院中，女性在生理上完成了成为母亲的转变，但母亲作为社会角色还处于排练阶段，参演者还有照顾母亲和孩子的医护人员们。这种情况下，母亲角色是不接烟火气的，因为没有不断打扰的门铃声、日常需要吃饭的丈夫、爱多管闲事的婆婆和总是沾有污渍的地毯。

所以当那一天终于到来时……

终于开车回家了，心情真是无与伦比地好……我坐在沙发上，回到家里真是太开心了，但同时又觉得很茫然，就好像我刚去国外度了个暑假回来。（艾伦·乔治）

不知道为什么感觉整栋房子都很陌生，太奇怪了，感觉像是去一个从未去过的陌生地方。（格蕾丝·鲍尔）

到家了，孩子终于是妈妈的了。

第一次抱孩子的时候，我简直不敢相信这是真的。说实话，在医院抱孩子时并没有什么真实感，因为说到底，最后他们总是会说，好了，我们要带孩子回去了。真的，只有到家了，你才会觉得孩子是**你的**孩子。因为在医院的时候，一切都是医院的，只要你在医院，什么都归他们管。（琼·哈查德）

如果说分娩是创伤性的，是对原来生活的一次冲击，那么出院回家同样也是。多数妈妈表示，当不能再将孩子推进护士站、身边也没有护士可以咨询脏尿布的颜色是否有什么问题时，责任的突然降临是恐怖的。责任感会滋生焦虑情绪，母亲在这样的状态下会持续神经紧张，就像一根拉满的弦。多数情况下，比如给孩子喂奶和关爱的累积、睡眠带来的舒缓可以鼓舞母亲增加信心，焦虑感会很快过去。但如果孩子不省心、哭闹不止，则会加重母亲的焦虑，增加母亲的精神负担，也会让她更难从紧张焦虑中恢复过来。

克里斯蒂娜・林奇（儿子阿德里安，6 周）：就是在我出院回家的那一天，我不知道到底是受了什么打击，不应该是这样的情绪啊……儿子似乎无时无刻不在大哭，我呢，又时常不在状态，**迷迷糊糊**的……我已经记不起来，到家的第一天，我都做了些什么，只能记得我也哭，他也哭。每天除了喂奶就是换尿布，最初的几天我什么也**吃**不下，肠胃像是打结一样痛，每次他一哭，就感觉肠胃像是**翻江倒海**——你知道胃里好像有**蝴蝶**在扑腾的那种感觉吧？每次他一哭，我的胃就进入那种状态。我好想哭。但如果是在两次喂奶之间，我心想这也还好啊，我哭什么呢，但我还是哭了。我时刻都要处于警觉状态，无法休息。下午，基思说让我躺下休息一会儿，他当然是心大，和儿子在一个房间，睡觉都会打呼噜，可我得保持清醒啊！每天的日常好像就是，一会儿我哭一会儿他哭。

桑迪・怀特（女儿莎拉，5 周）：每天都忙忙碌碌的，不过初为人母肯定会很不自信，无时无刻不紧张。我女儿是个很健壮的宝宝，平时我倒也不担心**碰她的时候**会伤到她；但是总是会担心作为母亲，应当做什么，怎么做才是正确的——不过我怀疑可能也**没有**标准答案。

这就是回到家的弊端，在医院的时候，如果遇到麻烦，总归还是可以推她到护士站，那里就会有人帮你照顾一会儿。我们出院回家的第一个晚上，到时间了我给她喂奶，她就开始哭。最初的几天，我心情挺抑郁的。在医院的时候，我感觉自己还适应得挺好的，没什么负面情绪，病房里的人都很好相处。回到家后，我要对所有的事情**负起责任来**，这让我有些焦虑。现在也还是会焦虑，就比如到了晚上，感觉孩子好像都**不会**睡觉的，夜里也是精神抖擞，睡上几个小时就要醒一次，主要可能是因为**她**入睡不够深，因为她如果真睡着的话，基本上是叫不醒的，睡得很沉。每次我会提前算好她什么时间该喂奶了，然后给她喂奶、换尿布，得花大概 1 小时，然后我再回去睡觉。

我总会一边做家务一边思考：我能在她醒过来之前把这些家务做完吗？她现在醒了吗？因为她一旦**哭**，家里没其他人照顾她，每次我都得停下手中的活儿。我想我并没有很顺利地过渡为母亲，不知道这是不是一种普遍的想法，但我有时候也会想：我操心这个干什么呢？她自己过会儿肯定就好了，她**在我眼中**比实际上更麻烦……

我做了什么？

肯定会变好的，生活就是如此，但与此同时负面情绪也无法避免。逝去的永远无法重来，这总会让人缅怀过去那段还没有孩子的时光。而孩子呢，总是没日没夜地吵醒你来证明自己的存在，虽然他们不是故意的。但也不由得会成为母亲怒气的发泄对象。之后，母亲又会心怀愧疚。

凯特·普林斯（女儿吉莉安，6 周）：我有时候觉得她就是头小奶牛。开始的时候，我**恨**这个小孩，不是在医院的时候，而是刚回家的那一两周：我真希望她没生下来，真是让人**受不了**。心情是又爱又恨，其实是很复杂的。有的时候，她真的是可爱又乖巧的小孩，让人喜欢得不行，想要把她捧在手心里；但有时候一想到，又该起床了，有个小孩要等着我去照顾，就很心烦。

初为人母的这整个过程对我影响还是挺大的，适应的过程也很让我惊讶，因为这段时间我有点像个哭哭啼啼的怨妇，任何小事都会触发我的泪点，小伤小痛我也会哭，我一哭孩子也跟着哭。除此之外，我觉得自己**好**惨啊，晚上她也不睡觉，我都快被折磨疯了，真想原地去世，真的，我会快快乐乐地自杀，真不知道当时给自己挖了个什么坑。我心里想：天哪，我要一直为她操心到死——真的就是这样——即使她逐渐长大离我远去，结婚生子，我还是会为她担心。我这是给自己找了什么麻烦呀？我为什么会生下这个孩子？我接下来该怎么办？为什么一切不能回到之前——只有二人世界的日子？

这种感觉不同于住院时期出现的“产后情绪低落”，这样的“产后抑郁”是陷入一种更深层次的焦虑状态，会表现出恐惧又慌乱、深爱却绝望，更加无能为力。对于样本中 71%经历过这种情绪的女性来说，大多数人表示这种情绪会在几天之内消退，最多两到三周，但对于另一部分人来说，可能会因此演变为长期困扰的问题，无法自愈。

或许问题不该是“为什么有些母亲会抑郁”，而应该是“为什么有些母亲没有抑郁”，我们是不是不该惊异于母亲的焦虑与绝望（多数母亲的宿命），而更应对对母性角色感到满意的母亲表示惊讶（少数人的经历）？再一次，我们此处，用男性气质类的比喻[1]有助于凸显这一问题。将一个人送到与世隔绝之处，让其去做一份毫无经验但又极其复杂的工作，24 小时连轴转（这份工作没有工资也没有保险，可能到头来一点奖赏也没有），得是什么样的工人才不会陷入焦虑的情绪呢？出院回家后表示进入焦虑状态的女性，加上之前住院期间反映有“产后情绪低落”的女性，一共占样本中的 91%，另有将近 1/4 的女性经历了更长时间的抑郁情绪（尽管其中仅有 3 人接受过药物治疗）。[2]

产后抑郁	占比
住院时处于“忧郁”情绪之中	84%
回家后进入焦虑状态	71%
其他抑郁情绪	24%

接受药物治疗产后抑郁的 3 人中就包括艾伦·乔治和莫琳·帕特森。两人都经历了“难产”：艾伦需要麻醉进行人工剥离胎盘，产后经历了大出血；莫琳则是产程过长，在麻醉中进行了产钳分娩。尽管她们都认为，这样的经历与后期抑郁情绪可能有关联，但似乎她们所描述的更像是，初为人母的母亲在成为孩子的独立监护人时，所感受到的正常紧张情绪的恶化。

莫琳·帕特森：我当时状态糟透了，真的。我是星期五出院的，刚回到家我还好好的，但当天晚上可能因为没喂好，孩子一直安静不下来，我就一直**哭**。亨利也挺惨的，他也不知道怎么安慰我和孩子。本来我们就计划去我妈妈家过圣诞节，所以他给我妈打电话。我妈到了，让我带上行李，跟她回去住几天。但情况并没有好转，反而恶化了，我心情很不好，感觉可能永远不会处理好自己的情绪。圣诞节过后的那个周六，我状态实在太差，他们甚至要叫个医生过来看看情况。我总是很**累**，对孩子也**提不起兴趣**。医生过来了，他说这是急性产后抑郁，建议我不要操心宝宝的**任何**事情，最好是有人可以照顾我和孩子，不然有可能需要住院。我妈听了这话，马上让我在她家多住几天。她不能让我住院。所以我妈妈和亨利两个人照顾孩子。

但我心里很不舒服，人生从未**有过**这种感觉，好像自己要变成一个古怪暴躁的人。我跟亨利说，我觉得可能……我不断想着自己是不是没有照顾孩子或者顾全家庭的能力。因为医生来的时候，说的正是我想跟他说的话，他说我现在很没用，也不知道如何处理好这一切。但他也说：可能你就是状态不好，孩子的出生将你的抑郁情绪带出了身体，这是对你原来的身体系统的一个冲击。

我听说过“产后低落情绪”——我是说产后抑郁，但我以为只是在住院期间掉掉眼泪，也就这样了，我**做梦也想不到**现在这种情况……我以为只有**我**这样，但医生说，这种情况**实际上**还挺常见的……竟然会如此强烈，我可能这辈子的眼泪都是在那时候掉的吧，我绝对**不**想再来一次了，那几周真是无比黑暗。我都不**确定**这算不算是正常的反应，但我那段时间确实很难熬，也应该还没有从生孩子的疲惫中缓过来。好在身边的人都很好，如果没有人帮忙的话，那我可能就会像另外那些妈妈们，**真的**把怨气撒到孩子身上，这样可能确实容易得多。如果遇到像我当时**一样**心态崩溃的情况，身边又没有其他人帮忙，简直太可怕了。当时如果只有我自己一个人面对，我可能就直接走了，**放弃**他了，我真这么觉得。我绝对不会照顾他，当时状态真的太差了……

艾伦·乔治：所有的抑郁情绪我都怪在分娩头上，其实也可能是经过好几年长期积累的抑郁情绪被分娩触发了。但我不认同，我觉得还是整个分娩过程才是我抑郁情绪的根源。

医院里，每个妈妈似乎都要在分娩后第三天哭一场，我还曾经对此一笑而过，我说等到了第三天你们来看我吧，看看我的哭泣日！但你会听到的警示也就仅此而已。远远不够的。除了手术创伤，妈妈们应该有更多的心理准备面对整个分娩过程，无论是身体还是精神状态。

说实在的，好像没有什么值得我抑郁的**理由**，艾玛是个很乖的孩子，从来不会惹我生气。但我自己就像是**被抽干了**，毫无精气神，也感觉很慌乱，胃里也不舒服，看看周围，倒吸一口凉气：身边好像也没有人能帮我照顾她。我紧张到拉肚子，我记得小时候一到考试就紧张，一紧张就拉肚子，现在就和那时候一样。我知道这是起反作用的，因为本来我应该要好好吃饭，补充体内所需的铁，好好休息，为了快点恢复正常状态，也为了有足够的奶水喂孩子。但我这个样子就像是还没上战场就输了，其实这也算是一场战斗吧。我感觉**太**绝望了。我之前查阅过相关文献，但丝毫不起作用，我还是得去和过来人取取经，我还挺担心自己崩溃的。

我的全科医生给我开了安定片，但也没什么用，我有好几次或大或小的情绪波动。有天，我妈也没打招呼，就从老家爱尔兰过来接我回家。我确实也情绪极其低落，自己没法调节，安德鲁工作之余也没有那么多时间，但我的抑郁情绪与日俱增也不是个事。我在家住了三个星期，安德鲁过来接我们母女。我在家待得好极了，回来之后我又觉得不舒服，我觉得是食物中毒，但我也不确定——应该还是跟我太紧张了有关吧。从爱尔兰回来的那个周末，我的情况又恶化了，经常无端大哭，而且停不下来。安德鲁拒绝承认我需要帮助，他总觉得我只是太缺乏自信了，给我时间就会自己好起来，但这并不是自信不自信的问题。幸运的是，我的社工朋友那周末来看我，她看到了我情绪不佳的样子。周日晚上，我给她打电话，我说我都不想迎接明天了，她让我去看医生。第二天安德鲁走之前，她就过来了，她人真的太好了，她说她完全能理解我此刻的心情，因为当时她也这么过来的。那天早上她到了之后，她建议我要不去莫德斯利医院看看——那里有急诊部，或者我信任自己的全科医生的话，也可以联系一下她。我说，我还挺信任她的。于是那天早上，我就打电话叫来了我的全科医生，她也没有辜负我的期望，风尘仆仆地赶了过来，给我开了阿米替林(抗抑郁药)，解释了一下副作用。她给我开药的同时，又把她嫂子介绍给我。她嫂子嫁了位医生，也是社工，也经历过类似的抑郁期。那天下午她嫂子就过来了，接下来一个星期，她嫂子每天都会来看看我。她人真的特别好，给我详细描述了整个过程，而且她和我的经历基本一样，太巧了，不过也得感谢我的医生把她介绍给我认识。这位朋友打算给我提供精神上的治疗，我说先看看接下来 24 小时怎么样吧：其实内心有点抵触。她说，那你可能需要去医院看看，这样可能对你效果最好。安德鲁说，她肯定不会愿意 24 小时和孩子守在一块儿，她就建议我这周去医院，并说你总得要有个人陪，我照做了，刘易丝女士安排了一整周来陪我，安德鲁和刘易丝两人轮流过来……一个星期很快就过去了。每次我去斯科特女士那儿的时候，我都是早上 8 点安德鲁走之前到那儿，我感觉这事儿挺羞耻的，尤其是对于我这个岁数，还已经有孩子的人。但用过药之后，平静下来，我感觉好多了，斯科特女士说大概三天见疗效，但实际上六七天我才觉得有效果。我后来没什么抑郁情绪，但又有一种说不出的奇怪感觉——好像我和周围世界之间隔了面纱，虽然说这肯定比抑郁好点，但还是很让我苦恼。再后来，药的副作用也逐渐消退……

母亲与其他人

在现在的生活模式下，当女性感到上述压力时，她们只能向丈夫倾诉。但这样的压力太大，是超出核心家庭成员负荷的，因此，母亲、婆婆、姐妹也可以顶替这个角色。艾伦如果回到爱尔兰的家，和母亲还有其他（大）家庭成员，甚至儿时玩伴在一块的话，她还会有抑郁情绪吗？很显然从这样的角度出发，当出现其他人介入、缓解隔离感时，女性的“抑郁”情绪是有可能被扼杀在摇篮中的。

萨沙·莫里斯：当我终于带着孩子回到家里，把她放下，我心里开始嘀咕：要是发生了什么事，我该怎么办呢？那是一年中最冷的一天，可以说是最不适合生下孩子的时节了。我走出医院，外面**寒风刺骨**，像在荒郊野岭一样，我很**害怕**……外面太冷了，我都想直接把她再送回去。周五晚上，我熬夜看了连续好几天的天气预报，天气可以说不能再差了：最近将有雨雪天气，温度将持续在 0 度以下。我该怎么办啊，连着两天我都止不住地大哭。这对我来说，就是天大的事了。

萨沙后来住在了她小姨家，她小姨退休前是助产士，家就住在医院旁边。

我觉得这样的处理方式还是不错的，从医院病房换到另一个房间，不用受冻，离医院又这么近，让我宽心很多。我现在透过窗户就能**看到**医院，而且还有我小姨可以咨询——她真的对我帮助很大，给了我很多切实的好建议，让我别总担心各种事……

他人的建议只是冰山一角，坚实的情感支持和实际帮助才是最关键的。出院回家后，是属于母亲和刚生产的女儿的时间，约有 3/4 的母亲在这段时间给自己产后的女儿提供了切实的帮助。

伊丽莎白·法雷尔：如果没有母亲在我身边的话，我会很难度过。那段时间，我处于一种强烈的震惊状态，基本上什么都**不能做**。我妈帮我做饭、买菜、打扫家务，我却连着两天整日以泪洗面。

露艺·曼森：说真的，要不是我妈，我都不知道第一周该怎么过，我真的需要人来帮我。周六那天出院回家时，我觉得我可能今后都不会出门了，也不知道该如何继续正常的生活。大卫提议我们在家做顿饭，我心想：真是看热闹不嫌事大，难道要我一边带孩子一边做饭？当时就觉得任何日常琐事，我都理不清头绪。我妈妈真的太优秀了，事实上除了做饭还是我来，其他的家务活儿她都包了，洗衣熨烫、照看孩子，还要安抚我的情绪，让我逐步适应成为母亲后的日常生活。

有部分女性转变成母亲的过程相对顺畅，原因在于这些新手妈妈的妈妈的工作做得实在太好，简直就是将编剧、导演、舞台策划、制作人集于一身。妮娜·布雷迪在儿子约瑟夫出生前也很焦虑，不知道如何适应母亲这一角色。她不仅是一个母亲，还要工作，所以她很担心做了全职妈妈，随之而来地就会失去经济独立，但最终……

我：你觉得抑郁吗？

妮娜：不觉得，我妈妈在，这就是原因！[1]

我：护士有给你如何照顾孩子的建议吗？

妮娜：她们教我如何抱孩子、如何给孩子喂奶，不过都说得零零碎碎的。我倒不担心，因为我只需要听我妈妈的建议就行了。在爱尔兰的时候，她生过 11 个孩子，现在这 11 个孩子都健健康康的。那时，人们也没有无菌环境的概念，但我妈总说，她每次都要煮一下瓶子，确保东西都一尘不染。

我买了四个奶嘴，但好像对他来说有点大，这还是我妈妈提醒我的，说小孩子有时候会吐奶。当他一开始吐奶时，我很害怕。我

---

1 她母亲从爱尔兰过来在这边待了几周，住在妮娜的姐姐家（那里房子更宽敞），她母亲基本上白天都陪着妮娜，指导她一些当妈妈的注意事项。

妈说这个奶嘴对于他这么小的孩子来说过于大了。我还有三个多余的奶瓶，上面是加农牌奶嘴，我妈就拿了其中一个，说这回你孩子就不会再吐出来了。如果小孩子吃得太急了，大口吞下，可能就容易吐出来。

我妈妈说让我多用常识想想，孩子哭嚎得厉害，要么是饿了，要么就是渴了，如果你刚喂过，一两个小时后又醒了，那肯定就是渴了。

她每天等我喂完最后一次才走，差不多就到夜里十一二点。她会一直揉着孩子的背，让他整晚安睡，而且他也确实睡得很好。我母亲抱孩子的方式和医院不太一样：她一般是这么抱（孩子水平地横跨双腿），让孩子靠在她的胳膊上，她说这样的姿势孩子会比较舒服；而不是让他坐起来这样抱他。要多揉揉他的背，孩子会比较舒服，我现在也是这样做的，这样确实很容易帮他排嗝，而且他也很快会在你怀里入睡。

他饿的时候会哭，我一般会放任他哭 10 分钟，感觉这样对他的肺会好点，妈妈说小孩子要通过哭锻炼肺部，由于我儿子基本不哭，但又必须让他偶尔哭一下，所以就让他在饿的时候哭一小会儿。说真的，作为母亲，照顾孩子真的很棒，尤其是他醒的时候，可以跟他说说话，我很享受跟他说话的那段时光。在我喂奶的时候，我会给他哼唱，因为我妈妈之前喂我们兄弟姐妹时也是这样的。

只有抚养过孩子长大的母亲才真正了解带大一个小孩是怎样的，她们早已了然独自陪伴深夜哭叫的孩子会遭受多么可怕的孤独。

安吉拉·金:刚开始,从晚上 9 点到凌晨 3 点,她怎么也不肯睡,倒没有大哭大叫,但是一直哼哼唧唧的,真是烦死了。但我还算幸运的,因为当我实在管不了的时候,还有我婆婆来帮我带她。要是她一直哭,我婆婆就过来把她抱走,因为她知道怎么办,我婆婆有四个孩子,她知道妈妈真的受不了孩子不停地哭。过后,她跟我讲:这就是为什么每次孩子狂哭不止时,我都会进来带走她一会儿。

希拉里·杰克逊:晚上,我母亲一听到孩子有动静,就会下床看看她。我妈一下床,我也跟着下床,我问她,现在我们该怎么办?我妈就说,那我现在喂她喝奶吧。我帮她热好奶瓶,然后我妈喂,我下楼去泡一壶茶,弄好了我们就坐一会儿,像一个团队,感觉还挺好的。我跟我丈夫说,如果你上班,就我独自带孩子的话,可能你某天回家,就会发现孩子不在,我也不在,我就直接逃了,真的。

四个月后,她再次回忆起她母亲的帮助。

我妈在孩子醒着的时候陪我一起,晚上我们轮流摇她睡觉,或者有时候我会被孩子的哭声吵醒,但我哄不好她,我也会叫我妈过来帮我。我妈每次都会说,你别管了,回去睡觉,我来哄她。我现在会问她,你那时候累吗?她说,虽然当时不承认,但其实还挺累的,和你差不多累。但她说,她也知道,疲惫的时候总会过去的。她说,我现在肯定不会相信,怎么会有不累的时候,那是因为还没发生。但是我妈妈知道,不会一直累下去的。

哭闹的小孩

人人都知道小孩子会哭闹，但直到有了自己的小孩，才清楚他们会哭到什么程度。第一个月宝宝哭泣时长日均 2 小时，妈妈睡眠时间不足 6 小时[3]。到最后，即使最有耐心的妈妈也会被孩子惹恼。70％的女性表示她们有时会生孩子气。

你对孩子生过气吗？

瑞秋·夏普：有过，我甚至还威胁说要把他头朝下摔到地上，还吼过他好几次，但过后也挺后悔的，有时候，是真的想用力摇他一下作为惩罚。有时候他醒了，但我睡着了，就听不见他的哭叫。弗朗西斯会把我喊醒，说孩子可能是想吃东西了。但他每次都把孩子从婴儿车里抱出来，放在我旁边，所以孩子就在我耳边狂嚎，我头都要裂了。我丈夫就问我，你不起来给他喂奶吗？我就起来，把他身上的小毯子都扔掉撒气——我真的有些过分！

简妮特·斯特里特：有过，而且还是暴怒那种，凌晨 2 点把我吵醒，真的会让我很恼火啊，刚开始的时候我都想动手。主要是，我半夜还得起床，一想到这我就很生气；但当我看到他的小脸，气就消了一大半。但开始那段时间，我和我老公都气到想打人，我真的，手里拎着筐走到他面前好几次了（此处有手势），因为你也不知道他为什么哭。我不会觉得很愧疚，因为这都是人之常情，我的姐妹们也都说她们有过类似的感受。

黛博拉·史密斯:夜里,我有时候会生气的,还会跟他发脾气大吼,有的时候会想打他,但不是那种暴打。尤其是你想睡觉,但他就开始闹,真的很让你生气,但只要看到他的小脸,就狠不下心来了……

克里斯蒂娜·林奇:好像没怎么生气,除了第一周,我当时很累,已经 12 点 30 了,最后一次喂奶,我刚给他换好尿布他就又尿了,尿完就开始哭,我就骂他,小屁孩快给我闭嘴之类的……

吉莉安·哈特利:有过,我真想直接把他嘴给堵上。

麦克斯:他现在处于一个这么大孩子比较常见的循环。他一哭,我就得起床,把他抱起来,给他拍拍背,再将他放下,检查尿布是不是该换了,再给他裹得严严实实的;直到他逐渐安静下来进入梦乡,我才回到床上,披上衣服;但我一想关灯睡觉,他又开始闹。就这样连着来回六遍,我真想直接把奶嘴塞进他的喉咙里,喊得我真心烦,但我没有,我当然不会这样做。那个时候,我突然就想起,之前人们总会问你的那个愚蠢问题:为什么会有人打孩子?我倒是觉得这真是世界上最简单的解决之道。

吉莉安:他倒也不是个**坏**小孩。

我:现在你有自己的孩子了,你能理解父母会打孩子吗?

南希·卡特:我能。

我:我记得你在生下乔安娜之前,你说自己完全不能理解。

南希:嗯,是的。

我:那你是如何理解的呢?这样的转变会让你觉得担心或者

恐惧吗？

南希：我只是觉得之前自己误会了很多人，但我现在茅塞顿开！

朱丽叶·莫特里：有时候**我知道**他该排嗝了，我想帮他拍拍，但他后背扭来扭去就不肯好好坐直，有时候真的收不住想发火，就很想直接**抓着**他，用力按住不让他动，因为我知道他需要这样，但他就不听话。我现在能理解父母的感受了，尤其是在居住条件又不好的情况下，我都不敢想象只有两个房间的话该有多烦躁啊。

道恩·奥哈拉（和丈夫孩子居住在一间房间里）：我得承认我有过这样的想法，就在他一整天都安静不下来的时候。如果我陪他在小床上玩，他还能老老实实坐会儿，但我一把他放回婴儿车里，他就又不听话了。我就会狠狠打他一下，倒不是真的揍他，应该算是**拍一下**，但过后还是会后悔，这毕竟也只是小孩子脾气嘛。我老公说我有时候太惯着孩子了，这话我不爱听。人们嘴上说不惯孩子，这很容易，但当你真正和孩子共处一室，无时无刻不听着他们哭闹时，你肯定会想做点什么逗他们开心啊，我们现在是共处一室啊。晚上我老公回家的时候，我和孩子在看电视，但他回来了，我们就得把电视声音关小点。其实这挺不公平的，孩子就哭啊闹啊。我老公肯定也睡不着觉。但他第二天早上 5:30 就得起床，他也不知道能去哪儿睡觉。所以你看，我们不能跟孩子住在一间房。我现在就觉得自己两边不落好。我只能摔门而出，走到厨房好好哭一场，很傻吧。有时候，我感觉凯文一点都不理解我，但其实不是的。他整日都在工作，他工作很辛苦的。晚上回家了，我给他做顿好吃的。我白天也带了一整天孩子呢。

话说回来,正确的问法或许不该是"为什么有些父母会打孩子",而应该是"为什么有些父母会忍住不打孩子"。70%的父母会对孩子生气,不发脾气的父母才是少数。尽管理论上讲,发脾气并不等同于要诉诸暴力,但现实中,怒火往往会(在某些特殊情况下)成为行动的诱因。[4]

其中一个解决孩子哭闹的方法,就是塞个奶嘴。尽管在中产阶级中,这个方法已经过时,因为它会让家长陷入激烈的心理斗争;但凯特·普林斯选择为了平静牺牲原则。

凯特·普林斯:就是上周,我很忙,很想能好好处理事情。我最近在写一些与一个学校有关的报道。在这个学校,有个小孩给了我一堆礼物,其中有个奶嘴,我把它放进消毒器里。马克说我们绝对不用它,他坚决**抵制**奶嘴,说白天的时候绝对不能用,他光是**看到**都受不了,所以我就没有用。我一直没用奶嘴,但我当时就想完成手里的针线活,她又怎么也不肯安静下来,一直哭啊哭,我干脆心一横,管他呢,他又不需要整日**坐**在她旁边听着她嚎,我**还得**继续工作呢。我就给她用了奶嘴,她看起来很开心很满足,也没有哭得脸红脖子粗的,小脸白皙又安静。看到这样我忍不住安慰自己,应该对她也**不会有**什么坏处……看她现在这么开心,我也能享受片刻安静。搞笑的是,我有段时间生病了,很不舒服,马克也得了流感,他真的很难受,又是嗓子疼又是流鼻涕的,刚结束工作,一到家又听见孩子在哭。我很珍惜我们共同在家的时光,一起吃顿饭之类的,所以每次他回到家的时候,我都尽量把孩子哄得快睡了。结果那天,我们刚一坐下要吃饭,她又开始哭了,我心里翻了个白眼,看着马克没精打采的样子,我也不管别的了,爬上楼给了她奶嘴,她果然就安静了。马克问我:你干吗了?我说给她用了奶嘴。他可能也是太累了,没有抱怨,反而还挺开心的。第二天我们要出门玩,她又开始在自己的小婴儿车里不停大哭,突然就安静了,原来是马克给她用了奶嘴,他现在倒是完全支持了!自从用了奶嘴,我好像也更爱她了,奶嘴改变人生啊!

情感回报

在最初的几周,生活可能是一塌糊涂,满是问题,但相伴的是无限的爱意和奉献,欣喜、成就与自豪感也会油然而生。孩子是母亲的创造和财富,在她十月怀胎期间,在她还看不到宝宝的时候,孩子在她腹中生长,长出手指、脚趾,学会了笑——微笑,到快乐,到激动,再到大笑。就像拍摄花朵绽放的快镜头,孩子也在以肉眼可见的速度茁壮成长,毫无缘由、无从安慰的大哭逐渐少了,孩子开始成为母亲希望长成的可爱小孩。

照顾孩子时,哪些方面让你喜欢?

我喜欢喂他吃东西和抱着他,每次他都会仰着小脑袋看着我。昨晚他笑了,不是因为打嗝。整张小脸都亮了。(迪尔德丽·詹姆斯)

所有的,我都喜欢,我很享受喂他和抱着他的过程,要是我没有其他事情要做的话,我觉得我会抱着他一整天。(莫琳·帕特森)

想想这是多么神奇的事啊,能够喂养这个小家伙,看着他从你

身体里出来，然后逐渐长大。（艾丽森·蒙特乔伊）

我最喜欢他睡着的样子：我很喜欢喂过他之后，他开始有点犯困，想要睡觉的样子，太可爱了。（格蕾丝·鲍尔）

我喜欢给她洗澡，她很喜欢我给她洗头。每次给她换衣服的时候，她就是不听话，不肯安静，但你给她洗头的时候，她绝对是很安静的，特别配合，她很喜欢。（艾玛·贝肯姆）

每次她狂哭不止的时候，你把她提起来，她马上就不哭了，真是太好玩了。（凯瑟琳·安德鲁斯）

有他真好。（玛丽·罗森）

我现在很享受照顾她的过程，喜欢看到她惬意休闲、干干净净的样子，而且她是个很自信的小宝贝，从来不会看到她烦躁或者哼哼唧唧的样子。她的自信甚至都传染给了我。（萨沙·莫里斯）

我知道他是我的，没有人可以把他从我身边带走，这或许就是我不想他长大的原因吧。（米歇尔·克雷格）

我尤其喜欢母乳喂养她的时候，不知道是不是因为我喜欢那种触感，但我确实很享受那个过程。我离她很远，但突然想到她的时候，那种感觉还是会涌现。我很喜欢她依赖我的感觉。她笑起来会特别开心，现在也开始咿咿呀呀的了。我一直记得之前在电视上看到过的一段纪录片，讲的是猴子，猴妈妈脸上的肌肉都被割掉了，所以脸完全没有表情，小猴宝宝就会紧紧抱住妈妈，只是不看妈妈的脸：他从妈妈的脸上得不到任何反馈，那简直太糟了。（伊丽莎白·法雷尔）

她会笑，但那是因为有嗝吧？我每次也笑，心里也想着，路易你可真傻，还和她回笑，她那不是在笑啊，但我总会回应那个笑脸。（露艺·曼森）

你觉得和孩子之间有情感联结吗?

我觉得有,她只有和我一起时会喝光一整瓶奶,和巴里在一起的时候都没这样,她总会留最后一盎司。(安妮·布鲁菲尔德)

他开始眼睛盯着我转了,我感觉他对我笑得多,这话我不在我老公面前说,但我觉得是这样的。他笑的时候,是打心底里开心地笑,现在笑得比以前多了。(道恩·奥哈拉)

还没有,我感觉还在慢慢培养吧,她现在应该认识我了,会回应我,但我还不认为已经存在情感联结。(克莱尔·道森)

我开始有情感依赖了,起先早上一醒来想的就是她,你懂的吧。但现在我会试着在喂她的时候读本书,或者听听电台,思考一会儿。……这是一个自然过程,得逐渐打开眼界,不能只盯着孩子看。(索菲·费舍)

宝宝学着认识母亲的时候,母亲也在努力成为一个合格的母亲。初为人母从社会角度来看,也是极为重要的,女性从此肩负起抚养孩子长大的重任,无论之前是秘书、工厂员工,还是学校教师,女人从此有了共同的角色——母亲。

你意识到自己成为母亲了吗?

露易丝·汤普森(波莉出生一个月后):很有意思的是,我朋友也问了同样的问题,我就说我开始有母亲的**心态**了,但这与“有一个宝宝的女人”是两码事。可能就是这样吧,**你成了一个母亲**,我也说不好。

某种意义上，我感觉自己不自由了，被女儿困住了。确实，我没有以前那么自由的感觉了，我跟奥利弗说，**人生**以后就是无尽的重复。回到家，家里有个孩子，这可能就是唯一的不同。好笑的是，当初是**他**想要个孩子的。

安妮·布鲁菲尔德：我没太觉得有什么不同，如果有母亲心态的话，应该会感受到不同吧，但我完全没有觉得有任何不同。

迪尔德丽·詹姆斯：我有时候会忘记自己是个母亲，尤其是下午孩子睡觉的时候，我就会想，我自由了。然后，我听到对讲机里有点声音，我就想，不行，我不能把孩子忘了。别人夸我的孩子好看的时候，我觉得特别**自豪**。他是不是很可爱的孩子？

乔·英格拉姆：我没觉得自己有什么变化，只觉得增添了一件事——适应角色。

简妮特·斯特里特：我觉得可能等孩子长大些会更有母亲的感觉吧，但现在而言，我只是个**机器**。

妮娜·布雷迪：可能到他会说话，开始叫我妈妈，我才会有做母亲的感觉吧。前两天我给他冲奶粉的时候——哎，当时是谁在抱着他来着？不是汤姆，是我姐姐——我还说：没事，妮娜阿姨给你冲好奶粉啦。我姐姐的孩子是这么叫我的。他们都笑话我！

我仍然觉得我更愿意工作，现在没什么事情做，就会觉得生活无聊，不过如果有三四个孩子，可能就没时间无聊了吧。如果你今天没来采访的话，我应该就会坐在那儿读报纸，或者写封信，我每天都很闲。

格蕾丝·鲍尔：有的时候，我还反应不过来他是我的孩子，昨天我躺在床上，听见孩子的哭声，我还想着，这是谁啊？我都没有意识到这是**我们的**孩子，不是别人的，有时候还是会觉得很陌生，也还想象不出自己是个母亲。鲍勃会跟孩子说话，说到“你妈妈怎么怎么”，我就在想：那是谁？有好几次，我下楼出门的时候都没带上他。将自己还有个小孩忘得**彻彻底底**。

凯瑟琳·安德鲁斯：我总是会想着她在楼上，思绪不由得就会飘向她那里。我妈妈说我每次都只说“她”，从来不叫孩子的名字，而且我会冷不丁就谈到她，她今天又做了什么什么的。还好是我妈，换一个人都不知道我在说谁。我总默认其他人也能一下子反应过来，我真是一根筋。

伊丽莎白·法雷尔：我去金钟道逛街，环视四周，母亲们都在推着婴儿车，我内心涌出强烈的**同理心**：我也有孩子了。

简·特伦特：有了孩子，心态**确实**会很不一样，我记得之前去商店做圣诞节的采购，看到其他母亲，想着自己也将要和她们有很多共同的想法，要经历她们有过的体验，我觉得还挺好的。

我现在出门会愿意多花时间打扮自己，别人看到我会夸我很好看。我说，是的，因为我不希望让人觉得我是个邋遢的老妈子。但我之前工作时，就完全不会在意这些。

莎拉·摩尔：我觉得我心态更老了，不过某种程度上讲也更满足了。我以前不会觉得紧张焦虑，一直是比较平静的性格，现在我甚至更加冷静。可能也和我仍处于哺乳期有关——荷尔蒙还在，等6个月后再看看那时候的我是什么样吧！现在满足和冷静就是我的关键词：万事平常心。

露艺·曼森：我和杂货店老板说我生完孩子了，其实是我提到这个话题的。我感觉成为母亲是一件很重要的事，但感觉大家对此不是很积极，尤其是未婚的和还没怀孕的人，他们应该都**意识不到**孩子会给他们的生活带来多大的变化。而且他们也不重视作为母亲的**重要意义**。

道恩·奥哈拉：会的，有了孩子会让你觉得不同，或多或少会有吧。倒不一定是真的会成为**更加优秀**的人，但你会感觉自己变得更好了，我很喜欢这种感觉。真希望能给孩子更多，我想有栋自己的小房子，里面有他的小卧室。

萨沙·莫里斯（曾是空姐，但婚后放弃工作全职在家）：事实上我现在觉得自己**更有用处**。在生下她之前，我有种无用之感——我每天在家也不工作，我也没有工作的必要。但现在有事情做，我感觉**好多了**，之前总是很失落找不到事情做，生活没有方向感。

朱丽叶·莫特里：我不知道你指哪方面，目前我还不太有做母亲的感觉，但我应该觉得有所不同吧，我现在很少想自己的事，比如我想做什么，我怎么想。

克里斯蒂娜·林奇：之前只有我和丈夫两个人的时候，我也一直想着自己是个母亲，现在这样就很好，我一直都想要个孩子。

莫琳·帕特森：现在会的，我们每次带着他出门，想到这是我俩的孩子，有点自豪，感觉很棒。

一部分女性愿意接受"母亲"这个标签，它代表着女性化的角色，植根于家庭生活的概念。孩子是家庭生活的象征，而花园里成堆的尿布、放在大厅的婴儿车、散落在地毯上的玩具——这些宝宝在婴儿期带来的累赘也可以自豪地宣示着作为女性的成就，即创造了一个完整的家庭。另外，一部分女性虽然对于"女人就是母亲"这一说法没那么买账，但也不可避免地发现，母性情感也正占据着她们的内心。成为母亲也意味着个体特质的消减，自我逐渐被另一个体的需求所淹没，显然很难将母子分开成单独的个体。但处于这一阶段的多数人来说，还很难理解究竟发生了什么，在分娩的冲击渐渐缓和之后，女性才会开始有了成为母亲的感觉。

小家伙们

孩子生来是独立的个体。自然他们会受到周围社会环境的影响塑造，但他们也有生来的性格。对于初为人母的女性来说，这可能会是意想不到的事，尤其是对于只玩过塑料娃娃、只看过婴儿护理书上简单的警示的女性来说。这些书写得好像婴儿可以往任意方向塑造一样。再看下面具体的描述，让人觉得孩子在很小的时候，就能以某种方式让别人了解自己的需求。很显然，在分析孩子行为的时候，只部分评估了他们的性格方面——一个“好”孩子是安静的，行为习惯也相对固定（容易预测的），“坏”孩子一定是总哭、很难伺候的。

你的孩子是什么样的呢？

总哭的孩子！什么样的？脾气相当差。（格蕾丝·鲍尔）

我不知道怎么说，他应该会是一个意志坚定的孩子吧，一旦他下定决心要做什么事，他就会一直坚持下去。（迪尔德丽·詹姆斯）

他是个固执又脾气坏的小孩。高兴的时候，其实也像个成年人，就是你身边的一个非常可爱的小家伙；但当他心情不佳的时候，简直就是个小恶魔。（吉莉安·哈特利）

我对他的性格可能把握不太准。我总觉得他是一个喜欢故意惹麻烦的小屁孩，比如说他想吃东西，但我知道他那时候不可能饿，就像是只小动物，到时间就想吃东西了。（乔·英格拉姆）

我猜小孩子都有些精神分裂吧。好的时候是真的贴心，我儿子在大多数情况下也是平静又快乐的，我觉得他还好——需要一个固定的人来管教。（简·特伦特）

我感觉她性格还挺多元的，她很机敏，也不是很爱哭，挺有个性的——如果她想的话，会是那种一句话也不说的孩子。（艾丽森·蒙特乔伊）

她有点被惯坏了，她总是哭，但我们一去哄，她马上就心满意

足了。(凯瑟琳·安德鲁斯)

我跟你讲,他是个很棒的小孩,从来不用半夜起来喂他东西,不是那种隔 4 个小时就要哭叫的孩子。(妮娜·布雷迪)

小天使! 真的是个好孩子。(道恩·奥哈拉)

又磨人又可爱。(妮可拉·贝尔)

他们能和大人一样放屁拉屎也是挺神奇的,我不知道,就是个爱哭的小孩吧。(露易丝·汤普森)

她简直太棒啦——我逢人就夸,大家都说我有个这么安静的孩子真是很幸运。(萨沙·莫里斯)

有些妈妈会觉得自己的宝宝还没有什么特质,因为毕竟才 5 个星期,还太早了,孩子的个性还没有形成。等到宝宝 5 个月大时,妈妈们就有更多表达欲了。但在宝宝的各项特质中,有一项是显而易见的:性别。在人类文化中,关于男孩女孩的性别观念数不胜数,30%的妈妈(在做母亲之前)认为即使还在婴儿时期,男孩女孩的表现也是有差异的,因此也不难发现,在描述宝宝性格时,会出现一些男性/女性化的用词。

对孩子的性别意识或许是无意的。当问及孩子的性别是否影响到与其的关系,34%的母亲回答是,但这并不是个容易回答的问题。

我考虑过这个问题,如果我的孩子是个男孩,我会是什么想法,不得而知,我也很难想象,有个男孩会是什么样子的,会不会有什么不同。孩子就是孩子嘛,至于我女儿,身上也丝毫没有男性特质。(凯瑟琳·安德鲁斯)

我觉得肯定会有所不同吧，但很难说，因为如果是个小男孩的话，妈妈可能会和孩子有点自然的性方面的关联。……第一周的时候，我觉得她好像就是我，很奇怪：这种感觉很强烈，从她身上能看到我的影子，就好像是我在喂养我自己。（苏·约翰逊）

又是一个很难回答的问题，首先要声明，我没有将他的性别考虑在其中，至少我不这么认为，但有的时候我会怀疑，是否因为他是个男孩我就会有不同的感觉。尤其是在给他换尿布、喂奶的时候，我就会想他会不会存在俄狄浦斯情结呢，一到那个时候，肯定就不由自主会想到这个问题。在给他换新尿布的时候，我会很小心地观察他的下体是不是干净的，抚摸一下他的小屁股，我就会想，他会不会以后都留下心理阴影啊！（朱丽叶·莫特里）

描述一个月大的宝宝的特质的词

女孩	男孩
小贪吃鬼	小恶魔
贴心	有主意
很不错	动手能力强
可爱	有点急躁
操心	固执己见
爱思考	有点残暴
像妈妈	像爸爸
性情好	魔鬼一样
很机敏	脾气大
爱笑	他以后会领导工会

续　表

爱哭鼻子	血腥
漂亮	很健壮
爱回应	两条腿的小猪
文静	烦人精
冷静沉着	爱管闲事
很自立	臭不要脸
对周围环境有好奇心	爱打听
知道自己想要什么	渴望关注
睡眠少	耍小聪明
安静	小天使
有公主脾气	贪婪
很可爱	性格直来直去
好极了	脾气极差

他看着就是个小男孩儿，但我不知道是不是我的心理作用，他的手看着和史蒂夫的一模一样，史蒂夫的手很宽，是工人的大手，他是个高级建筑工，以后会领导工会的。（乔·英格拉姆）

我能意识到他是个男孩儿，他很暴力，前两天把我的脸抓破了，而且还总踢人，给他换尿布的时候，很难把他的腿放下来。而且每次你想把奶瓶拿出来看看他吃了多少奶，他就把胳膊一抬，挥到围嘴下方位置，你想把他胳膊拿下来，他还不听话！（简妮特·沃特森）

他是个让人见了就很想抱抱的孩子，他也喜欢被人抱着，很多人跟我说反而是小男孩比小女孩还惹人疼爱。不过我很难想象自己有个小女孩，有了儿子就习惯男孩了。（莫琳·帕特森）

我不想要男孩，所以我觉得性别应该会有影响吧，我说不好。这样说可能不太好，但我觉得给女孩子穿衣服更好看，像小洋娃娃一样，这可能是我喜欢女孩的原因之一，我觉得女孩子更好玩。我很期待，等到 50 岁的时候，可以每个月给我女儿提点人生建议。可能这样说也不太好，但我觉得女孩子做什么工作我都可以接受，如果我有儿子的话，我可能就会希望他做医生或者脑外科医生，但如果是女孩的话，我只希望她善良、对人友善就好了……这样想是不好的，但我真的不要求她以后一定要事业有成。我跟马克说，如果我们生的是个儿子的话，十磅的大块头，我肯定要恨死他了。不过，前两三周我也时不时地就会很讨厌她。（凯特·普林斯）

我觉得性别不同的话，我可能会有不同的感受，女儿的话我会觉得更亲近，我一直都想要个女儿。（妮可拉·贝尔）

我很开心生的是个女孩儿，厌女主义的反义词是什么？（露易丝·汤普森）

如果我没有老公的话可能没区别，但我觉得家里只有一个女性感觉还是挺好的。这么说好像有点蠢，因为并没有什么争风吃醋的因素在其中。你可能会觉得，女孩子就会是家里的小公主，万千宠爱在一身……（简·特伦特）

做母亲的另一面

24 小时无间歇地照顾一个孩子是根本无法事先想象的经历。样本中 91％的母亲认为，这和她们预想的是有区别的——真正做母亲要比书上浪漫的插图看起来累多了，尽管也有极大的满足感作为回报。用现实的眼光去审视时，考虑到现实生活中还有全职工作、生活责任，人们就需要用更加尖锐的视角去看待母亲角色……

照顾孩子和你想象中的一样吗？	占比
一样	9%
不一样	91%

莎拉·摩尔：带孩子太占时间了，真的，我都意识不到每天我要花多少时间带孩子，喂奶竟然要一个小时，你知道吧，母乳喂养或者奶瓶喂……然后喝水，换尿布。所以我其实时间挺紧张的，我很震惊当时竟然可以在上班前搞定这些。

伊丽莎白·法雷尔：做母亲需要学习，至少我需要。第一件事就是，她不是个机器，定时给她喂奶喝水换尿布洗澡就行了，她是个人。我学到的另一件事就是你不用在她**每次**哭的时候都要去管她。

索菲·费舍：我可能还没有完全准备好，没想到她会给我带来这么多限制，之前没有考虑过这方面，比如出去理个发，买条面包，都要先好好考虑怎么安排好她，更别说想看场演出之类的了。即便真的把她带着，那也要带上一包尿布还有换洗的婴儿服，而且还要精确计算好时间，这样她就不会在来回的路上想要喝奶，这些我在生她之前都不了解。倒不是说我对此**多有压力**，只是我从来没有这样的预期。

克里斯蒂娜·林奇：可以说是我想象的双倍的糟糕，都不能用辛苦二字形容，而是**加班**，额外洗好多件衣服。如果从纯粹自我的角度来讲，你的时间已经不属于你了，我感觉我都没有时间可以坐着读本书，也不能想去超市就去超市，你被束缚住了。我过去还和基思讲，到时候我就晚上起夜时顺便给孩子喂奶，当时这想法真是太天真了，丝毫没有意识到实际状况。书上会这么写，但是……事实上**是很**限制人的。当然了，你可以选择雇个保姆。但我从来没有想过去超市也不自由了，甚至只是溜到楼下寄个邮件也要左思右想。我是指，我倒是**可以**去，但我害怕没在他身边看着他，万一他难受了，或者吃了什么不该吃的东西，那你就无法原谅自己了。做母亲**真的**很难，尽管你会读母婴方面的书，但这些书其实不会阐述方方面面，书上会讲如何喂奶，如何换尿布，如何给孩子穿衣服；但不会告诉你另外一面，只有到你有了自己的孩子时，才能够真正明白。

露艺·曼森：我可以说**一点儿**都没准备好，之前接受你采访时，我**一点儿**都不担心，就想着船到桥头自然直呗。但现在，说实话，看到这样一个要求多的小朋友，以及给我的生活带来的翻天覆地的变化，我的世界观都要崩塌了。比如说，我从没想过隔三四个小时就要去照顾一下。而且我觉得从某种程度上讲，没有真正体验过的话，也**确实**是很难理解的。人们都会在你怀孕的时候说，现在多休息啊，以后孩子出生就没时间休息了。但你当时就听不进去，只是敷衍地说“好的好的”。

你觉得孩子给你的生活带来了多大的影响？

说实话，完全改变了我的人生轨迹，真的，想到这，我太难过了。（露易丝·汤普森）

我现在哪儿也不去了。（安妮·布鲁菲尔德）

所有的一切都变了，看到新闻上说有第三次世界大战的可能，但我觉得这也不算我目前最重要的事。（何塞·布莱斯）

我之前会整天喝茶，但现在不喝了，我没有时间煮茶，也没时间喝。（对着宝宝说）我什么也做不了，对吧？（戴安娜·米德）

挺大影响的，翻天覆地的变化。我过去比较以自我为中心，但现在就不会，我没时间关心自己，所有的时间都在想着她，她什么时候会起床，我得做点什么，现在脑子里根本想不到自己的事。（萨沙·莫里斯）

要说有什么变化的话，那可以说他把我们的生活搞得乱作一团，任何事都要围着他转，无论白天还是夜里，只要是他哼哼一声有什么需要，那我们都得屁颠屁颠赶快过去。（瑞秋·夏普）

我现在已经无法想象没有他的日子了，出院回家的时候，我问西蒙，你能想象我们没有他会是怎样的吗？他特别轻松地说，当然了。可把我吓坏了。我说我不能。可能这就是女人吧……（玛丽·罗森）

他彻彻底底改变了我的生活，不仅是我原本的生活方式变了，就连我自己也成了一个不同的人，有了他就真的有了一种家的感觉。原本是两个人在一起，现在却真正组成了一个家，你和丈夫有了最珍贵的共有财富，我想这是最大的变化吧。（简妮特·特伦特）

我前两天还在想呢，这可能是我人生到目前为止发生的最重

要的一件事了,未来可能也不会有更重要的事了,孩子真的很让人着迷,对吧?(索菲·费舍)

生了孩子以后,我的生活完全变了,因为我现在不得不放弃工作,这可以说是最大的人生改变。过去的几年,我一直在外工作,一天都不曾落下。而现在则是每日赋闲在家,这种感觉还挺奇怪的,可能我也需要像当初适应工作一样,适应现在这样的状态吧……(妮娜·布雷迪)

8 食谱

过去的我常以为哺乳再简单不过了，结果现实打脸。

……婴儿哺乳的首要原则，归根结底就是，哺乳婴儿。[1]

早期几周，主要就是忙着喂养的问题。实际上，母亲们会有几个月的时间纠结孩子吃奶要吃多少、频率如何。孩子饿不着，能够“健健康康”地长大，就是给辛苦付出的母亲最好的奖励，这是她实实在在的看得见的爱与付出。反之，如果自己的小孩体重增加没有达到“标准”，或者总是在哭、一副不够心满意足的样子，这就成为母亲的切肤之痛，说明自己做母亲是失败的、不合格的。当然了，婴儿喂养领域的专家们——儿科医师啦、家访护士啦，肯定是这种想法的强烈拥趸，理所应当地认为孩子的生长发育和健康快乐就是取决于母亲的照顾。

新手妈妈会听从专业建议，但也会借鉴完全没受过专业培训、一手将孩子养大的过来人的经验之谈。这些过来人包括但不限于自己的母亲、婆婆，以及姐妹、朋友。她也关注自己孩子的反应，每个孩子的情况不尽相同。所以最终决定喂孩子吃什么，是综合上述所有建议的结果，是权衡各方意见之后的妥协。最后，孩子（轻重、睡眠习惯、是否满意、排便情况）才是成功育儿的唯一有效的判决因素。

母乳喂养是最好的吗？

孩子真正出生之前，母乳喂养还是奶粉喂养的争论，还只停留在纸上阶段。母亲们报培训班、买书来看、咨询朋友亲戚的经验，但无论当时结论如何，还是很容易被现实打败：孩子哭个不停，牙床像铁夹具一样，有着无底洞一样的胃，和你想象不到的怒气。同理，当我们把一个真实宝宝的真实胃口考虑在内的话，什么时候可以开始喂宝宝“固体”食物这类问题，就可以顺着孩子的洗澡水一起倒掉了。毕竟，想要了解孩子的内心，那就要先了解他们的胃。关于这个分歧问题，其中一个结论就是，近 1/3 的母亲并没有像之前打算的那样，给宝宝喂奶(人的乳汁或是牛奶)。在喂孩子固体食物方面，超过半数的母亲与预计时间不一致。

喂养的设想和实际情况	
母乳喂养/奶粉喂养	**占比**
和预期一致	70%
不一致	30%
开始喂固体食物的时间	**占比**
和预期一致	45%
不一致	55%

如今的专业意见为母乳喂养强烈背书。就像现今社会支持自然顺产，自然方式的母乳喂养也才符合崇尚“自然”方式的社会趋势。老方法(长期的母乳喂养，晚一点开始喂固体食物)的复兴，确实是有科学依据的，并非只是出于情感因素。有医学研究证明，这些老方法确实是更有利于孩子健康成长。[2]很多母亲也都信奉这一观念，但为什么她们并没有实际遵守呢？考虑到实际情况中的产后抑郁和孩子本身带来的一系列冲击，或许我们应该对这个问题重新组织一下语言。尽管在当今的科技文化中，“自然”方式面临诸多障碍，那么为什么有些母亲还是会选择“自然”方式呢，比如说母乳喂养？

你为什么想要母乳喂养？

我自然而然地认为小孩子就是要母乳喂养的，这是正常操作。很多人都会说，咦，我可接受不了——我朋友有四个孩子，她全部是奶粉冲泡。我不太接受她这种做法，又不是说现在还是自由自在四处闲逛的时候，没事要出去看个剧吃个饭，喂奶可能会有影响。在我看来，这并不是遵循自然规律的，每个母亲应该都想给孩子喂母乳才对。但至于我能母乳多久，我就不知道了。（克里斯蒂娜·林奇，母乳喂养3周）

怀孕之前，我挺排斥母乳喂养的，我可不想给孩子喂奶；但怀孕之后，我的想法就转变了。怀孕后，我看了一些这方面的书，我觉得喂奶是我对孩子的义务。（妮可拉·贝尔，孩子5个月大，仍在母乳喂养）

可能觉得这是很自然的事吧……上帝也是这样创造的，就应该是这样。（约瑟芬·洛伊德，母乳喂养9天）

我没有宗教方面的想法，我想要母乳喂，是因为我很享受那个感觉，而且对孩子来说，母乳也更好。孩子会拉得更少一点，这样我也省点心。（艾丽森·蒙特乔伊，孩子5个月大，仍在母乳喂养）

我妈妈也是这样做的，所以对我来说，母乳喂养是更正常的选择吧，这不就是乳房的作用吗？（帕特·詹金斯，母乳喂养11周）

鉴于乱七八糟的事已经够多的了，我应该还是会继续母乳喂，感觉会比冲泡奶粉省事一点……我很懒的，这就是原因。我不是因为什么情感因素才选择母乳喂养——想跟孩子更亲近一些什么的，只是因为这样比较方便。（乔·英格拉姆，母乳喂养四个半月）

选择冲泡奶粉喂养的母亲则将上述论点反过来阐述。比如说，冲泡奶粉比母乳喂养更方便，但是奶粉对于宝宝健康的优越性并未被列为原因之一。还有很多想要冲泡奶粉喂养的妈妈说自己也不太清楚动机。

你为什么想要冲泡奶粉喂养?

希拉里·杰克逊:因为我不希望孩子过于依赖我,不能每次孩子需要喂奶时我都必须在场吧,而且我觉得我老公也愿意喂孩子,他挺支持冲泡奶粉喂的,如果我坚持母乳喂养的话,他可能还会觉得我保护欲太强了,因为每次喂奶妈妈都**必须**在孩子身边。我小时候也是喝奶粉长大的,也活得好好的嘛。母乳喂养的弊端还挺大的,我跟朋友出去吃饭时,乳汁会漏出来,朋友们肯定都会觉得很煞风景啊。他们走在路上,若看见一个小孩,就会取笑我,肯定是这样的,我可不想经历**这种事**。

瑞秋·夏普:更多的是出于健康原因吧,我可能会贫血或者有其他一些疾病。

简妮特·斯特里特:我一点儿也不想喂母乳,这样说可能很难理解,但我就觉得反胃。听起来是不是很蠢,但我自己也无法说清楚原因。光是看见有人在公共场所给孩子喂奶,我都会觉得尴尬。我有个女性朋友刚刚生完小孩,她就会在我们约饭的时候给孩子喂奶,我得求她别这样。我也不知道怎么解释,但我确实是这么想的。我丈夫在母乳喂养的事情上特别积极,不过我觉得如果我自己不想的话,那就没必要啊,因为一半原因是出于情感嘛,对吧?想着给孩子一种更加亲近、血浓于水的感觉。我也**知道**母乳喂养对孩子好,可是我很难克服内心的障碍。**确实**母乳喂养是更好的选择，这也给我带来一丝愧疚感。现在大家都在提倡母乳喂养，而且我能感觉到医院也是极尽所能地说服你。

医院确实如此。

薇拉·艾巴特：当时我还挺纠结的，但在医院的时候，助产士建议我应该母乳喂养，她只是说我应该这样，所以在医院的时候我说行，但说实在的，我并没有被完全说服，所以在家的话，我还是不会母乳喂。她对我说，决定权当然还是在你手里啦，艾巴特太太，但我们还是希望你能够喂奶。我想，也行。但其实内心觉得她们说的这一套一套的没什么实际价值，你想，母乳喂养又看不见宝宝吃进去多少，也就难以知道他吃得好不好。如果是喂冲泡奶粉的话，直接就能从瓶子的标刻度上看出孩子喝了多少奶，是不是吃足够了，这样你就知道他有没有吃好。但如果是母乳喂的话，你怎么看他吃了多少，是不是饱了呢？

我：你见过别人母乳喂养吗？

薇拉：见过一个姨妈喂奶，但那时我并没有仔细去想这件事，当时我还小嘛，我想我妈妈**肯定不会**这样做。

我：所以你小时候不是喝母乳长大的？

薇拉：我也不清楚，我没问过。感觉她也不喜欢我问这种问题。

我：医生问你是否想母乳喂养的时候，你怎么说的？

科斯蒂·米勒：我拒绝了，他问我为什么，我就说我不想。

我：那他有没有劝说你？

科斯蒂:倒也没有……他只说医院会有护士或者其他人可以帮我学会母乳喂养,如果我需要的话,可以去问问。

我:那你去了吗?

科斯蒂:也没去。

我:你见过别人母乳喂养吗?

科斯蒂:没见过,即使别人吹得天花乱坠的,我姐姐也从来不相信,我们家人都不太买账。

我:你小时候是喝母乳长大的吗?

科斯蒂:不是,我妈妈一直不同意喂母乳,我也不清楚原因。我记得之前姐姐回家准备生第一胎时,有人跟她说母乳喂养好,但是妈妈就说别母乳喂。她从来也没解释一下……

对于多数女性来说,医院母乳喂养的劝说,来得太晚了,她们已经在"母亲至上"思想的潜移默化下形成了思维定式。如果女性之前从未见过其他人母乳喂养,她们就有可能会得出"乳房并不一定是用来喂养孩子的"这一结论。

母亲和母乳喂养		
母亲选择	计划(%)	实际上(%)
母乳喂养	83%	88%
冲泡奶粉喂养	50%	36%

别人会说:你现在要喂奶了,那我要把孩子带走吗?当然不用了!什么鬼啊,难道孩子知道乳房有什么作用吗?他们可能就觉得只是用来装饰的吧。有个小男孩看见有人给孩子喂奶,母亲换

了一边，男孩就问：那一边是有什么问题吗？一边是宝宝的第一道菜，另一边是下一道吗？（桑迪·怀特）

当机立断与举棋不定

在最终选择冲泡奶粉喂养的母亲中，很多人在整个怀孕期间都一直是“犹豫不决”的态度。但面对外部支持母乳喂养的压力之下，她们仍然认为母乳喂养是不够“体面”的，也就是，有性意味或者说“动物性的”。

怀孕 9 周

道恩·奥哈拉：我听说有些母亲是喂母乳的；但也有无法喂奶的，只能选择冲泡奶粉喂养。我小时候母亲就是喂的冲泡奶粉，记不太清楚了，但我感觉喝的是冲泡奶粉，也可能是母乳，只不过我不记得了。你喂过奶吗？感觉好吗？我不知道哪种更好点。

怀孕 32 周

我听其他女孩说，如果你不给孩子喂奶的话，会有人来给你挤奶，是真的吗？她们不会给其他孩子喝吧？我能不能只在医院这样，出院了就……孩子会不会生病啊？人们总说，喂母乳对子宫好。上一次你来的时候，我还特别坚定要给孩子喂冲泡奶粉呢，但我现在又很确定我要给孩子喂母乳了。我很想给孩子喂奶，但我不能。

我：为什么不能？

道恩：我跟你讲：孩子出生的时候，护士会想过来照顾他，对吧？我们就得待在同一间房里，房间里还有电视。我们相当于就住在那间房里。我不知道那时候我是什么感受，不过现在想想，我都觉得很尴尬。我没有办法坐在那儿就……我真的不行，你知道吧。所有人都跟我说，你得喂孩子母乳啊，一听这话，我又觉得**愧疚**，你明白我的意思吧？

我：一想到母乳喂养你会觉得很有压力吗？

道恩：我还没习惯。如果说我有一间私密性好的房间，只有我和孩子，那我愿意，但我不想在我老公或者其他人面前给孩子喂奶，就是做不到。我不知道，是不是其他人也不愿意，毕竟我还没有问过……（她最终选择了冲泡奶粉来喂。）

怀孕 20 周

妮娜·布雷迪：我有一个在美国的姐姐，喂的母乳；在英国的姐姐就不是，我也不清楚原因。我猜她住院的时候喂的是母乳——医院会强制你这样做的。但她一回家就换成了奶粉，我猜可能是喂奶把她弄疼了吧：她不能给孩子喂奶。有很多人无法哺乳的。

我：也有很多可以的。

妮娜：能喂但是不喂，我知道。

我：你母亲呢？

妮娜：我母亲也不喂奶，不知道为什么，我们兄弟姐妹一个也没被喂过母乳。而且她用的还不是无菌奶瓶，就是一个装吉尼斯黑啤酒的瓶子，我记得她后来给了提姆，现在还在家呢，那个酒瓶。在爱尔兰，附近商店都买不到无菌奶瓶，要去很远的地方才能买到。那瓶子是塑料的，我们住在村里，很容易，它就掉进火堆里，所以绝对不能买多。另一方面，孩子又哭，你还得喂。

我：医院问过你想怎么喂孩子吗？

妮娜:有三个人问过我,两个护士,另一个是医生。我说还不知道,他就问有没有和丈夫商量过,我说还没呢。他们就说,医院有母乳喂养的课程,希望我去听听。我虽然还没打定主意,但医院里的人确实不断地游说你母乳喂养。我倒不认为他们是错的,相反,我觉得他们这样做很有道理,这很符合自然规律,而且他们也说,母乳喂养的孩子不容易得感冒或者流感……这一点我倒不介意。但就像我跟医生说的,我害怕自己不能喂奶,结果医生说,你有对乳房对吧。

怀孕 35 周

我决定喂孩子冲泡奶粉。虽然不知道为什么,但我丈夫不喜欢我喂母乳,他也是过了好长一段时间才跟我说的。我觉得原因可能在于——我跟你算知无不言了——有些爱尔兰人是很无知的,他们会嘲笑你,他们认为这是不对的。我丈夫小时候喝的是母乳,但他在长大的过程中被灌输的理念是,人的身体是很脏的,而且他觉得这种行为是很动物性的。

在该样本中,女性在怀第一胎的时候接受的产前指导,似乎在它声称想要达到的目标——提高母乳喂养的占比上,起到的作用微乎其微。[3]本就打算母乳喂养的女性态度更加坚定,认为这是最好的方式;但选择冲泡奶粉喂养的女性,只是徒增了心理负担罢了。

总体来看,77%的女性给孩子至少喂过一次母乳。到第 5 周,这一比例下降到 59%,到了第 5 个月,只有 38%的女性仍然坚持母乳喂养。[4]

冲泡奶粉喂养涉及技术,理论上应该更难操作,实际上却很容易。现代装备的出现(塑料瓶、杀菌片、已经配好的即冲奶粉),使得人们可以快速掌握并遵循喂奶的基本规则。瓶身透明,上面清晰地标注了盎司或毫升的刻度,这样母亲们就会知道孩子每顿吃了多少。冲泡奶粉喂养不涉及复杂的身体感知,也不需要经常整理衣服,容易平衡供需。

我很想完全靠冲泡奶粉喂养,太简单了,把要喂的配方混合起来,而且也能清楚地知道喂了多少,直接明了。比如说,我白天没休息好,奶水可能就会减少,很麻烦;但如果是喂冲泡奶粉,就少了很多这样的负担。对孩子来说也吃得方便,不需要特别用力吮吸,也有利于孩子成长。(凯瑞·温伯恩)

一个骗局

另一边,因为母乳喂养是“自然的”,所以人们想当然地认为这很简单。“因为这是自然规律,所以你肯定行。”但是文明会影响自然,就像分娩,简单的产出(无论是孩子还是奶水)并不常见。母亲并不能本能地感知,喂奶的时候应该将孩子摆以何种姿势,即使位置摆好了,也有可能面临奶水太多或者不够的情况。孩子又没读过育儿书,他们并不知道:不论是哪一边,都要在 10 分钟内喝完定量的奶水,然后在下一次喂奶之前,睡上 3 小时 40 分钟的香甜一觉。妈妈们没有喂过孩子,孩子也是初次接受喂养。这就和滑滑板、弹钢琴一样,熟能生巧。

露艺·曼森(女儿简):我能理解她们为什么会放弃母乳喂养,这得需要很坚定的信心。面临的障碍重重,所以要不断说服自己坚持下去。当初我说想试着母乳喂养的时候,我就单纯地认为前两三天可能会比较麻烦,熬过那几天,习惯了就好了。但事实上最痛苦的时候,是后面挤**不出**足够奶水的那几天。而且刚开始喂奶的几天里,奶水不足也是很常见的,那么就必须在满足孩子需要和自己的身体情况之间做个妥协。

最初的六七天很顺利,我的奶水量很足,她的体重也在增加,她从一侧乳房就能喝 90 毫升的奶水,我很满意。但是突然从某一天开始,情况就变了。我觉得,这肯定是和我的情绪状态有关。但这就是让我担忧的事情。不过当时我也没考虑过,事情也可能是一开始发展得很好,问题慢慢浮现。大概第 8 天,她醒来很频繁,这让我有点担心,我想着会不会是奶水不够。很蠢的是,我把这个想法和医院的人说了,我说我可能奶水不够了,因为她总是醒过来。但事实上这也是正常现象——而且也不算是过于频繁,基本上是每隔 2.5 小时或 3 个小时醒一次,问题不大。有的母乳喂养的宝宝,在第五六天,就要喂多达 11 次。但是护士们都不仔细思考一下,**条件反射**地就让我再喂点奶粉作为补充,我知道这样其实是不好的。如果开始用奶瓶的话,我就会自动停止刺激乳房分泌奶水,这样就会形成一个恶性循环。她们就说,那好吧,那就上一个泵头,看看效果如何。她们给了我泵头,简直太色情了,你见过吗?我有一种被挤奶的感觉,极不舒服,挤出来的奶水也是**微乎其微**,而且我要被连上这个仪器,心理上很抗拒,导致情绪更焦虑——完全是心理作用。这个方法应该是想宽慰我,本身奶水还是够的,但是很显然,只产生了反作用。我发现自己连着泵头都只能挤出这么少的奶水，这肯定是说明我的奶水快要用尽了。那一次我的奶水量那么少，应该是情绪不好导致的，或者那个时候我就是奶水不多。她们就说：放心，你不是奶水不足，来，再给她一个瓶子。给我连上泵头的那天，她们又称了一下孩子，发现她体重下降了——虽然也只下降了一点点，但这对我来说已经是很大的打击了。护士给我看了她的体重变化图，毫无疑问她轻了的重量十分微小，但**“她的体重下降”**，再加上我即使用了这个破仪器也还只有那么少的奶水，这让我真的很难受。

从那时起，我就陷入了一种近乎偏执的担心：我变得整日愁眉苦脸、神经紧张。说真的，自从再也不用期末考试之后，我都从来没有这么痛苦过。当时的状态就和期末考时一样，它会影响到其他的所有事——面对其他事情的态度、吃不下饭，就和那时**分毫不差**。我**极度**渴望能够喂母乳，我希望自己在家也能做到，就算是为了大卫，我知道他更倾向于喂母乳，他的态度对我来说极为重要。我对此非常焦虑，晚上做梦甚至都是乳房问题……医生护士都在**不断**安慰我，但他们并没有从根本上解决问题，只是嘴上说着，别担心，晚上好好睡一觉，我们今晚给孩子冲点奶粉，第二天就好了。我当然知道了，这对我来说是最坏的打算，但他们还是坚持要这样做。

他们竟然还对我说谎，说没有给孩子喂任何吃的，并会给她准备特殊的大豆做的食物。因为我对他们说过，不要给孩子喂牛奶（因为大卫家族有过敏史，所以前几个月我们最好不给她喝牛奶）。我走到冰箱边，看看他们是不是喂过孩子，结果发现他们确实喂过，跟我撒谎呢。我气得和他们大吵一架，在对待孩子的问题上，我很容易情绪化。他们竟然说，总不能饿着孩子吧，如果母乳不够喝的话,那就得给她冲奶粉呀,说着还给了我一些,让我带回家以备不时之需。回家后第一次喂奶时,我状态很不好,就给她冲了奶粉,她喝了很多。我抽了几支烟,还喝了点酒,大卫看着宽慰了一些,我们一起读了斯波克医生的书,还挺有用的。我们度过了一个很受伤的周末,但我还是拒绝冲奶粉,她饿的时候就喂奶,有时隔几个小时就喂一次。周一,我去找家访护士,她人超级好。她也很反对补喂的做法,让我坚持自己的想法。她真的是一流的,告诉我要控制自己的情绪,接着让我坐好,仿佛我是个 5 岁的小孩,这样的指导恰恰就是我需要的。在那之后,情况就好起来了,现在我奶水非常充足,上周我带着女儿去诊所称体重,内心祈祷她体重长点,我真是太担心了,重了多少都行,半盎司也没关系,只要能证明还在增长。结果她从 8 磅 4 盎司长到了 9 磅 2 盎司,还超重了,她现在是个大孩子了!

目前社会的主流观点和多数医院的态度都是支持母乳喂养的,但母亲在该喂养模式下实际上能获得多少帮助,还是要取决于遇到的工作人员的态度。无论体重测试还是奶粉补充,本质上都无法助益于母乳喂养的成功,因而这让许多女性觉得轻易放弃哺乳是情有可原的,这份困难也助长了放弃哺乳的念想。在现代人的想象中,母亲在出院前(产后 9 天或 10 天)就会建立起正确的哺乳之道,这显然与现实相距甚远。

莎拉·摩尔(儿子乔纳森):回家第一周,我母亲陪着我过,喂奶时该遇到的问题也都遇到过。别人跟我说,不要让孩子一次性睡过 4 个小时,回家的第一晚,按理说他 1 点该醒了,但他没醒。

我又等了1个半小时，他还在睡啊睡啊睡，太奇怪了。我就把他叫醒，给他喂奶，我这样做了好久。后来我妈妈发现了，就批评我太荒唐了。迪克也在一旁帮腔，说之前就批评过我，但我不听劝。他们就开始合起伙来批判我。

回到家，我才意识到之前他在医院的时候一直没吃饱。在医院的时候，他没有称体重，但出院的时候他们说孩子**刚刚**开始长肉。出院前一晚，我的医生来看望我，说孩子增重比较慢，但是大孩子都是这样的，我也就没多想。回家后，给他喂奶，孩子看起来状态不错，真是可爱的小孩。晚上也很省心，只会醒一次，而且夜间两次喂奶间隔可以超过4小时。我是周一出院的，家访护士周二还是周三来看我。在我出院的路上，医院那边跟我说，让我下周五带孩子来称体重，看看是不是重了。我把这件事跟家访护士讲了，她说我可以在去医院之前或之后自己也称一下，这样可以比较一下重了多少。周五早上她给我买来一个称，下午我带着孩子去了医院，他竟然一整周只长了1盎司！回到家我自己又称了一下体重，他也只从我身上吃了1.5盎司的奶水，所以我又给他喂了一些。我的乳头都开始有酸痛感，因为每一侧都喂了20分钟，我很累，孩子也累。然后我意识到，他应该又胀气了。

周五，我不停给他喂奶，只要有就给他喂。周六，问题来了，我没奶水了。然后我就给医院打电话，护士长说我可以补喂奶粉，孩子总共需要4盎司的奶。我给孩子称了体重，轻了1.5盎司，所以我就冲了1.5盎司的SMA奶粉，这奶粉还是我在给孩子喂奶的时候，让我妈赶忙去商业街买的。他把冲泡奶粉也喝完了，突然吐得到处都是，喂进去的都吐出来了，吐了我一身，地板上、沙发上都是，我妈身上也沾到了，他就像个喷泉。我妈让我别着急，也别慌张,会好的。先把孩子安顿好,看看他是想吃,还是想睡觉,但千万别急。她坐在我身旁,我们轻轻摇着让他睡觉,就像这样(摆姿势)。但我一放下他,他就开始呕吐。我真的吓坏了,完全听不进去我妈说的试图让我冷静下来的话。迪克还在外面打橄榄球,我给婆婆打电话,看哪位医生在值班;急救中心接了我们的电话,不是我的医生,是一个年轻医生。他告诉我:别慌,没事的,周末就先只给孩子喂母乳、葡萄糖和水就行了。确实效果还不错。虽然在电话里医生结结实实地骂了我 5 分钟,说我能不能别那么惊慌失措,多半就是我喂得太多了,或者孩子太热了,但不得不说,他最后还是成功地让我冷静下来了。

这个心累的周末终于过去,我去看了自己的医生,跟他说我都经历了些什么,比如昨晚,孩子睡得超过 4 小时,我还得叫醒他。医生听到这,说你做了什么。我说我把他叫醒啊。医生说,平时看你很通情达理,怎么做出这么蠢的事!他也把我骂了一顿,说孩子要是想吃东西,他自然就会叫醒你。他说有了孩子之后,就把那些育儿参考书扔了。他和妻子说,11 点要给孩子喂饱,结果孩子一个个肚子撑得像鸡蛋一样,7 点都还不醒。他们这样照顾自己的孩子,甚至孙辈,这些孩子从来不会饿到哭叫。他说,你以后可别把孩子叫醒吃奶了!

医生说我可以给孩子冲奶粉作为补充,我的奶水会逐渐恢复。这很常见,出院之后奶水减少,然后会慢慢恢复。我现在也还是这样做的,不会每次都给他冲点奶粉,只在我觉得他可能没吃饱的时候。上周我去诊所称了他的体重,那儿的医生觉得我可以停止喂奶,只喂冲泡奶粉就可以了,我还挺惊讶的。我说我还想再试两三周,如果我还有奶水的话。可能孩子还想吃,我不太想直接放弃,也不介意母乳和奶粉都喂，但是很多人都会觉得两者一起其实并不好，因为确实作为母亲，你会发现两种喂养方式的缺点，但同时完美避开两者的优势。尽管如此……（莎拉在孩子 5 个月时仍然坚持母乳喂养）

持之以恒是这一时期的关键词，女性必须意志坚定、毫不动摇。

艾丽森·蒙特乔伊：打过硬膜外麻醉之后，我想着，现在只剩下母乳喂养是自然方式了，如果我当时是顺产，是用一种更加自然、没有涉及那么多机器的方式分娩，那我还真不一定喂母乳。因为我**真心**觉得哺乳很难，有时候真的太烦了。目前这个阶段，我还很担心她会晚上睡得过多，这样我的乳房又会肿胀，第二天喂奶时我会很疼，她吃得也会费力，对我俩都不是什么好事。乳房肿胀的痛感可以忽略，但是每次我用奶嘴帮助她吃奶的话，我担心之后她就不愿意离开奶嘴了。（艾丽森有一侧乳头内陷，孩子不太容易吸吮奶水，上面加了一个人工乳头帮助孩子吃奶。）一想到她一个月大了，还是会觉得很惊喜。每次，我觉得终于有什么事搞好了，就会出点小问题，让我好像又回到原点，但我绝不会放弃的。总有一天，我的奶水会耗尽的，即使每次喂奶时，两侧乳房都必须用奶嘴辅助，我还是很坚定地要喂母乳，因为我**知道**这会对孩子更好。我内心对自己还是很满意的，也感到自豪，我已经坚持四周了，很多人坚持不到这么久的。

很多女性在初期母乳喂养时遭遇的疼痛和困难，与“夫妻二人哺育小孩”这种愉悦浪漫的想象大相径庭。

刚开始哺乳的时候是什么感受?

我本以为会有更复杂的情感呢,但其实主要是新鲜感。像我本来预期的,母子间的温情时刻,其实没怎么感受到。就像我之前说的,她们试图夹住他,我也摆出一个很奇怪的角度,那个样子还挺滑稽的。应该是后来我开始自己喂他,也慢慢掌握正确的哺乳方式,我才开始感受到更多的母子羁绊吧。(罗莎琳德·金伯)

没什么特别的感觉,我想着自己可能会兴高采烈的——大家都觉得母亲应该有的感受。但事实上我什么都没感觉到,她开始吃奶的时候,我只觉得,哦好疼啊……(曼迪·格林)

没有什么特殊的感觉,可能还是有点累,也或者是药物的作用,我记得当时感觉到一种疏离感,倒也不能算是冷漠,但我记得当时想着自己应该比实际上更加严肃认真啊。(凯瑞·温伯恩)

很奇怪,本应是有很多触动的,但实际上并没有。我还以为会感受到乳汁在身体内流动,但其实也没有……(格蕾丝·鲍尔)

第一次喂奶的时候,我觉得很疼,当然了,习惯了就没什么特别的感觉了,再然后我还挺享受的,但我确实没预料到会那么疼。(朱丽叶·莫特里)

没有人给我示范应该如何让孩子吃奶,所以我很自然地认为他应该就只是吸吮乳头,而不是全部的,该怎么说,棕色的部分?我不知道孩子需要把那一整块都含在嘴里才能吃到奶。(波莉·菲尔德)

选择母乳喂养的母亲中,没有人觉得喂奶是与性相关的体验。

但乳房不仅在我们的文化中是与性相关的，而且从生理角度来讲，婴儿带来的乳房刺激理论上可能会激起性欲。[5]在自然分娩理论中，这种刺激被视为哺乳的福利，[6]但我们样本中的女性，没有人提及这一感受；母亲们享受哺乳的过程是因为与孩子的身心距离都拉近了。能够用自己的身体为孩子提供营养为母亲带来自豪感，但怎么做对孩子更好就是另一件事了。哺乳可能会让母亲上瘾，成为难以摆脱的习惯。

习惯与恶习

你打算什么时候放弃哺乳?

露艺·曼森：到她5岁吧，哈哈。不开玩笑了，我想的是等到她六七个月时，能用杯子喝了。但我并不期待结束哺乳那一天的到来，不是因为我哺乳时感受到的性方面的舒适感，事实上我没觉得，很多人跟我说，她们在给孩子喂奶的时候会感受到性刺激，但我好像没有体会到任何**身体上**的舒适感，只是觉得，跟我的女儿很亲近真的感觉很棒，而且她也能吃到奶获取营养，多好的一件事啊。

母乳喂养5周

桑迪·怀特：我有个朋友对母乳喂养赞不绝口，我自己虽然没有那么狂热，但也不想放弃哺乳，所以应该还是比较认同的吧。喂奶的时候，感觉自己和孩子更亲近了，当我试着将奶瓶送到她嘴里,她睁着圆眼睛望着我,心都要化了:这是什么神仙宝贝啊。

母乳喂养 5 个月

有一个家访护士说:你**肯定**不会想喂奶超过三个月的。我说不,我会一直喂奶,到不能喂了为止。

艾伦·乔治:我母亲说,停止喂奶之后会觉得好一些。当我乳房开始脓肿的时候,我就说,我不干了,不喂了,让她喝冲泡奶粉吧,我又把她的奶瓶拿了回来。不过虽然这么做了,内心还是有些纠结,我想着都已经坚持这么久了,真的就直接放弃吗?现在喂奶更多是满足自己而不是孩子,我很享受这个过程。如果我真的停止哺乳,我会觉得好像我离开家一样,我已经产生**依赖**心理了。

露易丝·汤普森:我只是懒得给她拿杯子,其实她**喜欢**用杯子喝,但是每次都不喝饱,她是觉得**挺好玩**的。但是到饿的时候,就又开始大哭……我觉得还是喂奶**省事**。

我:如果到了 1 岁还这样,你还是继续喂奶吗?

露易丝:那肯定不会啊,怎么可能!也就再喂几个月吧。(但其实女儿 2 岁半时她还在喂奶!)

8 周时

莎拉·摩尔:我能坚持三四个月的话最好了,我还挺享受给他喂奶的。马路那边那个女孩子,她每隔半小时就要喂一次奶,我觉得这有点过了,像**动物**一样。

5 个月时

别人都说,你怎么坚持喂奶这么久?我和几个女人在逛街的时候闲聊，她们说自己绝对不会喂奶超过三个月的，那不行！感觉自己像头母牛了……她们看我时也有这种感觉……但我还是很坚定地认为：只要孩子想喝，那我就喂他。

人们认为母亲的职责就是要哺乳两三个月，在那之后，社会态度就发生了分歧。你为什么还在喂奶？你这样做是为了孩子还是满足自己？你想证明什么吗？

妮可拉·贝尔：我发现很多人都对此很惊讶。我有个邻居，离我就隔了几个门，65岁，她对我给孩子喂奶的行为赞不绝口，说现在还有年轻母亲愿意给孩子喂奶真是难得。另一个我认识的女孩竟然都不知道可以哺乳很久，她还以为只能喂6周左右！

朱丽叶·莫特里的孩子5个月大还完全依赖母乳。

朱丽叶·莫特里：大家都表示惊讶，家访护士问我，你还在喂奶吗？我说是的。她又问，是完全母乳喂养吗？没用奶粉？那也挺好的，毕竟是第一个孩子。

我的小姑子过去在诊所上班，经常会有她小学时就认识但毕业后就没见过的朋友，带着她们的第三个或者第四个孩子过去，家访护士就进到小隔间里，开始有点懒洋洋又有点不耐烦地说，克劳女士你好啊，你还在喂母乳吗？你们这些喂母乳的妈妈就应该像克劳女士这样。她们其他人还以为她是实在受不了天天去上学，所以干脆生孩子！

何塞·布莱斯:人们总在问,你什么时候停止喂奶啊?就好像这是什么必须踢掉的坏事似的。如果是奶瓶的话,她们就不会这么问了——孩子多大都可以带着瓶子,但人们就觉得母乳喂养不够寻常。如果你提上一嘴,她们还会觉得你挺厉害,会说,那挺好啊,我生完孩子时都没有奶水,或者,我都不能喂奶。她们从来不说自己不愿意喂。但其实不愿意才是永恒的理由。

不情愿母乳喂养的妈妈。

或许在这些借口下面,暗藏着对于母乳喂养的不情不愿,讨厌它的人会列出一长串理由,彰显其难度;认为它难度系数很高的人也会说,自己不享受哺乳过程。放弃母乳喂养的原因包括:不喜欢,乳头酸胀且有损伤,奶水不足,疲惫不堪,孩子不满意等。

安妮·布鲁菲尔德(母乳喂养4天):我试过母乳喂养,而且我讨厌死它了。之前我还很坚定呢,但我一看到她叼着我的乳头挂在胸前的样子,就觉得有些恶心,接受不了。

我:为什么呢?

安妮:我也毫无头绪。我以为这会是很棒的体验,但实际上很疼,我不喜欢疼痛。我也不知道为什么,她吃奶的时候吸的力气特别大,喂完奶我的胸部就疼得不行。我坚持了四天,但心里难过极了,还一直哭……我也不知道她吃了多少,有的时候还会滑下来,我又要重新把乳头放进她嘴里,我实在是太讨厌喂奶了,所以后来只能放弃。她吃过初乳了,人们说初乳对孩子好,所以也还好吧。

莫琳·帕特森(母乳喂养2周):我现在不喂奶了,之前喂过,但肯定是不够的。我出院后喂了两周，母乳和冲泡奶粉都喂了，因为在医院的时候，她们就会给孩子补喂奶粉，夜里我不能时刻在孩子身边，护士说让我安心休息。所以等我们回家了，我也偶尔会给他冲点奶粉。我每侧各喂 15 分钟，他还总是饿得哭叫，所以我们就得准备奶粉，这就是噩梦的开始，就感觉没有尽头。一到家，我就筋疲力尽，感觉自己被掏空，所以我们就去问医生能不能不喂奶，但医生否决了，说断奶必须循序渐进；可以先喂母乳 5 分钟，剩下的喂冲泡奶粉。但是这让孩子情绪很不稳定——他不知道发生了什么，本来以为是我，结果变成了奶瓶。我姐姐说那把我的奶水挤出来吧，她会帮我。……她拿来一个很大的盆，可也就挤出了一滴。我母亲当时喂姐姐和我的时候也很困难，也就喂了几个星期。喂我姐姐的时候，她总是奶水不够；当然她那个时候也不知道，毕竟是第一个孩子，身边也没有人帮她，但我姐姐当时确实没吃够奶水。我可能就像我妈当时一样吧。

我：目前你只给他冲奶粉，对吧？

莎伦·沃灵顿（母乳喂养 10 天）：是的。

我：但刚开始的时候，你是母乳喂养的，对吗？

莎伦：对。

我：你想母乳喂养吗？

莎伦：嗯。

我：那现在冲奶粉，你觉得能接受吗？

莎伦：我没奶水了主要是……我周五那天把孩子带回家的，早上我起床想喂奶，我以为我正在喂，但他饿得大哭不止，我妈妈过来，问发生了什么事，我说我也不知道，他也没有嗝。我妈妈说他是饿了，我说我刚喂过。我一整晚都坐在那儿，给他喂奶。后来我去看我母亲的医生，他给我开了三片药，当天一粒次日一粒，他说我没有奶水了。我很伤心，孩子只能吃奶粉了，不过他倒还挺健康的。

克里斯蒂娜·林奇(母乳喂养3周)：我不太愿意母乳喂养，不是后来才讨厌的。开始的时候，我确实很想母乳喂养，因为我觉得这应该对孩子好，毕竟这是自然的方式，但我可能用力过度了。我现在采用奶粉喂养了，是循序渐进的。但上周日我听了家访护士的建议，直接就完全靠奶粉，因为我心情很抑郁，她说，我如果停止哺乳的话，心情会好些。我确实不太愿意哺乳，这让我很难受。我总会提示自己，我该给孩子喂奶了，又得把衣服都脱掉，穿上从前面解扣子的衣服，都不能穿衬裙，这样说挺自私的，不过确实很不方便。而且我也没有觉得哺乳像人们想象中那样美好，选择奶粉喂养之后我反而觉得更轻松、心情更好了，不再神经紧张，总想着：孩子吃了多少奶了？他会咬我或者弄伤我吗？

上周一，我去看家访护士，边说边哭出来了。她赶忙安慰我，没想到我情绪还是这么抑郁。她让我直接给孩子冲奶粉，不要喂母乳了。听到她这样说，我心里松了一口气，确实我的心态发生了变化——倒不至于第二天就变了。周日、周一的晚上，我还是非常躁郁易怒，不是表现出来的大喊大叫，但是心里非常毛躁；到了周二，我就好多了，现在也是。应该是荷尔蒙的问题，它们转换速度惊人。她说，只要我还在喂母乳，荷尔蒙就会一直停留在我体内，就会导致我持续抑郁。

5 周

我:哺乳你还满意吗?

格蕾丝·鲍尔:满意的,但唯一的事情是我很想知道他吃了多少奶。她们说10分钟就可以,但是你怎么知道他10分钟吃了多少呢?他也可能只是吮着但是并没吃进去,也有可能大口大口吃了很多,我还是很想知道实际情况。如果有可以买到泵头,我会挤出来放进一个瓶子里喂他,这样我就能知道了。我的乳头破裂了,之前在医院的时候我就这样弄过一次,她们让我自己挤,还挺累的。有天晚上,一个护士跟我说可以用个泵头,5分钟就挤出来了,这样我就知道他吃了多少奶,安心很多。如果我知道他每次吃多少就很好,这样我就能知道,他醒的时候是不是饿了。

5 个月

我现在已经不喂奶了,他两个月大就停了,因为我喂奶出了点问题。我们也不清楚他是怎么了,就感觉他不间断地总是要吃奶。两个月时,开始给他喂固体食物,我也觉得早了,但当时也有点绝望,不知道该怎么做比较好,所以当她们建议的时候,我就想着,怎么都行,只要能让他安静一会儿。烦死人了,每天不停地要么哭要么吃奶,怎么哄都没用,所以我也就同意了。我逐渐开始给他断奶,同时也让他吃点固体食物。比如我周一开始,到下周一之前,每天有一顿,我会喂她点苹果啊之类的。他开始吃固体食物之后就好多了,与此同时我也减少喂奶的量。有段时间他甚至一次喝下12盎司的奶。我给他喂一整瓶——9盎司,结果阿姨在旁边说,可别给孩子饿坏了,我说他已经喝了9盎司的奶了,可她不听,又给孩子冲了一瓶,他又喝了。我心想,天哪,这真是小猪食量。

我:那你为什么放弃母乳喂养呢?

格蕾丝：因为他总是在哭，我也不知道该怎么办，他自己不睡觉，也不让我们睡觉。简直绝望，我就想着，得试试别的办法，让他闭嘴。我也不知道这样做是不是对的，可能如果我再有一个孩子的话，我会坚持得更久一些吧。但我觉得应该也不会有什么坏处：至少我希望如此。虽然我更希望自己能再坚持几天，但是当时我确实筋疲力尽了，老娘实在受不了了，什么方法都行！

玛丽·罗森（母乳喂养5个月）：我想着假期的时候，让孩子中午换点别的吃，这样白天我就可以走开了。……我公公说，白天我肯定想离开孩子待会儿，但我要是还得给他喂奶的话就**肯定走不开**了，我不能离开他超过3个小时，除非我可以不用喂奶，不然的话谈什么假期，失去意义了。不过其实呢，我也确实不想再喂了，有些累了。我也确实觉得喂母乳对孩子更好，但这样我就太不自由了。

简·特伦特曾经十分坚定地要母乳喂养她的孩子，但实际上并未做到，她给出的理由，强调了女性对于母乳喂养的情绪感知。毫无疑问，社会上的某些观念认为，成功的母乳喂养是成为母亲的重要一环，是社会对于女性身份构建的元素之一。

简·特伦特（克里斯蒂安出生后7周）：我之前还想着，我得先试一下，要是顺利的话当然好。效果不好时，很多人对此非常焦虑；也有些人在后期，哺乳问题逐渐浮现。在医院的时候，我特别焦虑，结果喂奶的效果也不是很好。她们就说，这是对你的挑战，你现在还不能放弃，但我真的很想直接冲奶粉喂了。我总是会做噩梦，孩子体重不断下降，最后死掉，醒来我会吓得一身冷汗。最后，她们也只好妥协，同意我喂奶粉。我没有不断请求她们，但是她们真的同意的时候，我倒反而很紧张。一旦听到有人提及母乳喂养，我就会有种强烈的挫败感，因为我没有做到，我就会觉得很有压力。回家之后，我也逐渐看开了，心态放正，毕竟这也不是什么世界末日：孩子还是健健康康的，这才是最重要的。

我奶水也不多，他吃了一点，称体重的时候，应该是增长了几克，这让我很担心……我的乳腺管有些堵塞，孩子得了两三天黄疸，一天多数时间都在睡觉。如果他喝几天奶粉的话，我可能不会这么担心，但之前那段时间她们不让我喂，跟我说，明天就会有奶了，但我很担心明天也**不会**有。大概是第 6 天，我洗了个澡，感觉有奶水了，就赶紧和她们说，但是她们又说我奶水不够，还是放弃喂奶吧。那段时间我总是哭。回家前两天，我想着在家的时候，我总不能一边喂奶，一边还得喂点奶粉或者什么别的，我觉得那样的话我会疯掉的，算了不想了。我有个朋友也是奶水不足，没办法给孩子喂奶，我跟她吐槽我的情况，她真的帮了我大忙，她说她也经历过补充喂养，劝我也这样做。她没有强制我放弃，但她确实是最能**理解**我的人，连我母亲都没有办法切身体会。尼尔应该也是无法理解我的，他只会说孩子哭了，他想吃奶。我觉得自己好失败啊……而且我总觉得他也很希望我能给孩子喂奶，肯定也觉得我作为母亲很失败吧，让**他**挺失望的……

其实我跟你讲我的感受——主要是喂奶的感觉。你心情会很低落，因为所有的文章都大力宣扬喂奶的优势，目之所及耳之所听都是母乳喂养有多么多么好，但是从来看不到对于哺乳**失败**的母亲表现出的同理心。我觉得或多或少是人们没有喂过奶，没有喂过就没办法关心到失败群体的内心，就像如果孩子有生理缺陷的话，家长一定会特别难受，总会有各种事情**提醒他们想起**这一痛苦事实。可能是我太敏感了，但最要命的就是所有人都在不停问你，甚至隔壁邻居也要凑个热闹，有时候我真想直接怼回去，管好你自己的事吧。倒不是非常隐私，但确实是私事吧，而且大家好像都意识不到这是件多么**私人**的事，就好像我到哪里大家都在谈论乳房。这种感觉应该就像一个人特别想怀孕，结果所到之处人人都有孩子。我和尼尔说，每次人们问我是不是母乳喂养，我都要承认一次自己的失败。我就对这个话题没什么兴趣，我只问过我最好的朋友，如果是其他人生完孩子，我才不会上来就问，你是不是喂的母乳啊？

现在还是不太完全过得去这个坎，但现在我起码能积极面对，总比每天对着孩子默默无语流眼泪的好。他现在这样也很好。反正整日沉湎于此也不会有什么奇迹发生，只会让我心态更糟。有时候我也想过换种方式，如果再有一次机会的话我会有求必应。在医院的时候，每隔 4 小时就要喂一次奶。

在我看来，一部分问题在于，我能够独立喂奶的机会太少了。护士时不时就过来，还觉得自己特别热心帮助，甚至都近似于操控你。那个时候可能没表现得很介意，但内心深处应该还是紧绷的状态，如果只是自己与孩子单独相处的话会好很多。当时要是只有我跟孩子在一个房间，每次他饿的时候，我就抱起他给他喂点奶，应该问题不大。

女人不是奶牛，即使是奶牛也会有情绪反应，必然会影响产奶。奶粉喂养固然有弊端，但这些弊端或许并非像人们认定的那样明显。事实上，我们常见到女性抱怨母乳喂养带来的问题，而对于一开始就选择奶粉喂养的母亲，我们却鲜少听到她们数落喂奶时的困难。

4 周

希拉里·杰克逊：我很高兴自己选择了以奶粉喂养，尤其见过奶牛之后我就更坚定了这一想法，哺乳的女孩在自己的小隔间里，就像被关在牛棚一样。我之前还总说，你们能不能把窗帘拉开啊？因为当时只有我一个人可以坐在那儿不用喂奶……而且就像我说的，她们都经历了很多困难，面临的问题也很多，都有自己的困扰，却又得不到足够的帮助和建议。一想到这，我决定了用奶粉喂养，我是真的很开心。母乳喂养的妈妈，真的是 24 小时待命的状态啊。

5 个月

我：你没有母乳喂养，后悔过吗？

希拉里：没有，别逗了，我绝不会后悔的。我的小姑子认为我是世界上最差劲的母亲，就因为我没有给孩子喂奶。她总说：你乳房**有什么用**？我说，那要是没有孩子的话，就不用有乳房了呗。她就觉得我特别**差劲**。我就问她母乳喂养得怎么样，她说孩子吃得特别多，医生护士都说就是母乳喂养的缘故。我说，我不这么认为，可能他本身就是个大孩子。她说，你在医院的时候护士就觉得你肯定偷偷给孩子喂奶粉来着。我说我没有。前两天她又打电话来，说我的小侄子喝奶了。我就开玩笑说：哦是吗，孩子还活得好好的吗？她说还是活蹦乱跳的呢。我说你是不是很震惊啊。她说她没有奶水了，本来她还想着一直喂到孩子 6 个月呢，但没想到奶水不够了，就只能冲些奶粉。很神奇，孩子竟然还挺健康的！

食谱,5周

多数宝宝(91%)在一开始只喝母乳,有些可能是饿了就喝,有的也可能是严格按照时间计划安排。

安奈特·贝尔,出生重量:8磅8盎司

早上5:45　母乳

上午10:00　母乳

下午2:00　母乳

下午6:00　母乳

晚上10:00　母乳

托马斯·帕特森,出生重量:6磅7盎司

早上6:00　4.5盎司牛栏牌婴儿配方奶粉

上午10:00　4.5盎司牛栏牌婴儿配方奶粉

下午2:00　4.5盎司牛栏牌婴儿配方奶粉

下午6:00　4.5盎司牛栏牌婴儿配方奶粉

晚上11:00　4.5盎司牛栏牌婴儿配方奶粉

特蕾莎·金,出生重量:8磅12盎司

上午10:00　母乳

中午12:00　母乳加2盎司奶粉补充

下午4:00　母乳加5盎司奶粉补充

晚上 8:00	母乳加 5 盎司奶粉补充
夜里 12:00	母乳加 2 盎司奶粉补充

也有宝宝已经开始吃“固体”食物了。

西蒙·奥哈拉,出生重量:8 磅

早上 6:00	7 盎司牛栏牌婴儿配方奶粉加半块法利婴儿磨牙饼干
上午 10:00	7 盎司牛栏牌婴儿配方奶粉加半块法利婴儿磨牙饼干
下午 2:00	7 盎司牛栏牌婴儿配方奶粉加半块法利婴儿磨牙饼干
下午 6:00	7 盎司牛栏牌婴儿配方奶粉加半块法利婴儿磨牙饼干
晚上 11:00	7 盎司牛栏牌婴儿配方奶粉加半块法利婴儿磨牙饼干

完全母乳喂养的小孩的饮食习惯会逐渐趋同于成人:一日三餐,这种转变有时在第一年已经萌芽。所谓“固体”食物(事实上也会比较稀)一般是混在勺子或者奶瓶里,方便小孩咽下——这样就相当于给小孩进行“混合喂养”。母亲可能会将麦片粥、水果、蔬菜或者肉泥作为第一选择,可以自己调配,也可以给孩子买配制好的婴儿食物——(脱水后的)袋装、瓶装或者罐装。一开始母亲会很慌乱,开始喂固体食物标志着孩子进入了下一个重要的成长阶段(母亲的生活也会变得更加有趣)。她可能会推迟这一阶段的到来,理由是在孩子五六个月时喂固体食物要比在他们七八周时喂,

更有利于孩子的健康；当然，也可能只是母亲懒惰，不想给自己揽更多的活。

女性对于母乳喂养还是奶粉喂养的讨论，往往会带有浓烈的感情色彩，尽管在实际操作中，她们会发现当理想照进现实，往往会出于种种原因而变得困难。另外，何时，如何开始喂固体食物，也是一件让母亲们很伤脑筋的事情。首先，很少会有女性在想象自己作为母亲角色时，考虑到孩子在喝奶之后的阶段。婴儿时期的宝宝需要喂奶，尽管他们终会长大，会开始用盘子吃饭，但母亲面对这样的转变，无所适从已经是最好的情况了。其次，喂给孩子固体食物似乎是母亲的关键责任，但没有像是否母乳喂养一样激起母亲内心的强烈情感：因为不涉及自身的乳腺。可能部分原因正是出于此，新手母亲会更愿意接受家访护士、医生、家人朋友的建议。她在面对各方建议的时候会很纠结，最终，某一瞬间，灵光一现（可能就是某天早上在药店第一眼看到的包装袋或者小罐子）。新手妈妈的长期任务是建立自信，相信自己有能力主导自己小孩的饮食计划。

诊所对话。

我：关于喂小孩固体食物，你现在有什么建议呢？

家访护士：我会尽可能试着建议，三个月开始引入固体食物。现在，这基本上成为规律。我会建议午餐时喂些汤，过滤后的清汤原汤，先不要喂麦片，但十有八九，她们还是会给孩子喂麦片粥的。

上述现代专业建议出现在许多母亲与专家的对话中，以下新手妈妈与家访护士间的对话是在一家婴儿诊所中录制的，样本中部分母亲曾到访该诊所，且该对话内容能够典型地反应母亲们获得的建议，其中详细介绍了需要注意的地方，应当如何做，何时去做，这些似乎都囊括在了社会对于母亲形象的构建中。对话中的母亲 24 岁，曾是一名护士。

家访护士：孩子现在 12 磅 2 盎司，挺不错的嘛。

母亲：挺好的，已经 13 周了。

家访护士：你还在喂母乳吗？

母亲：现在已经不喂了，她目前在喝牛栏 2 段奶粉。上次来的家访护士告诉我，这周可以开始在午餐时给她喂些高汤。

家访护士：嗯，全脂牛栏奶粉。她现在多大，三个月了吧？喝橙汁吗？

母亲：没喝，上次来的家访护士让我不要给孩子喝橙汁，我就给她吃点维生素。她说给孩子喝牛栏 2 段奶粉。

家访护士：应该给她喝点橙汁，因为说实话，牛栏奶粉补充维生素 A 和 D 比较好，就不用吃相应的维生素了，但还缺少维生素 C，所以我会建议补充维生素 C——最好是喝橙汁，孩子也挺喜欢喝，对吧？

母亲：那也行，我再兑一勺葡萄糖。

家访护士：没问题，午餐时先给她喂汤，我建议用原汤，因为你会发现亨氏婴儿米粉相对更像是混合餐，因此如果有的话，还是尽量用原汤。没有的话，那就从滤过的食物中选，你要做的是舀 4 茶匙汤到杯子里，加热，先喂 2 茶匙试试——别喂多，最好在奶粉前喂。开始的时候不容易，孩子可能不乐意，因为吃起来会很慢，会有些小情绪，所以先喂半瓶冲泡奶粉，再来喂一勺，再喂剩下半瓶奶。等她适应了这种饮食，你就可以主要喂固体食物了。但目前呢，我会建议第一周先喂 2 茶匙，接着每隔几天增加一点，直到可以喂 1/3 罐的时候，暂停一两周，然后就可以断掉奶粉了。

母亲：好的。

家访护士：等到她只喝一盎司或者几盎司奶粉了，她就比你更知道自己想要吃什么了。

母亲：她只喝 4.5 盎司的奶粉，吃得不多。

家访护士：再多一点就不喝了吗？

母亲：是的。

家访护士：她不爱喝奶粉这倒也正常，说不定她爱喝汤一类的。

母亲：说得也是。

家访护士：但口味的养成是一个缓慢的过程，所以你也别心急，慢慢来。先买小罐装的，别买大袋，可能会贵一点，但罐装的可以在冰箱里放两天。喝完一罐了，再买一罐另一种口味的。然后你也可以试着开始给她吃点蛋黄。

母亲：好的。

家访护士：这个时间不用特别严格，自己决定就行。开始的时候，先试试喂一茶匙鸡蛋，煮成溏心的就可以。

母亲：溏心的，好的。

家访护士：有的孩子喜欢溏心的，有的孩子不喜欢，所以还是要看具体情况。大概一周喂两次，要是你女儿爱吃的话，就可以慢慢建立这个食谱，让她吃一整个蛋黄，要是不爱吃就先隔几周再说。最好是先喂原汤，不是甜食，不然的话，孩子会更爱吃甜的东西。可以的话，不要喂麦片粥，这个阶段最好先杜绝麦片粥，这样对你来说可能会比较累。磨牙饼干还是什么的也不行——谷物类的都先不吃。

母亲：好的，我还想给她喂点鲜牛奶。

家访护士：先别喂鲜牛奶。

母亲：为什么？她现在喝奶粉喝得有些胖。

家访护士：她不算胖的。

母亲：她胖。

家访护士：不胖的。

母亲：我不喜欢牛栏奶粉。

家访护士：理论上讲，鲜牛奶不要喂得太早，等她 6 个月吧。

母亲：天哪，我可不会同意这点。（大笑）

家访护士：得，又是一场战斗。你为什么这么热衷于喂鲜牛奶呢？就因为你觉得她现在太胖了？这么说吧，她现在才多大呀？3 个月？13 周的小孩，5.4 千克，是她出生时的 2 倍了吧，这我同意，但再怎么说，她也才 5.4 千克而已。你可能会发现，等你开始喂固体食物、减少奶粉量的时候，她会瘦下去一点。你会发现，喝鲜牛奶也不是减重的解决办法。最好在她 6 个月大时开始给她喝鲜牛奶，目前你已经在奶粉中加了维生素了，其实这样的话比较好吸收，因为里面的酪蛋白比牛奶中的更容易分解，如果真的喝了鲜牛奶，反而可能会消化不良。我倒不是全盘否定鲜牛奶，但目前也没什么她能吃的东西可以混在鲜牛奶中，毕竟你也还没给她吃谷物类的东西。

母亲：有时候我晚上会给她吃一点法利磨牙饼干。

家访护士：是吗？那最好还是避免一下，其实这就是孩子会发胖的根源。等你开始喂汤的时候,大概喂 1/3 罐,减少至少一盎司的奶粉量,看看孩子适应得如何。晚上的话,可以喂点布丁,别喂谷物类的东西了。她已经有两餐是固体食物了,再喂谷物就超了。重要的是,一旦给了孩子一定数量的固体食物,就要相应减少奶粉的量。因为有的孩子有多少吃多少:你给得多,孩子就吃得多。这样的话,孩子的体重就会蹭蹭上涨。……不过呢,我觉得你家宝贝各方面都还是挺不错的。

据说经历了与家访护士的诊所对话后,母亲们越来越有自信,自己能够决定什么对孩子是最好的。

我:克里斯蒂安什么时候开始吃固体食物的?

简·特伦特:这说来话长了,我看得出来他体重一直没太增加,这让我挺担心的,而且他也不爱喝奶粉。虽然说倒是没看出他有什么其他的**问题**,但我还是不太放心。我就提了一嘴,想给他喂固体食物试试看,她们一下子反驳了我,说**绝对不能**这样做。可不管怎么说,他两周只长了 2 盎司,还是太让我**心烦**了。再往后两周,也就长了差不多 5 盎司吧,所以总的来说,他都没怎么长,我内心还是很慌的。

我去看诊所医生,这个医生对病人一点也不细心周到,他来上班时,骑辆摩托车嗖地就过来了,中年男人,中年机车文化男人,他真的很讨厌,就跟我说,没什么可担心的。一些没用的屁话。我就问,那我要不要换种奶粉?结果他对我喊,别这么做!他可能是个大忙人吧,但我真的很担心啊。其中一个,应该是社区护士站的人,很年轻,而且人很好。她看出了我的焦虑,在我等待医生的时候，她过来跟我说，可以尝试一下这个，她给了我一个小包装，说可以给孩子加点香肠啊土豆啊之类的，她真的好温柔。……而且我瞬间**心情好了**很多，觉得起码自己还可以**做些什么**来努力一下。明明每个孩子的情况都很不一样，但总是反复听到相同的回答，“不能这么做”“千万不能那样”，就觉得很不靠谱啊。所以我就试了试社区护士说的方法，不过我当然没有按要求来，正常是先从半茶匙开始，但我想着：不行，**得让他多长点**。我真的是都有些神经质了：手里拿着小勺，他一张嘴哭，我就把这一勺塞进他嘴里，这样持续了大概一个星期，他也很快适应了，那一周重了半磅。这让我放心很多，感觉这样孩子应该没什么事。我跟一个朋友讲了这段经历，她说她从来不去诊所。她非常坚定，自己孩子的体重要按照每周的标准值增长——她应该是在孩子长到了一个时期后，就在奶里面加点谷物。不过她还算是比较理性的，没有像我一样疯狂担心什么该做什么不该做。现在我也不怎么问她们了，因为现在我觉得自己和她们差不多理性，自己能决定该怎么做，而且实在不行，我也可以看书嘛。

曼迪·格林：嗯对的，我们讨论了我女儿的饮食问题，我张开嘴巴就开始讲，夜里打算喂些法利饼干，因为据说这样有助于睡眠，不然的话太难熬了。护士就赶忙说，那可不行，不能让她吃谷物，不然孩子会变胖，你肯定也不想自己孩子肥胖吧。她零零碎碎地给了我几条建议，我就停了她的谷物，本来夜间哭泣都有所好转，现在可倒好，一发不可收拾，整宿哭个不停，想喝奶。第二周我又去诊所，我说（停顿了一下），孩子腹痛很严重，然后她说，可能你家女儿就属于少数需要吃谷物的孩子吧。上一周，她还十分坚定地回绝我,无论什么情况都不能给孩子吃谷物。果然,她们长张嘴就叭叭乱说。

莫琳·帕特森:去过的人跟我说,到了诊所,护士就会建议你给孩子喂点酸奶,东一句西一句的。我的这个护士告诉我,不要给孩子喂谷物,孩子会长胖的。不过,我们家孩子还太小了(6 磅 7 盎司),没到下一个阶段呢。我也试过买不同的小罐头,但他并不爱吃,可能是有点超前了,所以后面我就用谷物来喂,一段时间之后,他就爱上了。

其实还是从错误当中逐渐摸索,也不能说是错误吧,就是在生活中不断尝试,才能慢慢探出一条路来。一开始的时候,诊所里医生说的话我全盘接受,奉为**真谛**;现在保持合理怀疑,因为我知道她们大多数,起码很多人吧,自己也都还没孩子——她们也只是纸上谈兵嘛!

专业的母亲。

毫无疑问,有过婴儿喂养经验的人,一定非自己的母亲莫属。有些母亲会公开宣称自己可是专业人士,有些母亲就相对低调一些,只会在女儿问时给予建议。妮可拉·贝尔,她的女儿安奈特已经 5 个月大了,但还没有喂过任何固体食物。

妮可拉·贝尔:我的家访护士非常专业,我听她的安排就行,她跟我说等到孩子五六个月大了,再开始喂她固体食物,越晚越好。但我母亲就认为我应该偶尔给孩子加点小块巧克力啊什么的。有段时间,还流行这样的观念:宝宝 6 周时就要喂固体食物,现在又变成越晚越好了。这个家访护士告诉我尽量不要给孩子吃谷物、磨牙饼干一类的东西，因为这些东西很容易让人发胖，多给孩子吃些蔬菜泥、水果泥。她还告诉我，不要过早给孩子吃下一阶段的食物，等到她什么时候需要了再喂。

凯特·普林斯，怀孕时曾十分抗拒她母亲讲述的分娩故事，现在开始重新思考，她母亲所说的可能是对的。

凯特·普林斯：我不怎么去看家访医生，感觉她对每个人的话术都是一样的，可她又确实是我唯一的信息来源，她来指挥，给孩子这个那个的。我想给孩子吃点我亲手做的饭菜，就是我们自己平时吃的，她告诉我：先等等，孩子可能还消化不了，你自己做的话也太麻烦了，况且自己做的可能还不够精细。我倒是更愿意尽早让她吃些**味道好的**，而不是每顿只吃些寡淡的食材，也该让她享受一下吃正常食物的乐趣了吧。我妈说，小时候她也会喂给我们几口他们大人吃的，豌豆碾成泥，我们吃得都很香。我在问过家访护士意见之前就喂过女儿一点胡萝卜和土豆泥了，她真的很爱吃，吃得很快乐。所以我发自内心觉得，应该让她多吃点我们大人吃的固体食物，她在逐渐适应，不再只是小婴儿了。

当然了，也有些新手妈妈对自己母亲的意见深信不疑，样本中63%的人听取了母亲的建议。

帕特·詹金斯：我妈让我不要全听医生的，她们又不是整天在家看着你的孩子，和你的孩子同吃同住，每个孩子都是独立的，她们不了解的。

儿子大概 3 个月大时，我带着他去看医生，她给我好一顿批评，说我把孩子喂得这么胖。我给他穿了毛衣，所以显得肿；再说了，也没有母亲会承认自己孩子肥胖吧。我说，他不胖啊。她就说，你看看，他的脸都胖成什么样了？这给我气的，之后再也没去找过她！她让我再等一个月才开始喂固体食物，而且要记得减少孩子喝奶的量。我听从了她的建议，减少了他喝奶的量，忍受了一周孩子的哭嚎之后，我决定不管了，还是按照我的方式来，恢复了原来的喝奶的量，他果然更加心满意足。可见原来我给他减少喝奶的量的时候，他还没吃饱呢。

我：你听谁的建议最多？

莎伦·沃灵顿：我母亲的。

我：那诊所的建议呢？

莎伦：要是我前两周听了她们的，我儿子就饿死了。

我：怎么说？

莎伦：晚上只喝酸奶，不给布丁；下午茶的时候，喂谷物，但我又觉得那样他会消化不好，所以我就没有按她们说的做，孩子现在状态也挺好的，体重增长得也很正常。

莎伦在儿子 4 周大的时候就开始在冲泡好的奶粉中加些磨牙饼干了。

奶+X。

在冲泡好的奶粉中加入磨牙饼干或者其他谷物，从而让宝宝在夜晚睡得香甜，算是母亲口口相传的良方。但母亲们并不是将其作为混合喂养本身，谷物更像是对奶粉的补充喂养。[7]

薇拉·艾巴特（儿子达伦，5个月大）：我们之前给他喂固体食物的时候还好好的，但自从开始长牙了，他就一勺都不想吃。

我：所以他现在一点固体食物都不吃吗？

薇拉：对。

我：除了冲泡好的奶粉什么都不吃了？

薇拉：我会在奶瓶中混入磨牙饼干，因为有一天晚上试过之后，他夜里睡得很踏实，我就觉得这方法不错，以后可以这么办。一开始只是在晚上加，后面他不吃任何固体食物时，我得想办法让他吃点**什么别的**吧，每一餐饭，我都在奶瓶中加一小块饼干……

早早就喂孩子磨牙饼干、各式谷物等固体食物的母亲，与推迟到孩子3个月大或者之后的母亲，数量基本相当。样本中有2位母亲甚至在孩子5个月大时才开始给他们吃固体食物，其他母亲平均在孩子快满12周时就开始了。[8]超过2/3的母亲选择以谷物开始——法利或者法伦是最受欢迎的品牌。

最开始喂的固体食物	占比
谷物	70%
水果	15%
蛋或肉	9%
蔬菜	6%

对冲泡奶粉喂养的另一补充是扑热息痛糖浆，药店可购。18、19世纪时会给婴儿注射麻醉剂以镇静。该药可被看作现代版麻醉剂。[9]

黛博拉·史密斯:孩子当时每天总是哼哼唧唧的,应该是要长牙了。我们给他喂了药(儿童版扑热息痛),我妹妹说吃了这个,孩子能睡着。一个月大时,他就在吃这个药了,每天都吃,一日四顿,奶里都放一点,说明书上写一日不超过 4 次,他每一顿都在吃药。但现在我们停了药,换成另一种了,是吧?粉色的(婴幼儿感冒退烧糖浆)。说明书上说每次半茶匙,一日不超过 4 次,可以泡在奶粉里冲。我们本来去药店买扑热息痛的,结果没有了,药店就给我拿了个类似的。但我们现在不把药放在奶里一起冲,而是直接放在他的奶嘴里,他一哭就放进嘴里,再喝点开水。

食谱,5 个月

约瑟夫·布雷迪

上午 9:00　奶瓶中放入一罐苹果粒[1],9 盎司牛栏牌婴儿奶粉(增强版),4 盎司水。

下午 1:00　奶瓶中放入一罐过滤好的鸡肉晚餐,9 盎司牛栏牌婴儿奶粉(增强版),4 盎司水。

下午 6:00　9 盎司牛栏牌婴儿奶粉(增强版)混入婴儿磨牙饼干,4 盎司水加一茶匙婴幼儿感冒退烧糖浆。

1　妮娜·布兰迪把宝宝吃的所有的固体食物都放在一个瓶子里,避免了用勺子喂的混乱。

乔纳森·摩尔

早上 7:30	母乳
上午 9:30	一勺维多麦麦片混合牛奶和葡萄糖;母乳。
下午 1:00	一盘绞碎的烤羊肉、烤土豆,配上肉汁和芽菜,一盘剁碎的苹果馅饼加蛋奶沙司;母乳。
下午 4:00	一瓶 8 盎司稀释的牛奶。
下午 6:00	一盘炖熟的苹果混合 1 盎司格纹奶酪,并加入牛奶;母乳。

简·曼森

凌晨 4:00	母乳
上午 8:00	母乳
上午 11:30	母乳
下午 4:45	母乳
晚上 10:30	母乳

马丁·米勒

上午 8:00	鸡蛋培根早餐,8 盎司国民奶粉。
下午 1:00	罐装蔬菜加火腿,8 盎司国民奶粉,罐装香蕉粒。
下午 6:00	罐装鸡蛋加火腿,8 盎司国民奶粉。
晚上 10:00	8 盎司国民奶粉混合磨牙饼干。

开始喂固体食物只是一小步,但漫漫路程早已被规划完善(甚至过于完善),每一步都只需要按部就班,并不难确定。但在那之后,尽管有专家意见的加持,新手妈妈还是会难以做好固体和液体

食物的平衡搭配，面对药店和商店的货架眼花缭乱，难以抉择出“最合适的”某个品牌。乔·英格拉姆和史蒂夫·英格拉姆与我们分享照顾宝宝的经历时，就这一问题也表达了一些困惑。（白天乔出门工作时，史蒂夫就负责照顾孩子）

我：目前在喂养方面还有什么问题吗？

乔·英格拉姆：是的，我们最近在固体食物方面有些发愁。

史蒂夫：还有他喝奶的量。

乔：还有他应不应该比现在吃更多的固体食物。他如果不想吃的话，我们也不会强迫他吃任何东西。我们每天只给他喂一餐固体食物，这样持续了 6 周。

史蒂夫：我们的家访护士并没有跟我们说，你必须给他吃这个那个，她给了我一张清单，上面列着可以给他吃的东西，任选。我去超市，看到货架上的宝宝食物，先买几个罐头试试，结果买错了（我买的是“幼儿”食品，并不等同于粗滤食品）。所以我又折回去，买了几个小袋装的，但我又买成了 2 号（就是给大一点的婴儿吃的），所以我又返回去，买了 1 号。

乔：真的很难，我知道的是，他现在应该吃那些类似面疙瘩的食物，但应该吃多少呢？我们决定给他减少奶粉的食用量。我们现在基本上是很主观武断的：好，决定了，给他少冲点奶粉。但不是这么个道理，孩子会哭会叫，因为他没有吃得满意。那你又有什么办法？**我觉得喂养真的好难，可以说是最让人头痛的事了**。

当我们回顾前 5 个月的婴儿喂养期，焦虑、缺乏信心，似乎又是女性学习如何成为母亲的必经路径。常识抑或直觉——无论你怎么称呼——占了上风;专业人士的绝对权威也要让路于更民主的意愿。人往往要度过那个时期,才会更加理性一些。

如果你来给新手妈妈提供喂养建议,有什么特别想要强调的?

跟着直觉走,如果孩子吃得开心,那就没事。(曼迪·格林)

让孩子来引导你就行。(艾伦·乔治)

我会建议喂给孩子你觉得他/她需要的食物,不要太担心,跟着孩子的喜好走,不要被别人说的困扰。(简·特伦特)

听从你的直觉,真希望我从一开始就这么做,但显然很难做到,尤其是第一次做母亲时。我觉得再有孩子时,我会更加相信直觉——倒不是说完全就凭着直觉,只是说要更相信自己的判断。因为很多时候我确信她需要的是什么,但一听到其他人说,不行你不能这么做,或者你不应该那样做,我就会怀疑:可能是我想错了,这不是她需要的。我应该用逻辑思考而不是人云亦云。家访护士如果听我说莉莉在12点时吃了一罐什么东西,两个小时之后我又喂了母乳,肯定会被吓到。我肯定不应该这么做啦!但我宁愿这样做让她安静下来,毕竟是我的奶水,我想让她喝就让她喝啊!(艾丽森·蒙特乔伊)

9 家庭政治

我和他在一起一年以后，他说，想要和我一起走过漫漫人生路，和我结婚生子。这就好像童话故事成真。

现实和梦想还是不一样的。作为母亲，需要窝在家里，总要有人待在家里照顾孩子嘛。男人呢，还是像过去一样，自由外出，和单身时也没什么区别。想回家看看孩子就回，想溜出去就溜出去……

生孩子是两个人的事，但在造完孩子之后，从生物学的角度来说，父亲就没什么用处了。“父亲”的作用好像局限于贡献精子；而“母亲”则意味着承担拉扯孩子的重任。如果生物学并不将父亲视为必要，人文社会通过历史进程、客观情况为其打造特定角色。在工业化时代之前，法国的父亲身份与非洲刚果的父亲身份就有所差异，而这两者又都不同于在20世纪70年代，英国城市男人抚养自己第一个孩子时的状态。

但在某种意义上，任何一个社会都存在着相同的问题。如果男人意识到自己应当参与孩子的成长（或者至少对孩子负有责任），那么他们一定会被一种不可或缺的感觉打动：认识到自己对于孩子来说是必要的。我们的工业文明通过一种经济依赖的逻辑实现目标：女人和孩子需要男人来养。上述逻辑也通过一系列关于男性和家庭生活本质的观点强化。一名合格的父亲要承担养育孩子的责任，孩子是他性生活和社会生活正常的可见证明。一个正常的家庭需要由一男一女和他们生育的孩子构成：一个“有家室的男人”，一个“家庭主妇”，和家中小孩。

换个角度看，男性的问题在于，不知道如何分享经验。萌芽前的种子在另一个身体内部走失，出生前漫长的待产期通常充满了不确定的因素。

准爸爸们

简·特伦特：他觉得自己更像是一个有家庭的男人了，我想他是感受到自己将要成为父亲，他总是在谈论孩子如何如何，比如，孩子是不是在动啊，飞机在上空飞过的时候，孩子能听见声音吗，他真的很**痴迷于**与孩子有关的事情，想要感受孩子的一举一动。他想着自己即将成为家庭中的父亲角色了，想着我们什么时候还会有下一个孩子，诸如此类的问题。他总是对着我的肚子滔滔不绝，我让他闭嘴，但他还是忍不住要说。不过，这样也挺好的，他也开始将我视为一个母亲。

露易丝·汤普森：他甚至比我还要好奇，说我们要个女孩吧，我好想看看一个女孩是如何出落成大姑娘的。我们总会为心理疗法的问题争吵。我问他，如果我觉得你说的任何事都是上帝的旨意，你会不会觉得很无聊？我们还会有莫名其妙地讨论阴茎妒忌。我说，男人总觉得女人想要一个阴茎，这简直就是无稽之谈，你不觉得这是男人不能生育的补偿吗？真的，只有男人才会这样幻想并认定这是真的。

露艺·曼森：大卫读了医院的小手册。他还是挺上心的，而且一会儿说我吃得太多了，一会儿要我把脚抬起来才好。

大卫：我觉得整个过程挺有趣的，感觉有了一个属于我和露艺的孩子。虽然说孩子在她身体里慢慢成长，我没有像她一样那么直接参与孩子的生命，但是我内心还是很激动，也很想知道具体的变化……

何塞·布莱斯：他把我看的书也都看了一遍。有时候他是自己主动看的；有时候我会告诉他，**现在看看这本吧**。怀孕期间，他还是参与挺多的呢！

伊恩·哈查德对妻子琼说:这一切对我来说也挺有压力的,有时候你脱掉外衣,看到腰围那里逐渐加粗……你也会更加意识到内心的情感。我时而会想到孩子,但也不是时时刻刻,这应该是一个循序渐进的过程。

琼:我也是,对我来说也是时而闪现,内心不知不觉就播下了一颗种子。

伊恩:很大程度上是既来之则安之。客观上讲,我也很束手无策,没有什么我能做的,就比如有时候你说肠胃总会觉得胀气,我也就只能说吃片胃药吧。

我:你会有做父亲的身份感吗?

伊恩:很少有,我基本不会从这个角度考虑,不过这样想倒也很好,是积极的一面,想到自己也将成为父亲,有个女儿或者儿子。想想跟别人说"我儿子",这感觉也太爽了……

妮娜·布雷迪:他很焦虑,每晚都要跪着祈祷一番。现在回想,他好像有点痴狂,但其实也不是,他只是很担忧我和孩子会发生什么意外,比如孩子哪里不太正常,或者类似的。……他会说起这类事:有了上帝的帮助和保佑,我们都会没事的……

吉恩·克拉克:我总会想到一些奇奇怪怪的名字,他对此嗤之以鼻:这都是什么名字啊,马克、弗勒尔、保罗[Paulo,就是保罗(Paul)的意大利版,他表示不喜欢]。他也不喜欢弗勒尔这名字,我说:那要不然跟着你的那位朋友叫贝尼托·墨索里尼好了,或者胡志明也行,要不然卡尔·马克思怎么样?列宁?托洛茨基?

通过此类对话，孩子可能会在出生前就获得一个人格。但对于准爸爸们来说，问题就在于，他们无法“怀”着孩子。

我：你会将孩子视为一个独立的人吗？

伊丽莎白·法雷尔：我可能更会觉得他/她是我身体里的小东西吧，当他/她踢来踢去折腾我的时候，我可能也会意识到他/她是个小人了呢……我问过罗伯特，我说：你对他/她有没有什么特别的感情？他说还没有。我表示不能理解。他回道，毕竟我还没见过他/她嘛，也不知道他/她会是什么样子的。

朱丽叶·莫特里：跟朋友聊天的时候，我会特别注意丈夫是否应该在分娩时陪伴在旁的问题。其中一位老哥就曾在妻子身边陪产，他不停地说这是多么珍贵而神奇的经历，看着孩子来到这个世界。可我觉得这不是前后矛盾吗，在我看来，他/她已经在这个世界很久了，不是在他/她出生的时候，才是生命的开始啊。

有些准爸爸，比如简·特伦特的丈夫，就非常热衷于感受孩子在子宫内的动态。但另外有些准爸爸对此就没有这么热情，甚至可能有些反感。

我：他喜欢感受孩子的移动吗？

谭雅·肯普：他不喜欢。

我：为什么？

谭雅：他说感觉像摸一只青蛙，觉得很不舒服。

露艺·曼森:大卫说感觉奇奇怪怪的:会让他有种诡异的恶心感。他确实很想感受孩子的动态,他也会摸摸,但我有时候会觉得这是出于对我的责任感:他觉得应该显示出作为爸爸想要多感受孩子的样子。不过他也承认,这让他不太自在,他说绝对影响了他触摸我的性致。倒不是说他厌恶孩子,不是这样的;他也不想伤害我的感情,我觉得这是存在于他的潜意识里的。

怀孕时期的小腹可能改变男人的性致,有些人认为很有性吸引力,但有些人会觉得性致全无。

我觉得他看我的角度和以前发生了转变……他应该觉得我没有以前那么性感了,反正,我也不觉得我很性感。他现在更将我看成他孩子的母亲吧。(简·特伦特)

尼克现在并不是十分热情,我自己也很讨厌现在的体态,希望他是那种认为我很可爱的男人之一吧。有的男人会觉得怀孕的女人很可爱,我朋友就是这样的:他说,目光一直集中在怀孕的妻子身上。我想,那好吧……尼克要不也是这种类型,要不就不是。他倒不觉得反胃啊什么的,他就总是大笑,尤其是我没穿衣服来回走的时候,他说我像大猩猩盖伊。(何塞·布莱斯)

我:怀孕影响到你的性生活了吗?

简妮特·沃特森:没有,应该是最后6周开始有些变化,我总会担心子宫是不是开了?宝宝会掉下来吗?但他说……

丹·沃特森:其实我很想听些建议,从安全角度来说,什么时候停止性生活比较好?我读了她买的书,书上说只要母亲愿意的话，还是可以有性生活的。

身体庞大和疲惫感，确实会成为阻碍女性享受性生活的因素。

我：性生活方面有什么问题吗？

帕特·詹金斯：没什么问题，有时候可能就是太累了，所以我不太想做。

我：那你会担心吗？

帕特：刚开始会担心，因为我知道阿历克斯可能不会理解。他还问过我，是不是不爱他了？我只能说，我只是累了……我们性生活一直很和谐，他还以为是我不想要他了。他不太理解这种感觉，我这样拒绝可能让他受挫了。

疲惫感应该是怀孕带来的最沉重的打击之一，也是丈夫们最难消化的部分。对他们来讲，妻子始终是那个与之结为连理的人，不仅是性生活伴侣，更是为他们“端茶送水”的人。

艾玛·贝肯姆：他对我怀孕这件事接受度很差。比如说，要是我突然落泪，他不理解我是太累了，即便意识到了，也丝毫不体谅一下我。有时候我说我想喝杯茶，帮我拿一下，非常感谢。但我得非常直白地说出来，就像这样，说我想躺会儿，能帮我拿杯茶吗。

我：怀孕影响到你俩的关系了吗？

约瑟芬·洛伊德：目前为止应该没什么影响，我觉得霍华德有时候会忘记我是个孕妇。毕竟，我**怀孕**了，但他经常表现不出特别的关心照顾。就比如说，他早上醒来第一件事是在床上喝杯咖啡，还对我说，要是我再不起来给他端咖啡的话，他就要生气了。可是我不想起床，更别提给他泡咖啡，尤其是我前一天晚上还没睡好，胃胀气还很疼时。明明应该是**他**起床，给**我**泡杯咖啡的，他竟然还等着我来给他泡咖啡……

我们两个确实有点疏远，因为我会有点脾气暴躁，有时候双方都不像过去那样理解对方，感觉不太舒服或者心情有点抑郁时，他也不会因为我怀孕了就总是迁就我，虽然我也知道怀孕恰恰是我们很多矛盾的根源。

霍华德：我知道你怀孕了，但是我还是……我虽然看到你，但是我看不见孩子，所以有时候还是意识不到孩子带来的影响。

夫妇对于怀孕的反应，取决于夫妻二人的关系。越是情比金坚，怀孕带来的破坏力也就越弱。整体来看，女性表示，怀孕期间，她们与丈夫的关系更亲近了：会出现更加亲密的情感联结（即使没有身体上的亲密感）。慢慢生长的腹中胎儿是两人爱的结晶。（还没有经历无法入眠的夜晚、不停换洗脏兮兮的尿布）他们对分娩期盼已久，在前方等待着他们的是奇迹般的经历，是新生儿的降临，随之唤醒的是从未有过的感觉，也为他们婚姻关系盖上了“成功”的印章。

父亲陪产，风险自负

父亲应当陪产吗？过去这十年，越来越流行父亲进入产房陪护。这种风尚最先在中产阶级家庭中风靡起来，到现在已经逐渐成为某种通行规则，而不仅仅是医院中的个例。但我们总是小心翼翼地描述父亲的角色，就如同父亲们如果想要陪产，他们需要填写的表格所显示的那样：

> 据我所知，在分娩第一阶段，即是说，在妻子被推进产房之前，鼓励丈夫陪护。如果我希望分娩期间在场，为了我妻子的利益，我将坐在产床床头边的椅子上陪伴，一旦要求我离开，我也会马上遵从。本人同意，我在场会风险自负。

吉莉安·哈特利：我们会被问分娩时丈夫是否在场的问题，护士长似乎很支持丈夫在场，但是她也说，她不喜欢男人们总是看向床尾，因为有的男人接受度很差，她认为男人们就应该待在他们应该待的地方，就是床头那边。但我觉得这样不好，这有点男性沙文主义的感觉。看见妻子分娩，看见大摊的血、胎盘之类的东西，就会引起男人的不适，就会使他们对妻子失去性致。不知为何，男人们就会有这样的想法：我们不想看到女人做这样恶心的事情，包括缝合。但我觉得，为什么不能看呢？

你知道约翰·罗斯金对吧？他和妻子没有行房过，她都想结束这段婚姻。他们当初没有行房，就是因为约翰，作为艺术爱好者，已经见过非常多的女性裸体雕塑，当然了这些雕塑是没有阴毛的，所以在新婚之夜，当他看到自己的妻子，和多数女人一样是有阴毛的，他兴致全无，甚至无法与妻子行房！

妮可拉·贝尔：我希望我丈夫在产房里陪我，但他不愿意。我只是觉得丈夫在身旁陪着，妻子会很安心。

奈杰尔：说实话我不太能接受那样的场景，会有点不想。

我：不想什么？

奈杰尔：不想有性生活。

妮可拉：我觉得分娩应该是两个人共同分享的事情。这种事情谁也说不好嘛，万一他改变想法了呢？

事实上，他确实改变了想法。

妮可拉·贝尔：他很开心当时陪在我身边，他本来不想去的，但还是留下了，他真的非常紧张。生完孩子，护士跟我说，他比你还用力。之前，他还一直跟我说，他绝对不会在场的呢！他说他会受不了那个场景的，可能还会影响我俩的性生活。

我：没有影响，对吗？

妮可拉：没有，他还是第一个叫出来的，是个女孩儿！他真的很开心……我觉得没有他，自己可能都坚持不下来，真的。

父亲应不应该在场，正反两方理由都很充足。

艾丽森·蒙特乔伊：我还是想着，如果不需要他在场，我也可以的话，那我还是尽量自己来。我老公是个比较传统的人，所以我知道更好的情况是，在生产完之后，把孩子带到他面前说：这是你的孩子，我厉害吧？他一直都不太确定，他多大程度想保留住浪漫的图景。就像你说的，他自己也不确定孩子出生时是否想要在场。理想的情况还是，生完之后再把孩子**呈现**在他面前吧。

卢克：分娩第一产程，我还是想要在场的。

艾丽森：还有一件事，大家各执一词。我承认，我没有听过哪个陪过产的男人说，宁愿自己当时不在现场。不过，你确实总会听到其他没有待在产房里的男人倾吐心里的恐惧，也会听到不赞同男人在场的医生的观点。

卢克：不是很容易的事，我不想在场的部分理由是，如果选择面对，那就很难再退出来了，也很难客观面对发生的一切。

艾丽森：你是说，为了妻子和孩子的健康考虑，丈夫抽离出那个情境是比较合适的做法吗？

卢克：我是这么想的。

艾丽森：这观点倒有点意思，毕竟他父亲是个医生嘛。

玛格丽特·萨姆森的丈夫是全科医生。

我：分娩时，你会在场吗？

詹姆斯·萨姆森：绝对不会的，我见过太多生产了，我的痛苦经历告诉我，对于丈夫来说，最痛苦的事情莫过于，发生不测时，自己还要目睹这一切。医生内心焦灼，助手们手足无措。我见过**真实**的情况是怎么样的，如果女人在分娩中大出血，是**真的**会失血过多。血顺着裤子流进我穿的威灵顿长靴，都能到脚踝的高度，所以我**无论如何都不会**出现在我妻子的分娩现场的。

玛格丽特：当时说选哪个选项时，他就是这么回复的。

詹姆斯：当然了。忙完妻子那边，紧接着就要去照看丈夫，因为丈夫已经苍白得有气无力了。之前在澳大利亚时，我曾经的工作区域是整个新南威尔士区，当时我对正常的分娩是怎么样的毫无概念，因为我见过的都是非常规的分娩——产钳分娩啊、剖宫产……我是学产科的，在我大四那年，开始接触陪产的丈夫：那简直太可怕了。护士长会说，这位老公要在一旁陪产，我们就知道，即将发生什么事了。

怀孕 14 周

露艺·曼森：我倒没有特别希望大卫在旁边陪我。

大卫：要是露艺说，我希望你在，那我必然会在的。但她说，你想去就去，我就有了自由选择权，我就不确定了，我不确定到时候我会怎么表现。要是其他人生孩子，那我肯定不会很担心，甚至必要时我还可以帮一把。但这是露艺啊，情感就会很不一样。如果她很痛苦，那我就会很担心自己在场时会不会承受不住。我看过类似的电影，看电影时，我不会担心。而当我想到不是其他人，而是**露艺**要经受这些，会让我很揪心。

露艺：我担心我的想法太自私了，我内心深处的理想情况肯定是老公在，这可以成为我俩共同的美好回忆，但这不能成为我要让大卫在场的理由。不能说我希望有一个很关爱我的人在，所以他就得在那儿，陪着我受苦，这太自私了。

我：所以你还是**希望**他在？

露艺：是的，但如果这对大卫来说太痛苦，那我还是不希望他在，因为我更不希望他心里难受。

5 个月后

我现在更确定了，我希望他在身边：过去这几个月也发生了很多变化，内心的恐惧与日俱增，显然我很**需要**他在我身边，这种情绪在不断滋长。这不仅仅是与人分享，更让我知道，在我自己的信念感消失之时，有人在那里支持着我。尤其在医生们不假思索切开我的腹部取出孩子时，如果可以，我更愿意能有一个真心会考虑我的人在身边。另外,我越是深入思考这个问题——随着我对分娩的认识逐渐加深——我越发觉得,有一个熟悉的人在身边给予你安慰,是一件多么好的事啊,所以我现在的想法强烈且确定得多了。

我:大卫什么想法呢?

露艺:如果我希望他在,他就留下。

就像是看了一部绝佳影片。

显然,相比于男性,女性更能注意到丈夫分娩时在场的好处:77%的女性希望丈夫在场,但丈夫自发希望在场的比重只占43%。但是,也有和妮可拉·贝尔的丈夫一样的人,在那样一个紧张而激动的时刻,直接忘记离开这回事。一旦精彩部分上演,他们就会很快进入角色,重任在肩,瞬间化身为不可或缺的演员(通常也是充满感激之情的演员)。伊恩·哈查德和弗朗西斯·夏普就是曾经坚定认为自己不会出现在产房内,但很快反悔的两位丈夫。

琼·哈查德:没错,他最终还是在场。

我:他为什么留下了?

琼:分娩时,很多人进进出出的,他也出去吃了顿午饭,回来时正好赶上,我还跟他说,要是不想看到,就出去等,但他没有出去,后来他也跟我承认幸好当时没有在门外等。

伊恩:一切都很顺利。

我:当时你怎么选择留下了?

伊恩:当时是,虽然身体很诚实地想要离开,但情感占了上风。很显然,从情感角度,我是很愿意留下的,但是血糊糊的场景确实很劝退。不过实际的情况是，整日就站在那儿也挺无聊的，看着那些机器啊手术刀啊什么的都看烦了……当时一腔热血涌上心头，就像是看了一场极佳的影片：你会想要二刷那种。

琼：他一直说，我们再生一个吧，几乎是刚生下来这一个时。他第一反应居然就是这！

瑞秋·夏普：弗朗西斯留下来了。本来是等我准备就绪之后，他就要去等候室，这时，护士长走过去问他有没有签完表格，他就像突然意识到了什么，签好了表格，接着他就进到产房，问我发生了什么事。我反问他知不知道那表格是做什么的。他表示不知道，等我一告诉他，他立刻脸色大变，马上说，要是真的发生太严重的接受不了的事情，他再离开。我就说，放心吧我没事的。所以实际上，快到儿子出生之时，正是最为关键的时刻，肾上腺素发挥作用，他根本不想离开。他不停地在床头床尾来回跑，告诉我进行得怎么样了，持续为我播报现场情况。他特别激动，我也很高兴他在场，如果我一开始就知道情况会是这样的话，我应该也会激动万分的。如果没有他在场，我都不想生孩子了。分娩很顺利，他也做得很棒。他说，直到他看到孩子出生那一刻，他终于相信其他爸爸说的，那一刻真是太完美了……

在74%留在产房的案例中，每一个丈夫都表示太值得了。大多数人表示，这是比自己预期难忘得多的一次美妙体验。

何塞·布莱斯：我真的震惊，产钳分娩的时候，他们竟然让他全程在场，直到最后一刻。其实是因为，每次护士长进来的时候，她都会提示一遍，布莱斯先生可以留下，然后医生就附和，没问题，我跟他说过了，可以留下帮忙。但尼克内心很慌，他特别担心我是不是大出血了，因为他看到了血，又不确定究竟是什么情况，霎时间吓坏了。他后来跟我坦承，当时脑子里唯一想到的就是，绝对再也不能让我生孩子了。实际上，他是跟我们一个朋友说的，他要去做输精管切除术，未来不再生孩子了。他现在不会这么想了，但当时绝对是被吓到了：因为他对于即将面对的是什么毫无概念。要是我给了他一些预告，或者有其他人预先提示过他，他们将要做什么，又或者他事先看过相关的影片，他肯定立马拒绝待在现场。不过人总要一步一步经历的……

当然了，总有传奇趣闻在上演。

迪尔德丽·詹姆斯：我老公跟我说，你得出去走走啊，房间里真是太热了……他就走出去了，然后我听见一声巨响。我想着，完了，他晕过去了。护士长进来告诉我，没什么，就是你丈夫刚刚晕过去了。到了走廊，他又昏了一次，医护人员只好把他放进轮椅中。他跟我说，他恢复知觉后发现自己躺在地上，脚还在轮椅里……

分娩给父亲带来的冲击和母亲不相上下，身体疲惫不堪，情感也日渐消耗殆尽，无法掌控局面。普通的日常生活被完全打乱，男性通常隐忍的情绪，也一时间如同洪水找到了闸口，奔泻而下。

史蒂夫·英格拉姆：这体验太诡异了，通常来讲，我看到小孩子的头出来，我会假装自己很主动，起码凑上前去看一眼。但现实情况是我根本不敢面对,能站多远就站多远。孩子出来时,那颗小脑袋露出来,看着就想:这样(粉色的人形),这种激动人心的事情竟然发生在我身上。内心的情感奔涌而来:没什么与众不同的,就是普通人的情感,但难以用语言描述,应该就是想哭的感觉吧。

我们一直渴望要个女孩,但我看见了孩子的睾丸。正像我说的,我正期盼着一个宝贝女儿,当儿子出生之时,我对自己说——有点想找一句合理的话说——哦,他有睾丸,睾丸很大。可能一直以来,大家都会这么说吧。我本来想说的是,这小女孩怎么回事,还有睾丸。其实内心还是有些失望的,但是当时情感涌入克制不住,管他是男是女呢!我现在也是这么想的,整个过程让我过于感性了。

乔:他不喜欢自己太过感性,不喜欢被感动。

史蒂夫:可不是嘛,简直吓着我了。

丹·沃特森:真是让人终生难忘的体验。你见过孩子出生的场景吗?你也见过?我当时在场,一会儿跑过去给她接点热水,一会儿跑过来做点别的,助产士需要很多东西,我努力让自己帮上点忙。我是第一个看到孩子是男孩的人,甚至比医生还要早发现。我想,要是我只是坐在外面,等着医生出产房把孩子抱过来跟我说,看,这是你儿子,那我也会很**开心**。但我现在是在他真正出生的**那一秒**就看到他,还是很不一样的。

我:肯尼斯分娩时全程都在场吗?

莉莉·米歇尔:他 12 点 30 回来的,除了在外面吃了饭喝了杯咖啡,他就一直留在那里。

我:他全程陪着你,感觉怎么样?

莉莉:真的很好。

我:他本人感觉如何?

莉莉:他有点难以消化这次的经历,感觉自己离孩子太近了,就和女人剖宫产是一样的体验,突然有个人来,把孩子放进你的臂弯,告诉你这是你的孩子。他当然也知道这不可能是别人的孩子,但是真正在场看着还是冲击挺大的。……过了两三天,他才慢慢克服。我问他,你当时在那觉得怎么样,他说很好,算是生命中最好的经历之一。他说这种感觉是无法用语言形容的,必须本人亲自在场体验才懂。

索菲·费舍:他简直慌乱得不行,我感觉他应该是已经决定要陪着我,但不想**看**太多。5 点钟时,护士问他要不要看看孩子的脚(臀位分娩,孩子是脚先出来),他简直不敢相信。他真的很贴心,我屏住呼吸时,他也和我一起屏住呼吸——他不需要用力,但他的脸和我一样涨得通红,就好像他在和我一起生我们的女儿!他得回家,但这似乎对他产生了强烈的刺激,他根本就不想离开。我回去时,家里空空荡荡四下无人。所以我去隔壁邻居苏珊娜家里,她跟我说我老公在她家待到 3 点钟,他看着挺气愤的,但同时也热泪盈眶,一遍又一遍地说着分娩有多么美好,他如何看到女儿的小脚丫。很显然,对他来说,真的是一次非常难忘的经历……

帮忙照顾孩子

似乎没有“父亲责任”这么一说。父亲这个角色，基本上就在孩子降生的第一天短暂地出现一下：第二天该上班就正常上班。（凯特・普林斯）

分娩是无与伦比的事，打破了所有的常规。昼夜分界也逐渐模糊，日常规律的三餐也变成了在不规律的间隙里随便吃点零食，甚至不合时宜的情绪也都变得合理了。在男人的日常工作中，也会偶尔出现这样特殊的情况，但往往不是持续的：没过多久，时间又规律起来，又成为被规则束缚住的人。他成了一个父亲，但相比他妻子来说，成为父母带来的意义要少得多；因为对于妻子来讲，她们的整个人生都要从此改变。

我：你觉得他怎么看待成为父亲这件事？

莉莉・米歇尔（分娩 5 个月后）：我感觉他挺喜欢成为父亲的，但是他也只是在晚上和周末才看到孩子，还是要比做母亲的容易得多了。照顾孩子是母亲 24 小时的工作，但父亲还拥有自己在办公室的工作时间，从早上一直待到回家前。

我们的社会文化主要从经济角度定义父亲角色，父亲是挣钱买面包的人，而母亲则是照顾家的人。这样的社会准则，让家庭中的父亲角色远远没有男人在社会上的角色重要。在外打拼事业、挣到足够的钱供养妻儿才是他的主要责任，父亲能够与孩子相处的时间就只能是工作之外的时间，这就可以解释，样本中 1/3 的父亲每天只见到自己 5 个月大的宝宝一个小时左右。但随着家庭规模缩小，生活标准却在提升，母亲需独自完成的育儿工作变得繁重，这是她的负担，也会蔓延到丈夫身上。夜晚和周末要忙着喂奶和被各种照顾孩子的事情困扰，如果丈夫能够给自己做顿晚饭就好了。

丈夫们也越来越能够接受“帮助”自己的老婆做做家务；只要他帮得不多，那就还可以认为自己的男子气概依然保留。这里“帮助”的概念是很政治性的，因为他们仅仅“帮个忙”，不需要承担育儿的主要责任；或者说这不是他们的责任所在，他们只能“帮个忙”（家务活同理）。

“帮忙照顾孩子”因此也成为衡量丈夫与孩子相处多少的一个指标。我们问了样本中的女性，在孩子 5 周和 5 个月大时，丈夫为孩子做了什么。据样本的回答，很容易发现，分娩将男性的家庭参与感提升到峰值，很多父亲会在孩子刚出生的阶段参与很多，但随着孩子长大，这份参与感很快消退，日子又变回原样，时间和无眠夜晚侵蚀了做父亲的新鲜感。该趋势显现，母亲自然对父亲的表现感到不满，直接（你怎么不给孩子换个尿布/喂个奶/推下车）或间接地表达出她们的怨怼。照顾婴儿的家庭政治从而在婚姻的情感方面爆发。妻子对丈夫唠唠叨叨，丈夫对妻子无尽抱怨，拥有自己小家庭的浪漫梦想沦为家庭噩梦。[10]

首先有个问题，父亲要做些什么？

索菲·费舍,电视节目制作人;马修·费舍,设计师

女儿蒂芙尼,5周大

我觉得马修没有彻底意识到,有了她意味着什么。孩子对于我,比对于他而言,是更加真实的存在。事实上,他没有我预想的参与得那么多。

我:他给孩子换尿布吗?

索菲:他见过我给孩子换尿布,但我没有强迫他去做。这是喂养过程的一部分(蒂芙尼是母乳喂养),所以我直接给孩子换了。他也不太知道怎么给女儿换衣服,所以他也没有做过这些。说真的,他唯一做的就是给孩子拍拍嗝:孩子有时候喘气困难。他这方面做得挺好。

我:他会夜里起床照看孩子吗?

索菲:我会到厕所给孩子喂奶,他夜里被吵醒会有些烦。有一次,我试着把孩子带回床上喂奶,他挺不开心的,说什么我整天在家坐着就行了,自己还得正常上班呢,太不公平了!

蒂芙尼5个月大时

他对孩子越来越上心了,但还是处于相对外围状态。他经常陪孩子玩,这也很重要,但是其他比较实际的忙他就不帮了——他倒没说不愿意,但事实就是没做。可我还得负责喂养、照顾。如果他想帮忙,我倒是乐意极了。

我:他给孩子换尿布吗?

索菲:他换过。我去理发的时候,如果孩子需要换尿布,他就会换,但可能一共还不到6次。

我:给孩子洗澡呢?

索菲:他从来不给孩子洗澡,我给他示范过怎么做,并说他应当为孩子洗澡，因为其实挺有意思的，但他实际上没给孩子洗过。我感觉他心里应该是有点惶恐，但他不会承认。

我：喂奶呢？

索菲：我问过他，想不想给孩子喂几次晚饭，他拒绝了。（对着蒂芙尼）我们得让爸爸喂一次，对吧宝贝？

我：他为什么不愿意做这些事呢？

索菲：我也不知道，他是不是真的不愿意，但或许应该是吧，不然他肯定就这样做了。他应该也不是很感兴趣，他只在陪孩子玩时很快乐。他觉得我挺享受照顾孩子的过程——我也确实如此。他更关注孩子的性格方面。现在，他也越发觉得女儿有趣了。她能回答，能和爸爸一起玩儿。反正目前还没有特别影响我的心情。

莫琳·帕特森，曾是图书馆管理员；亨利·帕特森，商店经理

儿子托马斯，6 周大

我老公做得很好，带儿子一流。开始时，他还有点害怕，不太敢抱孩子，不停问我：我做得对吗？我这样做有没有问题？但是他真的做得很好。

我：他会给孩子喂奶吗？

莫琳：他会偶尔给孩子冲些奶粉，一般是我给孩子喂奶，他做点别的事。但如果我要早起，他也会和我一起。他会起床做杯咖啡，这一点他做得很棒。他会把孩子一整天要喝的奶粉替我冲好，然后放进冰箱。

我：他会给孩子换尿布吗？

莫琳：会，只有几次，但他知道怎么做。

我：他给托马斯洗澡吗？

莫琳:不,他会在一旁帮忙。

托马斯5个月大时

他整个人都围着儿子转,儿子几乎就是他的全世界,他以他为傲。

我:他会给孩子喂食吗?

莫琳:不太会,倒不是说他不愿意,只是通常来说,都是我来喂的,但如果让他做,他也很乐意。他还给孩子冲牛奶,并在牛奶中混合其他食物呢,他一直都这样做。他也给孩子换杀菌器。

我:那他一般多久喂一次,一周一次?

莫琳:没有那么频繁,一般来说是我来喂孩子,亨利负责照顾他。如果是下午茶时间,他就会去准备茶水,我来照看孩子。

我:你更愿意自己喂吗?

莫琳:反正我不担心,我觉得亨利会更担心一些,他是愿意喂孩子的,只不过我感觉他会有些慌乱。而且现在孩子大了,更需要看好他,有时候孩子自己就会把手伸到盘子里。

我:那换尿布呢?

莫琳:亨利会给孩子换尿布。有时候,我要是忙别的事,他就直接给孩子换上。

我:那洗衣服呢?

莫琳:有时候,我会把尿布煮一下,然后他就会帮我洗好。他从来不洗任何衣服的,我也不愿意看到他站在那儿手洗尿布。

我:你觉得他为孩子做得够吗?

莫琳:我感觉他做得挺好的,有时候甚至觉得他过于热情了……如果丈夫不帮忙,女人独自该怎么应付啊?

妈妈们对自己丈夫帮忙照顾孩子的满意度，部分取决于她对于丈夫职责的期望。要不就是应该做得更多，要不就是觉得已经可以了。有时候，丈夫们实际上干的活很少，但妻子们也会表示满意，用“非常好”或者“相当不错”这样的词来形容满意程度——莫琳·帕特森的描述就很好地诠释了这一点。对于有些女性来说，重要的可能不是具体给予多少帮助，更多的是总体上的态度、对照顾孩子感兴趣且愿意帮忙：“他会做任何我要求做的事。”[1]下面这张表格里的数据或许可以让我们思考，父亲参与度与母亲满意度之间的关系。

父亲帮忙照顾孩子 1	**占比**
很多	11%
一些	24%
很少/几乎没有	65%
母亲对父亲帮忙的满意度	**占比**
满意	54%
不满意	46%

根据对索菲·费舍的采访记录，我们看出，最受父亲们欢迎的任务是陪孩子玩，最不受欢迎的是给孩子换脏尿布。

有关脏尿布那些事。

凯瑟琳·安德鲁斯：虽然我丈夫尽量避免这项工作，但他还是**换过**一次尿布的。如果我要出门，把女儿留在家里，给他留个瓶子，那他是会换的。不然的话，他就会等我回家给孩子换尿布。

1 来自孩子出生 5 个月后妻子的描述。

我：为什么？

凯瑟琳：我感觉他不太想给孩子换尿布。他拿起尿布，我告诉他可以把脏的放进那个桶里，他就觉得，啊好恶心。他不积极的原因，可能是担心自己看到很脏的尿布，他会觉得很恶心。

我：那他换过脏尿布吗？

凯瑟琳：没有，而且他也很久没给孩子换过尿布了。我说过，你也该给孩子换一次了，让我知道你能做好。他就总说，我当然会做了。我就说，那你做给我看看。他开始给孩子脱下衣服，解开固定尿布的带子，然后他说，这好脏啊。我让他继续，他就开始磨蹭，说，我**一定**要做这个吗？最后就又变成我来……

米歇尔·克雷格：之前，大概两个月前吧，我跟姐妹去游泳，也就出去两个小时，而且我也提前跟他说好了，东西都在哪儿，等我回家的时候，我说，我猜你还没给儿子换尿布吧？他说没有，而且他也不想给孩子换。除非尿布已经脏到不行了，不然他是不会换的，只能是我来换。他把孩子的尿布解开，然后我来把尿布脱下来，给孩子擦拭干净，他再清理一下，给孩子换上干净尿布。

简·特伦特：有时候，他会抱怨尿布怎么这么脏。复活节那个星期日，他把孩子抱上楼，发现尿布很脏，就把我叫上去看要怎么办。他其实知道怎么处理，但我觉得他只是想让我去做而已。

格蕾丝·鲍尔：他换过一次尿湿的，但是他不换孩子拉过的，说实话，他挺嫌弃的。

我：你觉得这合理吗？

格蕾丝：合理，也不合理吧。凭什么就必须是我来给孩子换脏尿布，就不能是他？我一直跟他讲，那如果我不在呢？我可以给孩子换。但是如果你正好在的话，你也可以给孩子换呀。

和其他大多数夫妇不同，乔·英格拉姆和丈夫史蒂夫·英格拉姆努力分担照顾孩子的责任，孩子三周大，母乳喂养。

史蒂夫：我给孩子洗澡，换尿布。

我：那你会跟妻子平分吗？

史蒂夫：我觉得我可能做得比我妻子少。

乔：确实。

史蒂夫：但我做的都是脏活儿。

乔：这就是悲哀之处了，他在医院换尿布时，弄得乱七八糟的。

史蒂夫：尤其是我站在病房一角，大喊着问你，孩子拉过的尿布放到哪儿啊。

乔：好笑的是，医院里所有的父亲们都呆坐着，盯着我老公换尿布。有个男的气死我了，他来接妻子回家，那天他妻子出院回家，一直说着“那个包”，她老公才只整理好一个包，结果就表示出十分嫌弃的样子，有些退缩。我心里真是一股火上来，真想站起来教训那个男人。

……夜里史蒂夫起来给孩子换尿布，我要做的是给孩子喂食。有人把孩子弄干净了递过来真的帮了大忙。这就是抛在你面前的生物学谜团之一吧，如果你喂孩子母乳的话，你也得包揽家务活，给孩子换尿布之类的全归你管，男人希望你既是爱人又是奶妈。

史蒂夫：前两天我去了一场义卖会，会上上映着一部剧，我得中途溜出去给孩子换个尿布，这意味着我得去趟卫生间。我先把需要的东西都拿出来,孩子拉得哪儿都是,后背的衣服都蹭到了。那儿也没有火炉什么的。所以我就把他的纸尿裤脱下来扔掉。接着我又用小棉团给他擦干身子,擦完再扔到水池里。搞得哪里都是他的排泄物,我当时就想,妈的,老子不管了,就这么见人吧!

呵,典型男人

男卫生间里没有给宝宝换尿布的设施,因为没有人期望男人去做这些事。(当然了,女卫生间里这样的设施也很少。这也反应了社会上对于母亲和婴儿的双重标准:社会期望女性生育孩子,但是在实际生活中,社会又并不以孩子为中心。)社会规范会定义哪些是合适的,哪些不合适,如果不遵守这样的社会规则就要承担后果。一定程度上,这也是公共行为与个人行为的问题:男人在自己家中做事不必达到他在外面做事时所遵循的男子气概的标准。

安妮·布鲁菲尔德:我们上周吵了一架,还挺激烈的,我对他发火了,摔门而去。一个半小时之后,我回到家,女儿已经饿得嗷嗷叫了。我身边没有干净的纸尿裤,一次性的也没有了,我本来打算买的,但是忘了。我老公就打算带孩子出去买些,推着车走了。但如果我跟他在一块儿的话,他就绝对不会这样做,因为不想在朋友面前丢脸。我也不指望他能这样做。他在家没人看到时,对女儿真的很温柔。但在外面,他就变成典型的男人做派。

推婴儿车是高度公开的行为。因此,它成了区分男性行为与女性行为的密码,是关于婴儿护理的性政治的一份政策声明,是他国与她国之间的一条微妙的分界线。

瑞秋·夏普:我唯一不喜欢的就是,我老公从来不会在街上推着婴儿车走。在我推着婴儿车时,他也不愿意跟我一起走。他看到小推车时,说这个小车很可爱。我不知道这会不会让他有所改变。他说自己讨厌婴儿车,不想推着它在街上走。圣诞节时,我们去他父母家过,他母亲从别人那里拿回一个巨大的婴儿车。我公公婆婆家距城镇外大概一英里。有一天,我们三人去城里,我和老公,还有他姐姐。我老公就说让我和他姐姐玛丽先走,他稍后跟上,仅仅是因为他不想跟着婴儿车一起走。

怀孕 32 周

我:你觉得你丈夫会为了孩子推婴儿车吗?

黛安娜·米德:我想象不到他推着婴儿车走在街上。

我:为什么呢?

黛安娜:我也说不好,我哥哥就从来不会推婴儿车,他会抱着孩子去别的地方。

7 个月后

周日他带着女儿去商场,是抱着走的,没有推婴儿车。他永远不会这么做的,那是女人的工作,他就用胳膊抱着孩子去别的地方。

肯尼斯·米歇尔:我绝不会推着婴儿车,绝对不会。

我:为什么不会呢?

肯尼斯:我不知道,可能是我们爱尔兰的愚见吧。在爱尔兰,你根本见不到男人推婴儿车,倒不是说这件事本身有什么错。就类似你拿着一个手包,拿手包这件事本身并没有什么,但是,一般来说我会提着购物袋,但不会提着手包;如果说她东西太多了拿不动,那我会帮她提其他所有东西,但是她要自己拿着自己的手包。

谭雅·肯普:自从我们家有了小推车之后,他就只推那个,婴儿车他是绝对不会碰的。

父亲对于婴儿车的态度在很多母亲的采访中都有提及。这算科技带来社会变化的一个案例吗?

家务政治

让父亲参与更多育儿事务的阻碍,正是两性对自身角色分工的观念。正如乔·英格拉姆所言,哺乳的人就要承担家务活,这真的是一个生物学迷思。但确实,人类文明的观念是女主内,这一基本逻辑确立之后,所有的家务劳作都由女性承担似乎就"理所应当"。从妻子怀孕到孩子5个月大这个时期,通过衡量男性在家务中的参与程度,我们可以清晰地发现一个趋势:男性做的越来越少,女性则做的越来越多。

卡罗琳·桑德斯:现在我不上班,他就希望我家务能做得多些。他不再主动给家里吸尘,清理一下地面。我不怪他。但有时候我一整天都围着孩子忙得团团转,没时间来清洁,这时候他回家还会抱怨一番。

朱丽叶·莫特里:我注意到他开始希望我做“帮他洗好衣服”等家务。这也算是公平的。但有时候我也会有些不乐意,尤其是他说什么“毛衣这么脏我怎么弄”这种话。一年前,他自己明明就会处理。

瑞秋·夏普:他都不把衣服放进洗衣机里。有天,他跟我说,你怎么从来不洗一下我的?我一件干净衬衫都没有。他直接默认我应该帮他洗好,但甚至都懒得告知我一声,就把衣服丢在一边,他之前都是自己洗的……有时候想起来,我就会帮他洗一两次。但我还没习惯要连他的衣服一起洗,还是会经常忘记。

简妮特·沃特森:他说这都是我要做的,这就是我的工作。

我:那你认同吗?

简妮特:有时候我觉得他说的也对,但有时候我说,我又不是你的奴隶。或许这**确实是**我的工作吧,毕竟我是女人。不管怎么说,**他**是这么想的。

丈夫在家务上的帮忙程度			
	怀孕期间	分娩后5周	分娩后5个月
很多	22%	14%	6%
一些	30%	38%	33%
很少/没有	48%	48%	61%

从女性怀孕后放弃工作起,劳动分工开始改变,自此,双方的角色分配更加明晰:主妇在家劳动,丈夫兼父亲在外工作。因为家务其实也算不上一份“工作”,这样一来,所有的家务活基本上就全归妻子。孩子才是母亲没有在社会上做全职工作的原因,同时房屋四壁又将她紧锁其中。洗尿布是洗,擦洗地板也是洗;买婴儿食品是买,那就顺便也把大人的食物一起买了吧。默认家务劳动和照顾孩子本质上是一样的,也部分造成对主妇的压迫。几乎在所有婚姻中,双方的家务分配都是个烫手山芋。

这时候,那些老套的托词又派上了用场:你做得比我好;我们标准不一样;我不知道怎么做;你也不让我做啊;那你出去赚钱啊。[2]

露易丝·汤普森坦承有女性沙文主义的想法

我是在《周日时报》上面看到拉波波特(Rapoports)的观点。他们提出有时女性不能接受男人的帮助,我觉得我就是这样的。我这样说,可能会让人觉得我老公很不好,他也在做同样的事啊。就比如同样是洗碗,我用的时间是他的一半:真的太让我抓狂了!

朱丽叶·莫特里的老公永远做不对

我需要一直克制自己想要跟我老公讲如何照顾大卫的冲动,他不主动给孩子换尿布或者做其他事,他只会在我忙着做别的事的时候,偶尔过来帮帮我。此时,我就需要极力克制,不要总是说教:你刚刚是不是这么做了;你这么做不对,别这么做;别把孩子扔这么高,他会不舒服的。有一次,保罗给他换完尿布,他的皮肤就起了疹子……

基思·林奇还没有学会换尿布

确实,在家待一整天,你就有一整天的时间去做,这倒是没错。他也问过我,还有没有什么其他事他能做?我也问过一次,他能不能上楼帮我拿点东西,我还有别的事。结果他就说,你有一整天的时间能做呢。那他还问什么呀,我自己做不就得了。他会抱着孩子,陪孩子玩,但不给孩子喂奶,也不给他换尿布。如果我有急事忙不过来,孩子又等着吃奶,我就让他帮我一下,结果他就慌了。换尿布时,儿子躺在垫子上,我正忙别的事,我就跟他说,帮我换一下尿布吧,快一些,已经湿透了,快点快点。我也想着,等他真的换了之后,我肯定还是要再检查一遍的,看看他弄得对不对。他倒不会扎到孩子,但是他可能会系得太松,或者尿布沾到塑料裤的外面,这样肯定很容易就湿透了……(克里斯蒂娜·林奇)

薇拉·艾巴特的丈夫给不同的任务划分了界限

孩子起夜时,我跟我老公就像敌人。我很累,易怒,拿他出气。他也变得易怒,然后又迁怒于我,一个星期得有四次他威胁要走。我也没劝,就让他走,不过幸好他没走。或许再过几周他就会真的走了吧,想想也不能怪他,但当心情不好的时候,就觉得不是我的错,都是他的错。

终于累积到一个阶段,我想,凭什么晚上起来的应该是我呢?他为什么不分担一点呢?他给孩子喂奶的时候,也不顺便换个尿布,喂完后,他习惯把孩子放进婴儿车里,这也意味着我早上把孩子叫起来时,尿布已经湿透了。当然,一般是孩子的哭声把我吵醒,每天早上要洗尿布,孩子还可能因此而感冒。我现在也起得来。只要能享受片刻安静的生活，怎么都好。我也不跟他吵。等吵完了，你就已经半个夜晚没得睡了。

有时，我也会很烦。他说他整天都在工作，但我也整天都在带孩子啊。有时候，我安慰自己，反正他可能会把事情搞得一团糟，还不如我来。就像晚上他给孩子喂食，他会坐着跟孩子聊半个小时，等他聊完了，孩子还很清醒，他又不继续哄孩子睡觉，而如果我给他喂食……

尼尔·特伦特说“你比我更擅长带孩子”

这真是我不太热衷的事情，比如 10 点钟喂奶，本来在床上躺着好好的，又不得不下床到他的房间里去给他换尿布，然后再把他放回床上；我希望我老公能帮我弄好。但他只会笑着说，不，他想让妈妈抱回小床上去，那样他会睡得更香。（简·特伦特）

哈查德、梅森和普林斯夫妇，就家务和婴儿照顾等性别政治问题展开了旷日持久的争论。

我：你丈夫给孩子换尿布吗？

琼·哈查德：他换过几次，但通常我都还要再重换一遍，因为他太轻手轻脚了，尿布两边都松得啪嗒啪嗒地掉。一般我就直接换，这样还省事，不然的话还得掉下来。

我：你觉得他干家务的量怎么样？

琼：我有时候说他从来不去给孩子换尿布。他就找借口，说他一会儿去做，转过头来又说不知道怎么做。他应该就是把尿布冲洗几次。像昨天，我半开玩笑地说，你怎么不来熨衣服呢？他说：

哦，我不行，我会把所有的衣服都弄皱的，我就是不知道怎么熨。我说，你熨过一次就会了呀。他又会说如果我做可能会更快些。才不是这个道理。

有时候我会有点烦，我说你为什么不去洗衣服呢。他根本就没**想过**去做，我说你就要踩在一堆衣服上了。我感觉好多人都是这样的，夏天时，我们的朋友克莱尔就跟我们讲，好家伙，她老公艾伦周末时还抱怨她，因为她周末洗衣服。她说她**必须**得洗——她工作日要工作，只能周末洗。但本来就是她老公**自己的**衣服啊。她老公说也不是必须要洗。她就说那行。结果她老公就堆了一整个洗衣袋的衣服。我就跟她分享了一下，伊恩抱怨没人熨衣服的时候我怎么做的。我会说行，那我就不给你熨衣服了，然后他就有了一堆没熨过的衣服，我也没管，从此他再也没有为熨衣服而抱怨过。我就说你也应该像我这样。她在洗衣服这件事上试验了一下，但是她让步了，还没到一周就又把衣服洗好了。前几天，我问她老公：洗过衣服了吗？他说没有。而且你一看就能看出来他没有洗，因为他三天穿了同一件衬衫。但周四她就屈服了，她只从周日到周四坚持没给他洗。所以你看他这周的洗衣袋就没有很满。

露艺和大卫·曼森已经结婚 7 年，自大学毕业之后，他们就一直做全职工作。他们共同的婚姻观就包括共同分担家务。女儿简出生一个月之后，露艺还没有回归工作岗位。

我：现在家务事如何分配？

露艺·曼森：这方面，我们俩稍微有点摩擦，但也没有很严重。

大卫回家会开玩笑地说：我的天哪，你今天**什么**活都没干啊！你不是一整天都在家待着？虽然只是开玩笑，但他竟然能说出这样的话，还是让我很生气。我们没有真正争吵过，但我在家时，白天忙着做各种麻烦的家务，晚上我就会很厌倦疲惫。有时，我对大卫说，我太累了，帮我泡杯茶吧。毫无疑问，他十有八九会很乐意帮我泡；但有时他也会说，得了吧，你怎么会这么累？这种小事就会成为导火索，让我突然火大。他又不知道这是什么滋味。

我：那他给孩子换尿布吗？

露艺：他换过，但他确实不是很热衷于此。我通常会在喂完饭后或者是她弄得一团糟需要换尿布时给她换，所以不会出现他进来说“哎，露艺，孩子怎么还湿着”的情况。但如果这种情况真的出现的话，他可能会说女儿需要换衣服了，这种情况下，我会对他说那就给她换吧，他也会照做，但他会反抗一下。他不像我想象的那样，热衷于换尿布和这方面的事情，他的速度太慢了，而且他也不擅长。我做得更好，速度也更快。

凯特·普林斯：我的两个朋友，她们的老公从孩子出生到现在，从来没有换过一次尿布，他们说不会做或者不想做。我经常想，可能是老婆总觉得，他会做得一团糟，不会好好做。这点我不同意，其实他们学得很快，不是吗？比如马克，他第一次给孩子换尿布时，尿布还缠在孩子脚踝上；他们似乎都犯了同一个错误，系得不够紧。但现在他已经和我一样，相当熟练了。我们之前也没做过，为什么女人就要一下子成为专家，和儿科医生一样？我跟你讲，这让我很不爽。我可能会因为这些言论失去很多朋友。

他也会洗尿布，他说他喜欢，但我不喜欢。有时候，他做得不是很好，他的标准比我略低；我出去一看，会看到有几条带着污渍的尿布摆成一排。我说这还僵着呢，他说没事，一会儿就好了。他也没错。洗尿布确实很糟心，但是，天哪，我要是把洗不干净的尿布晾出来，我的邻居们会怎么想！我是说，尿布上还留着棕色的污渍，不是亮洁如新的白色，但他一点都不在乎。

有一段时间，他听在家里不干活的男人说得多了，就有些**反抗**心理，我们差点就吵翻天了。他回家跟我吐槽，谁谁谁又跟我说，他们在家里从来什么活都不干，说很惊讶他竟然还帮我做家务。他说乔治什么都不做。我心想，这一天还是来了，他开始听到这些话了，每个人都在夸他做了这么多，他开始觉得自己很了不起。有天，他有点生气，说觉得自己做得太多了，又是出去工作，回来还要帮着我做家务什么的。其实那天他脾气还挺大的。他倒是**愿意**跟我一起做家务，这样我们也可以快点完成，然后就可以坐下来安心休息。我想这该怎么处理呢，他当时真的还挺气愤的……我也生气，突然因为什么事爆发了。当时已经是深夜，我们都很累了，他说，我不**介意**做家务，但是和其他丈夫比，我帮你做这些，真的很不错了，你应该夸夸我。我不愿意说，甚至还为此吵了一架。我说我不同意，我觉得丈夫们就应该做这些，不能说因为你帮我带孩子我就要特别感激你，觉得你特别高尚，只能说是那些没做家务的丈夫们有问题，他们的老婆让他们“逍遥法外”了。他说，我知道这确实是，但你也应该感激：你不知道你有多幸运。他一直在说我应该如何感激。不是说我不想夸他，而是我觉得不应该是这个道理。于是我们就这个问题探讨了一下。……他是很好，但我坚持自己的想法。我可不想让丈夫们做点家务就摆出一副舍生取义的样子，好像自己做出了多大的牺牲，对吧？

分界线被重新划分;家庭生活的图景被重新绘制。家庭的不和谐,传递出关系的另一层含义。但是,如果完全以谁换了多少条尿布,谁来负责地毯上的灰尘来衡量成为父母带来的影响,那略显幼稚。毕竟没有人是为了看到彼此在喂奶和洗尿布问题上费尽心思,而想要一个孩子的。要记住,最初想要孩子的理由:巩固双方关系,拥有爱情结晶,建立温馨家庭。

真正的家庭

你觉得孩子影响了婚姻生活吗?

有了孩子后,我们更亲近了,因为我们现在有了自己的完整小家。(科斯蒂·米勒)

我感觉我们关系更好了,有了孩子,我们更像是一个整体。我俩也变得更关心人,更会爱别人了。我们会让女儿玛丽看到,同时也让对方看到我们的改变。(克莱尔·道森)

我觉得我们更亲近了,女儿安奈特成了我们共同的爱。我们共同点其实不多,我喜欢的他不太喜欢,但是女儿是我们两个的宝贝。(妮可拉·贝尔)

我想我们更能看清彼此——也许是孩子让我们形象变得立体,因为你看到对方与第三者在一起,而这个第三者是你们两人的结晶:这是我们的创造。孩子是我们的一部分,看到对方与我们的宝贝如何相处,感觉真的很好。(莉莉·米歇尔)

我们现在想要一个更大的家庭。在有另一个家庭成员——一个蹒跚学步的孩子之前，还不算是一个真正的家庭：有了孩子后，才会觉得自己有了一个**真正的**家庭。（黛博拉·史密斯）

孩子没有给我们的关系带来多大**改善**，还是老样子，但很明显，我们都不像以前那么自私了。现在我们不仅想着对方，心里还多想了另一个人。……但是，孩子们**确实**给婚姻带来了压力，我们已经特别幸运了，他没有给我们的婚姻施加任何压力。很幸运的是，我们过了一段时间，想了很久才决定生孩子，我应该也比很多生孩子的人年龄大，尤其是刚生第一胎的。我觉得这样很好，这也是他**没有**给婚姻施加压力的原因之一。我很能理解，要是孩子们晚上这样哭闹，你匆匆忙忙什么都还没准备好，丈夫回家了，饭菜也没准备好。想想要是嫁给了那种对家务事吹毛求疵的家伙，那可真是灾难。（莎拉·摩尔）

简妮特和丹·沃特森结婚刚过一年生了儿子彼得，那时简妮特才 19 岁。

简妮特·沃特森：孩子带来了很多变化。他倒一点都没有改变我们。我们一直在争吵。不是那种**大吵**，因为他刚准备和我争论，我就开始发笑。

周六我老公没有踢足球——他 5 点回家。我做了晚饭，他已经睡着了。因为他说一会儿起来喂孩子，我走进卧室时，他还在睡。我上来告诉他，晚餐在桌子上，他就醒了。那时候，他肯定是半梦半醒。我没有意识到他又睡着了。于是，我就没绷住对他发了脾气。他就暴跳如雷。然后呢？哦对，他跟我对喊对骂，我觉得搞笑,他通常也会笑,但这次他没有。而我笑了,这让他很不高兴。争吵是在他吃完晚饭之后发生的。他出去了一个小时,回来后,把孩子也接走了,大约半小时后,他来看我,又没事了,我不知道他为什么会这样。可能他下午喝了几杯酒。他以前也是这样,就是在我们有孩子之前。说实在的,我挺烦他这点的;我还以为他不会回家了,但他一个小时后就回来了。我跟他说了,我不喜欢他这样,我不想让孩子毁了我们的婚姻。

露易丝·汤普森:有时候真是压力太大了,有个帮我们翻新楼梯的朋友,他说给路易丝 30 分,给奥利弗 40 分。

一开始,波莉晚上会经常醒,我老公说她是个该死的讨厌鬼——烦死人的爱哭鬼。太可怕了,就像针对男人的讽刺漫画里画的那样可怕!他说要去别的房间睡,我说我才不管你睡哪儿呢,他说,他要睡在楼梯上。我说,那你去吧。

卢克·蒙特乔伊:孩子在某些方面带来很多麻烦。

艾丽森:你指什么麻烦?

卢克:就比如晚上缺觉之类的。但如果不提这些,这个孩子对我们之间的关系来说还是有助益的。

艾丽森:我想卢克想说的是,这涉及**特定**的问题,比如**睡眠**问题。在我看来,睡眠不足及其引发的其他事情一直是最大的问题。我们结婚以来,我开始出现太累了的情况,而且发现你不得不承认时,心情也会不好,卢克不愿意听我抱怨。有个**经典的**笑话。你还记得你送我的那张生日贺卡吗,真的挺好笑的。上面列举了人们会听到的所有老夫老妻的经典笑话——我太累了,我头疼,我妈妈要来了。上述这些在没生孩子前都没发生，有了孩子之后，就会发现这些都是真实的。（对卢克说）我想你一开始时并不明白我**当时就**这么累，你以为我已经不再爱你了，是吗？

卢克：我确实这么想过，然后我一个朋友的老婆也是，一年都没跟我朋友做爱了，所以我就想……

艾丽森：所以你觉得你过得还不错！

艾玛·贝肯姆：其实我们昨天晚上还在讨论这个问题。我知道劳伦斯觉得自己有点被冷落了，因为我总是很累。我曾经是个很快乐、很积极的人，但我真的就是太累了。劳伦斯回家，我就一直在发呆。我不想晚上 11 点还玩拼字游戏，他生气了我还要笑，我以前总是会配合他的。我不生气，但我会时而很恼火，会很烦躁，情绪低落：就是疲惫。真是太可怕了：我知道自己情况不对劲，可又无法控制。我们也不算争吵，更算是讨论，告诉对方互相的看法。他不理解我有多累，又说我不理解他在办公室工作有多累。我觉得白天我也没休息啊，晚上劳伦斯回家，我一边喂孩子，一边还得给他倒茶。做完这些，然后又该准备晚餐了。他每天回到家，满心快乐，我却绝对是在他的快乐上浇的那一盆冷水，我知道就是这样。他经常熬夜，我俩以前都熬夜，但现在我 10 点就累极了，11 点前我就想睡觉，但劳伦斯在那个时间几乎就没回来过。劳伦斯觉得某种程度上他辜负了我，我对他也有同样的愧疚。我没能让他幸福，我们仍然相爱，发生这些也并不会影响我们的爱情。他觉得自己很失败，因为我不再是以前那个轻松活泼的我了。而且因为我不开朗舒心、不精力充沛、不轻松愉悦，所以他也不开朗舒心、不精力充沛、不轻松愉悦。但我们还是有自己的快乐……

母亲和父亲之间的情感关系在怀孕期间似乎会有所改善，孩子出生时或出生后不久达到高峰，然后又恶化。生育是夫妻共同的成就，联结双方；但照顾婴儿成了母亲的责任，也就再度分隔了双方。分娩后极度欣喜，又突然跌落到婴儿出生后最初几周的疲惫焦虑、混乱无序的日常中。在整段经历中，很难记得两个人其实有多幸福（或应该有多幸福）：访谈中，73%的妻子表示婚姻幸福感下降。艾丽森·蒙特乔伊暗示了其中一个原因：性爱问题。

阴道政治。

婴儿出生的通道也是夫妻间最亲密的交流渠道。但不幸的是，婴儿从通道来到世界，往往会给阴道留下伤痕，许多女性——样本的72%——表示在缝合之后，性爱方面出现困难。

我：可能这个问题会有点傻，尤其是你的缝合还没有完全愈合，但还是想问一下，最近和老公做爱感觉如何？

曼迪·格林：身体条件不允许，却没有消灭欲望，麻烦就是什么都不能消除欲望。

哈利：我们都在走弯路，但是也值得，是吧宝贝？

曼迪：这话留着你自己说吧！

妮可拉·贝尔：我都怀疑我能不能恢复正常了。我去做产后检查时，嗯其实去之前尝试做过一次，那大概是产后五周，非常疼，然后我去做产后检查了，他们把那个什么东西插入我体内时，我又疼了，医生就给我检查了一下，说不应该会疼。他说不应该会感觉疼啊，是不是缝针的缘故？我说是，我感觉应该是。然后他摸了摸缝线周围，结果并不是缝线的问题。他问疼不疼，我说不疼；他把手指竖起来，问，是这里吗？我说是，但不是在子宫颈，那里还好，是在更下面。他说我的阴道很紧，需要坚持做爱，让它舒展开来，如果三周后还没有拉开，就回医院他们会帮我处理。但到现在，做爱还是会有点疼……

我：他说你的阴道很紧是什么意思？

妮可拉：我也不懂，我不知道是不是与缝合有关。有吗？他们在里面缝合了吗？真的不太懂这些。刚进来时，还可以，但是逐渐就开始疼了。最初是全程都疼，但现在是进来之后就还好。

我：所以那时你并不享受做爱？

妮可拉：享受还是享受的，但肯定是和之前享受的程度不太一样，因为脑子里会一直想着别的事。你还记得，当时我说医生给我缝合时我抱怨来着吗？我当时和医生吵了一架，可能因为我态度不好，他就没做好工作。我感觉自己好像没被缝合好，想到这真的很糟，这可能会毁了整段关系，不是吗？

苏·约翰逊：你知道他们在医院对我做了什么吗？他们把我的阴道缝起来了，所以我可能算是个处女了吧，情况比处女更糟。

当我去做产后检查时，他们说是我太紧张了，是我的问题。所以我走时就想，哦我太紧张了，这就太奇怪了，我没觉得自己很紧张，但实际情况如此。所以我休息了几个月。我们去了法国。那段时间，每次我们做爱，我都是咬牙切齿，绝对的痛苦。我是说身体上的切实疼痛。我们回来时，我找我的私人妇科医生咨询，她告诉我，他们把我的阴道缝合得太小，几乎没有开口。她给了我一些玻璃扩张器，先给了我一个小号的；简直不敢相信，我刚刚好能把它放进去。它真的特别小，可我只能刚刚好把它放进去。我已经有半年没能好好做爱了，当我发现是这样时，我吓坏了，真的，我真的觉得太可怕了，这可能会彻底毁了我俩的关系啊。不管怎么说，就因为这，马丁跟我的两个朋友有染，我回到伦敦后才发现。这种事情对一个女人来说太过分了！我都想在报纸上登个广告，上面写“这里有个经验丰富的处女……”

两人公司

抛开各种复杂的问题不谈，仅有一个小宝宝，生活已经够困难了。新手妈妈会觉得每个人都在索取她身体的不同部分，而她只想睡觉。丈夫和宝宝几乎将她撕成两半，她可能觉得自己没有让任何一个人满意，样本中70%的母亲都会感受到这样的冲突。疲惫消磨了自信心，人只有经历过，才会相信一天24小时照顾宝宝的老话。经历差异也让男女之间产生分歧。

他从不表露自己的感情。

父亲开始嫉妒宝宝，抑或是母亲开始反感父亲径直走进来和宝宝玩耍；她觉得自己被冷落了：她做了所有的工作，他却得到了所有的乐趣。沟通上的差距，大部分是男人“被训练出来的不擅于分享”造成的，男人在成长过程中，一直被教育不要谈论他们的感受，而女人则仰仗于这种谈话，作为治疗。男性气质意味着思想支配内心，或者说把自己的感情藏在心里；女性气质意味着善于捕捉感情并释放。所以，尤其是在生活压力大时，母亲和父亲不同的担心方式和态度上的鸿沟，可能会大于将他们连接在一起的共同挚爱。帕特和亚历克斯·詹金斯的婚姻，在韦恩出生5个月后，就发展为这样的模式。

我：他对于成为父亲有什么想法？

帕特·詹金斯：我觉得他很自豪，但他并没告诉我他是怎么想的。有天他上班时，我给他打电话，是他老板接的，跟我说公司的人总是听到你家孩子的事情啊，因为亚历克斯一刻不停，张口闭口都是他儿子。所以你看，他肯定是一直在谈论着我们，在我面前他却什么也不说。不过，我还是更希望他对我说得更多些。

亚历克斯是想要孩子的那一方，他一直不停唠叨想要个孩子，我其实还没想这么快就组建一个三口之家。我想等到26岁左右再要孩子，因为我觉得还没准备好。不过，最后我还是得生个孩子，我自己也想生。还是有屈服压力之感，因为他总是在我耳边唠唠叨叨地说个不停。他既然这么想要孩子——别误会我，他很**爱**儿子，也很为他感到**自豪**——却从来不表达出来，他跟孩子玩得也不多。晚上他进孩子房间时，就待在那，我甚至都没意识到他在那儿。我说，嘿，亚历克斯，儿子现在能做这个了，能做那个了，你看这是他想撒尿时的表情，这是他笑了的表情。这时候，亚历克斯就说几句，然后就又回去看自己的文件或者看电视。

我：你对此有什么想法呢？

帕特：还挺让我伤心的吧，我想跟他谈谈，但是我得选一个合适的时机，因为我感觉亚历克斯可能在跟我开玩笑。有天晚上，孩子还醒着，他进来时我说，我特意没哄他睡觉就是为了等你，可他竟然都懒得跟儿子玩来联络一下感情。以后，我才不会费心让他醒着呢。我不明白，总之，亚历克斯并没有表达出他的感情，就像我知道他爱韦恩，我知道他很骄傲，将韦恩视为掌上明珠，可他表达得太不够了。

想着这些乱七八糟的破事，我都不知道自己是否还爱亚历克斯了。他没有告诉我他爱我，他甚至跟我的交流都不多，几乎不和我说话。当我提起这些事时，他就对我大喊大叫，我就什么都不想说了。他总是乱发脾气。然后他还会说，我说的都是废话。我不出门工作，但我知道人不可能只在工作时才有话想说。我只想谈韦恩的事，对我来说那是最重要的，但对他来说，就是不感兴趣。他总是来告诉我他工作时的一切，而我只得坐在那里听着，努力表现得很热情，有时我都不知道他在说什么，但我装作了解。他也可以为我做同样的事啊，不是吗？我有时候感到沮丧，他却只觉得我很傻。没别的了。有一次，我要出去走走，想带着韦恩一起，他说你可以走，但把韦恩留下！他都没问我为什么要走，也不问我出什么事了之类的。然后他就把韦恩抱起来，留在身边，这样我就不会走了！

我：你怎么想的？

帕特：我觉得有些受伤，他都不关心我的感受。

我：你后来也没有走吗？

帕特：没有，我只是希望他能做点什么。我承认他每天工作都很辛苦，每天他晚上回家时，都很疲惫，九十点才到家，有时候甚至11点才回来，但都不跟我打个招呼，就直接坐下，又开始看文件。早上他出门工作时，会与我吻别，但是他并没有跟我说再见。

孩子造就婚姻。

孩子有象征性价值，他们受到重视，是因为家庭是一种理想，但这并不意味着他们会给婚姻带来理想的影响。

我对芭芭拉·胡德说:你觉得成为母亲有什么特别的好处或坏处吗?

乔治·胡德(走进房间):我能说一个坏处,我都不能按时吃饭了。(坐下)

芭芭拉对乔治说:你还没完了,是吧?

乔治:我还饿着的,我想吃饭啊。

芭芭拉:我刚才问你你说不要。

我对芭芭拉说:你要现在去给他准备点晚饭吗?

乔治:不用了,没事,我们赶紧把这个采访搞完吧。

芭芭拉:我现在只能给你鸡蛋、火腿和薯条。

乔治:也挺好的,是吧? 你刚刚不是说有鸡肉吗? 你不去拿点吗? 还是说那是昨天晚上的?

芭芭拉:鸡肉? 你昨晚吃的啊。

乔治:我吃过东西了,但还是觉得饿。

芭芭拉:那吃点炸鱼薯条吧。

乔治(仍然坐着)对我说:采访是为了你的书,是吗?

我:是的,最终会用到。

乔治:进展如何啊? 还顺利吗? 采访还有趣吗?

我:还挺有趣的。

乔治:是吗,你现在有自己的家庭吗?

我:有了。

乔治:所以这些事你也都有所了解? 那这本书的目的是什么呢? 你想达到什么目标呢?

(采访者解释中)

乔治:确实工作量还挺大……现在你丈夫照顾孩子?

我：对的。

乔治：我很惊讶竟然有这么多人，倒不是说他们厌恶小孩，他们竟然可以选择在婚姻中不生孩子……我觉得孩子才筑就婚姻生活。我无法想象没有孩子的婚姻应该如何继续。

我对芭芭拉说：你同意这一点吗？

芭芭拉：不太同意，既然夫妇二人决定了不要孩子……

我：你会想要二胎吗？

芭芭拉：要是我俩没离婚的话！

乔治：明白我的意思了吧？如果**没有**孩子的话，你肯定就——算了不说了——只做你自己的事情了。

芭芭拉：我什么？

乔治：你肯定会的，承认吧。

芭芭拉：淡出家庭？

乔治：就是这个意思，你有你的方式，我有我的方式，接下来就分道扬镳……

芭芭拉：但我们一直都是这样的啊。

乔治：你看吧！我想在床上吃早餐，你也想有人将你的早餐端到床上，现在谁能在床上吃早餐？

角色与身份

有些婚姻要比其他婚姻更能经受住孩子降临的考验。愿景越是浪漫，实际就越糟。一段“良好”的关系就像一个减震器，其动态并非愈趋平稳，而是更富有弹性。在我们的社会中，核心家庭被视为孩子唯一合适的育儿所，为人父母的最主要影响是让夫妻双方走上不同的道路：他们被划分为不同的角色，两者日常生活的重叠部分减少。由于对大多数夫妇来说，这种分工是按照女性照顾家庭、男性养家糊口的模式进行的，人们往往会从性别歧视这一视角来看待此分配结果。

女性抱怨自己只能和送奶工聊聊天，因为这就是社会对女性行为的要求；而男人回到家，反而还纳闷妻子这一天都做了些什么，因为本质上讲，男性都是沙文主义者，认为自己比女性更优越。乔·英格拉姆和史蒂夫却让这种推断不攻自破——并非从理论上，而是从他们为人父母的经验来看。乔更是一个教育孩子的老师，而史蒂夫则负责照顾孩子的饮食起居。

镜像。

我：孩子影响到你们的关系了吗？

乔：说实话，经常因为他说不行我说行，或者我觉得不可以但他觉得可以，就大吵一架。或许在他回答问题时，我应该去商店买盒烟抽，等我回答问题时他离开。不然的话，我俩可能都不会诚实地回答问题了！（她离开了。）

史蒂夫：我总是想到快乐的时刻，大概 6 个月前吧，一直都很快乐。都过去了。我尽量想好的方面，避开坏的。最近我们俩压力都挺大的。

我：只是因为孩子吗？

史蒂夫：我也不知道，可能是一切混在一起的结果吧。但我主要还是归咎于这个孩子，我真的没办法给出一个最诚恳的回答。我的意思是，我能列出一堆东西来，然后可能需要你来整理一下。

目前氛围很紧张:我们之间的紧绷感来得很快,我们也会先退后一步,给彼此一个喘息的时间,然后又会处于紧张状态。我发现现在我似乎对很多事情都很不满意,我不知道这是因为我们所处的境况,还是因为我到了自己的极限。在这么多事情当中,我最反感的是:乔回家后,就像镜像一样,反映着我可能会做的事情。从外面回到家中,心情可能不那么好,却是另一种心境。如果你整天坐在家里,在这里、卧室、厨房、商店或其他什么地方过着几点一线的生活:真的,你也就只能和杂货店老板、送奶工这些来家里的人说说话,当然也可以和来访的朋友说说话。尽管如此,这几乎就像你和自己对话,然后有人突然闯进来。

就比如昨天,乔的习惯是,回家后一直忙到睡觉。可能是家务活,缝补窗帘,或清洗瓶子,或清空尿布桶(因为没有及时清理),或是洗衣服。这就像把我也推到这些家务的面前……我会想,我真的很讨厌这种感觉,因为我觉得我在家应该把这些都做好,这种情绪在我心里滋生,我又无法控制,就只能转过身去,说快让开吧……我发现我真的很讨厌乔回家忙前忙后的,但我也可以看出,我以前也是那样子的;我之前回家也是一样的表现,一旦脚踏进家门,内心就会发生变化。就像是你一整天开心得如同泥地里拱来拱去的猪,晚上一回到家,就被夹子夹住了。

一旦我见到原来的同事,也就是工薪阶层的人,他们都会问,史蒂夫你什么时候回来工作啊之类的。我就说我现在也在工作,还比以往任何时候都辛苦呢。他们的态度就是,对对你说的对,但你什么时候回来工作呢?我就重申我真的是在工作……我觉得他们都不能理解我……

家是很私人的场所，所以抚养孩子的负担往往不为社会所知，而且通常会在人们的认知中大打折扣，但对于真正承担的人来说，这份工作极其真实。有了第一个孩子以后，一对夫妇的情感内核将被永久改变，但更具威胁的是社会对于父母角色的分配。丈夫和妻子还可以假装是平等的；但父亲母亲自己知道，他们绝对不平等。

10

习以为常

就好像你有了一份新食谱,很复杂的那种,开始时还要看一眼书做一个步骤,没过多久,你就发现自己可以快速搞定了。

现在回想起来——我都不用花什么时间想——生活真是一地鸡毛。人生的意义在于什么呢?我现在过的人生不再是我自己的了,完完全全地奉献给了我的孩子。

日常生活

朱丽叶·莫特里(儿子大卫5个月大):早上7点10分闹钟铃响,听过7点30的新闻我们就起床。我会煮点茶,给我和保罗做片吐司。大卫大概8点醒,哦不对,今早醒得稍微晚了一点,因为我先去清洗了一下昨晚的盘子之类的,还把我的衣服洗了,才去叫他的,所以他今天应该是大概8点30醒的。叫醒他之后,我把牛仔裤放进烘干机里等它烘干,身上还穿着睡裙,趁着孩子刚吃完早餐心情还不错,我把衣服缝好。一般会给他泡个澡,但今天早上没泡,大概10点简单给他洗了洗。10点45分他开始午睡。半小时左右,我跟老公就去村里买点东西,大概11点30回来。(朱丽叶生完孩子之后,就从伦敦搬到了萨默塞特郡。)等我们回家,孩子也差不多饿了,12点前喂他吃好午饭,然后我把衣服放进洗衣机里。这个时候他就坐在椅子里,玩会儿小拨浪鼓,嚼几块芹菜块。再过一会儿,我就带着他去公园转转,看看小树枝什么的,玩累了再把他抱回来睡觉。

我又接着做家务,收拾收拾厨房。他要在下午4点吃点,在那之前,我又带孩子玩了一会儿。你要是之后才去管他,他就又不开心了。孩子吃完后,我给他换尿布,再抱他睡觉。昨天因为保罗要外出,所以我得按时准备好晚餐,6点这样。我想着在这之前都准备好,在保罗回家之前陪孩子玩,再哄他睡觉。我们6点钟吃了晚饭。孩子睡到7点钟。醒来之后,他又开始哼哼唧唧闹了一个小时,我只好不停地哄他。他当时已经很累了,那一个小时,他基本上一直是半睡半醒;一天中醒着的最后一小时他通常不会自己玩。

其实你能看出来，我这一天基本上就是围着他转。哄他睡觉之后，我泡了个澡，然后就早早睡觉，大概 9 点。

露艺・曼森(兼职教育研究员，女儿简 5 个月大)：昨天两点半时，我在上班，工作是观察一个大型班级里很不服管教的孩子们。作为"人际关系"项目的一部分，我跟着他们进到一个房间，去看受虐儿童的幻灯片。那简直是一次创伤性经历，真的太惨了，我看不下去，一切都太可怕了，而且我会把我看到的一切都联想到简身上。之后我很快就跟着他们离开了房间，回到我们的主要目的。我给他们读了《大转变》中的内容，讲述女人从男人手中接管了世界。我们谈到了女性在这个世界上的地位，同样，我说的一切又完全和简，和母亲重回工作岗位有关。三点半活动结束，我走进学校的温室，和大卫(露艺的丈夫和她在同一个研究项目工作)移植西红柿植株，因为我们想为学校，也为我们自己种植需要的西红柿：我们会便宜卖给员工。然后在回家的路上，我买了些东西，拿回一根黄瓜，跟店主挥了挥，又换了一根新的。

到家时，已经四点半了，我妈妈一直在照顾简。大卫带着简在花园里走了一圈，走进温室，和她聊了会儿天。大概 4 点 45 分，我喂她吃饭。然后我给我妈、大卫和我自己做了顿饭。吃完饭，大卫说他要睡一会儿，醒来好工作，他就直接在电视前睡了，我也开始忙些自己的事。我们陪着简玩了一会儿，她很快就睡了，就在吃饭前，大概五点半。我做了一些与我所在委员会有关的文书工作：写了几封信；还写了封投诉信，抱怨照片质量很差，这花了我相当长的时间。接着已经九点了，我看了……我是看了会儿什么电视节目吗？我不太确定了。然后我想做些针线活，就把要用的工具拿出来,开工。过了一会儿,我就睡着了。哦对,我想看个关于精神分裂症的节目,接着我就开始看了——对我进来就是要看那个节目的,看到一半我睡着了。醒来后和大卫聊了几句,那时候大概是10点30、11点这样。我们把简叫醒了,因为很晚了,我也累了,我们和她玩会儿然后就睡觉了。晚上她睡前,我们都会跟她玩一会儿,我又给她喂了点吃的,然后半夜我就去睡觉了。大卫来到床上,我们做了——不是每天晚上都会这样,所以我才提到这点。你要知道每一个细节对吧?

今天早上我大概4点醒来,喂她吃饭,吃完她又睡了,但她6点多又醒了,早上基本上是大卫在陪她玩,因为他反正7点要起床,所以我思考了一下不如让他早点起床。我又继续睡,隐隐约约感觉到简在那儿。8点左右我又喂了她,与此同时,大卫把她带过来,一边吃早餐一边带她玩儿。然后我就下来了,因为闻到他在做早餐,闻起来还挺香的,我就想着我拿点东西吃。我打开邮箱,看到有封投诉信,是来自我昨晚写给的那个小伙子的:我好久之前写了一封关于我委员会工作的信,我都忘了,这封来信抱怨我没有写信,措辞很不礼貌,让我一大早就很不开心。于是我打算回去继续睡觉。很长一段时间,我都想着要休息一下,因为我这周末一直很忙,我嫂子从利物浦过来了,周末真的很忙。但我总不能就干躺着想那封信,所以我又下楼了,大卫要去学校了,我就让他把我昨晚写的那封信寄了出去。我被这信的事搞得很焦躁。

然后我开始做家务,洗了衣服,打了个电话,对方想让我在一个理财会议上演讲,我一直在和他沟通说我很愿意在这个会议上演讲,但是不知道简怎么办,我能不能带她一起去,或者他们能不能到时候来接我过去。我跟他聊了一下。最后安排好了带简去,所以就没问题了。接着我陪简玩了一会儿，9 点钟我喂好她后，她就又睡了，10 点 30 醒的，她通常会睡到 11 点。但我喂她时，她还不是很饿，所以她今天醒这么早。我想着她应该饿了，我给她冲了一杯玫瑰糖浆喝，喝完很显然她不想接着睡了，我就陪她玩，把电视也打开了，她很喜欢看新闻里的人脸。我们开始看了档电视节目，我也不知道是不是什么学院节目，是关于法鲁克一世的，我一直**坚持**让她跟我一起看，她看着有点不开心了。所以我就一边抱着她绕着房间走，一边看法鲁克一世的节目。11 点 30，我给简洗了个澡，12 点喂她吃东西，然后把她抱去睡觉。我自己做了些委员会的工作，我不经常忙委员会的工作，但既然发生了，我就得把这件事解决吧。我解决完这件事，整理了文件，开始写信，然后你就到了。

克里斯蒂娜·林奇（儿子阿德里安 5 个月大）：昨天我工作了一天没得闲，洗了一堆衣服，**他**的衣服我都是手洗的，然后放在晾衣架上晾着。我又洗衣机洗了一波衣服，扫了地，吸了尘，我记不太清什么顺序了。啊好蠢，也就是 24 小时前的事，但我竟然都不记得了，哦我记得应该这些都是在下午做的。可能这也没太大帮助吧。你问洗衣机转的时候我在干吗？哦我吃了点东西，因为我是上午 10 点 30 吃的早饭，一直到下午 4 点都还没吃午饭，我就吃了点奶酪和饼干。基思昨天回家比较晚，我晚上 8 点跟他一起吃了晚饭，中间我喂了孩子几次：9 点、1 点、5 点各一次，他 6 点钟上床睡觉了。基思是晚上 7 点 30 到家的。我朋友订购了一张床，她说我们能帮她寄存一下吗。床刚送到，他们就过来把床搬走了，基思说他们欠他一顿酒。

吃完晚饭,我记得我应该用吸尘器清理了浴室和厕所。哦对,因为基思出门了,我就除了一下尘,他 11 点到家时,我还没结束,他就问我怎么在楼梯平台那儿除尘,会把孩子吵醒的。我说我故意地,我特意把楼梯平台留到最后,他醒了我们就喂他今天最后一餐,但我一开门,发现他还在熟睡。

对我来说,这些不算什么,但是我几乎是一刻不停地在忙,大概 12 点 30,我才上床睡觉,早上 7 点就起床了。夜里我起了 3 次,并把安抚奶嘴收了起来,我还想着要是孩子再醒一次,我就直接起床给孩子喂奶,我确实再次起来了,但没有去喂他。后来我 8 点 45 分去喂他,喂完我洗了头,吃了几片饼干,然后又赶紧去了趟超市,家里基本上什么都没了,我们一回到家,差不多又该喂他了,差不多就是这样了。昨天真的是不同寻常的一天,我把所有的工作都做了。

我:平常的一天是什么样的呢?

克里斯蒂娜:我也说不好,我一般也不怎么做事的,一天就过得特别快。我每天都会去超市,一定要让自己每天出门走走,不然整天坐在那里,我会烂掉的。

科斯蒂·米勒(儿子马丁 5 个月大):我上午大概 9 点 30、10 点起床的,差不多就在那个时候,给他穿好衣服,洗好脸,我再换好衣服,然后给我儿子吃好喝好,我们就出门了。

我:去哪?

科斯蒂:去我姐姐家。

我:每天都去吗?

科斯蒂:对。

我:在那儿,你会做什么呢?

科斯蒂:基本上也没什么,就照顾他,有时候我们也一起出去逛街。

我:你姐姐家有几个孩子?

科斯蒂:6 个,跑得哪里都是,其实 2 个在家,其他 4 个都去上学了。我每天大概 12 点,吃完早饭、家里都整理好之后过去。一般就是洗洗衣服,主要就是洗他的。至于他的午饭,要取决于他上一顿是几点吃的,基本上就是 12 点、1 点,看情况定,通常 1 点之后他就要睡午觉了。就把他放在走廊的婴儿车里睡觉。

我:然后你做什么呢?

科斯蒂:不知道,什么都做点,聊会儿天什么的。下一次喂他是 4 点,我 5 点回家,坐了会儿,喝了茶。他可能会睡着,看情况,要是没睡,他就直接坐在电视机前,他就这样一直待到 8 点,然后睡觉,11 点他会醒,我再喂他喝点东西,接下来就睡一整个晚上。

成为母亲的意义

分娩 5 个月后,生活重回正轨。生下孩子的成就感已经成了过去时,现在必须要倾尽全力引导孩子健康成长到童年、青少年,再到成年。这一阶段的日常生活的记录,会反应出母亲性格和社会地位的不同,但所有的记录都共同反应:母亲的生活集中在孩子身上,要么所有的事情都是围着孩子的需求转,要么就是孩子的需求才让其他事成为可能,但无论哪种情况,孩子都成了主宰者。每个家庭中,母亲都是那个被认为有责任满足孩子需求的人,母亲自己也这么认为。(甚至包括“转换了角色”的英格拉姆一家,也发现夫妻双方很难共同分担照顾孩子的重任。)责任很少分配给其他人,但是工作量可以。正如我们所见,父亲们的“帮忙”程度是有区别的。其他人可以接管几个小时:孩子 5 个月大时,91%的母亲都曾将孩子留给其他人看管,在这 91%的母亲中,93%将孩子留给自己的母亲、婆婆、其他比较亲近的亲人或者丈夫。孩子 5 个月大,样本中 31%的母亲也开始从事某种兼职工作,只有 2%是全职员工;受雇的母亲中,只有 11 位是在外工作的——其中 10 位做的是兼职或临时工作。多数母亲要么工作时带上孩子,要么将孩子留在家里让丈夫或者自己的妈妈带。只有两位母亲要另找其他人帮忙照看孩子,一个找了邻居,另一个找了朋友,但这只是非常偶尔的情况。离开孩子,不论是要外出工作,还是要去其他社交场合,都是一个永恒的家庭内政问题。几乎没有女性放心把孩子交到一个陌生人手里——也就是花钱雇一个与家庭毫无关系的人来照看孩子。如果要外出工作意味着必须要采取这样的解决方案,那几乎没有女性愿意去工作,很多在怀孕期间考虑过这一方案的女性,到了孩子真的出生,也基本上否决了这样的想法。(这并不意味着她们丧失了工作的进取心,近一半的全职母亲表示愿意继续工作,但实在找不到与她们母亲身份能很好兼容的工作。)[1]

因此,对于大多数母亲来说,初为人母,也意味着与孩子紧紧地联系在一起。

你看,他正自己玩得很开心呢。(孩子正在地板上玩报纸。)我可以做点别的事情,但是人必须在房间里,要保证他能看见我,他会弄出些声响吸引我的注意,这样他就很开心了。要是我出门把

他自己一个人晾在那里，他就不开心，所以我得时刻跟他待在一块儿。（朱丽叶·莫特里）

有了孩子最大的问题就是，他给你带来的限制——社会限制，你会觉得自己需要一直待在那里，一刻也不能松懈，如果时光能回到我成为母亲之前，我会更加不依赖丈夫，那时还有机会。现在我有了孩子了，已经不能改变了，但我不会怨恨现状。我意思是，我会自己出去的时间更多，我也不知道为什么我之前会更顾家，现在有了自己的孩子，我又希望多花些时间待在外面。（简·特伦特）

你从早上 7 点就开始工作，晚上也要随叫随到，每个晚上都是。你工作时反而不会。你的老板不会在晚上 11 点钟给你打电话，说过来拿信。但如果孩子哭了，你不能说：我今天的工作结束了，真是不巧。（迪尔德丽·詹姆斯）

有时候，我只是想远离她休息一下。我曾经有过这样的幻想：在圣特罗佩，就躺在那里。在那种私人海滩的躺椅上，打一个响指就会有人把你的午餐送过来。（露易丝·汤普森）

母亲受到束缚，因为她们要时刻陪着小孩。有时，她们会怨恨失去自由。但和孩子之间的联结又是如此紧密，似乎只有与孩子在一起时，才是她们最开心的时刻。

我：有没带着女儿出门的时候吗？

谭雅·肯普：哦，有过一次。

我：怎么样？

谭雅：可太难受了，一半的时间，我都是在泪水中度过的。

我：那时她多大？

谭雅:大概四个半月。

我:那是你第一次没带着她出门吗?

谭雅:是的。

我:自从生下她是第一次?

谭雅:对。

我:那确实很难忘!

谭雅:我丈夫说到时间了我该出发了,我说除非你照顾她我才去。

我:所以你当时不是和他一起出去的?

谭雅:不是,我是和一个女性朋友出去的,我们本来是去照相,但半途我就走了。我去她家时哭了一路。我当时真的不是一个好朋友,不过她也有孩子,她理解我。

孩子需要母亲,母亲也需要孩子。这就是现代工业化社会中,将照顾孩子视为女性工作的意识形态公式,因为幸福的家庭主妇-妻子-母亲,就是资本主义的象征和基础。没有她们,工业会垮掉,人类会灭绝。尽管在成为母亲之前,女性可能会觉得,母亲的职责在于照顾孩子,但只有成了母亲,这种情感逻辑才真正成了束缚。

简妮特·斯特里特,是舞蹈指导,计划生了孩子之后一周工作两天,她认为继续工作带来的金钱和心理上的激励对她来讲是很重要的。彼得 5 个月大时:

我记不得怀孕的时候我说过什么了,但我确实记得我想法肯定是发生变化了,因为之前我还在是否工作的问题上**特别坚决**,但现在没那么热切了,只要我能找到其他的乐趣,不是一整天都坐在家里就行。我现在确实会觉得:如果没一整天都照顾他,会很不公平,不知道这是对我还是对彼得而言。在生他之前,我的理想状态是一周工作两天,一天把他托付给隔壁邻居,一天托付给另一个朋友带,但现在我做不到这样,我感觉这样孩子会很困惑,而且说实话,他如果不在我身边我会很想他,我也很享受带孩子的过程,我很爱我的宝贝。

艾伦·乔治生育前并不像简妮特·斯特里特那样坚定地想去工作,但是在怀孕期间,她感觉自己可能会厌倦家庭琐事,在那种情况下,她说她会毫不犹豫地回归健康家访员的工作中去。但是母亲身份让她确信:

我在工作时曾经接触到很多被看护的小孩,他们总是被不同的人照顾着,现在看到艾玛不高兴的样子,我就会进房间安慰她,没事的没事的,妈妈回来了。这让我意识到:陪在孩子身边,意义是多么重大。我一直都知道,从理论上讲,不停更换孩子的看护人对他们来讲,没有太大好处;但现在我亲身经历。

你认为孩子需要母亲陪伴吗?

宝琳·迪格里:和什么选项相比呢?

我:其他人带。

宝琳:那我觉得是需要的,不过你是指亲生母亲吗?还是其他人扮演母亲的角色?你说的母亲是指哪个方面的意思?我不知道是指我自己,还是……我有时会躺在床上,她躺在婴儿床上,我能听到她的一举一动，知道她的感受，可能这是因为我是她生物学意义上的母亲吧，如果她是我领养的小孩，可能我就感受不到了吧。

芭芭拉·胡德：我觉得孩子需要安全感，我个人来说，不愿意让其他人来照顾他。我不知道你怎么看，但你觉不觉得其他人再怎么说也不能替代你，他们可能会更专业，但是和亲生母亲还是不同。

凯特·普林斯：不，我觉得恰恰是反过来的，我认为母亲需要孩子，起码我不愿意把我女儿交到其他人手上。但可能只是我这么想，她应该问题不大。

莫琳·帕特森：我认为是的，我们都愿意这么认为。

孩子需要母亲，是硬币的一面；母性本能则是另一面。孩子需要母亲的程度会随着时间而增加，而母性本能的信念却在消逝，这反应出母性感知与母性能力难以为继。在生育前，3/5 的女性相信母性本能的存在；但生完孩子后，只有不到一半的人还相信。最震撼的是，她们发现母爱并不是瞬间就可以激发的情感。当妈妈第一次抱着自己的孩子时，她会感到茫然和疏离；而至于兴趣、奉献和爱，都是需要时间来培养的。同样，懂得如何照顾婴儿（抱他、喂他、叠尿布、让他停下来不哭）也不是分娩后自然而然，或者说自动产生的结果，而是必须结合婴儿的性格和特质来学习的技能。因为孩子不仅是母亲的产物，他自身也是一个完整的个体。

因此，将母亲和孩子结合在一起的纽带并非本能，在最初的几个月里，人们会经历三个阶段。首先，母亲学会如何照顾宝宝，看到宝宝睡得更好、哭得更少、吃得更多，母亲会清楚孩子的需求得到了满足，而这又会反过来增强母亲对于母性本能的信心。其次，宝宝会有更多反馈，微笑或是开怀大笑，回应妈妈的辛苦付出。第三阶段，宝宝开始表现出对母亲的依赖，这让母亲觉得自己对宝宝是必要的(或者，换句话说，等式成立：母亲和宝宝开始相互需要)。

这些过程，在孩子5周大之前就已经开始了(第7章描述的阶段)；在那时，虽然从某种程度上说，婴孩的需求仍然难以预知，也还会造成各种混乱，但开始表现出人类思维。母亲所做的事情似乎可以逐渐产生更好的效果，孩子的反应已经开始表明，他或她对于母亲的关注心存感激(尽管在心理上还没有形成依赖)。但到了5个月大，多数婴儿已经很好带了，他们对食物、睡眠、刺激或清洁尿布的需求更容易预测，每天的哭闹时间从两个多小时下降到45分钟以内，夜间睡眠时间从不到6小时增加到近10小时。这一切都让宝宝更符合“人类”这一概念，妈妈也开始重新感受到自己是个独立的个体。此外，孩子会明确地表示他们对母亲的认可和喜欢，这都有助于让母亲觉得自己在做一件有意义的事。

因此，与婴儿建立的联系，符合长期以来人们对母亲本质的看法：母亲和婴儿之间的亲密关系可能受到某些文化的影响(在有些社会可能并不合适)，但尽管如此，这种关系一旦建立，其力量是非常强大的。正是如此，多数母亲认为她们不应该外出工作。尽管以对孩子不公平作为理由，但似乎更是根据自己的需要或愿望，来决定是否与孩子待在一起。

玛丽·罗森：我还是认为，在孩子们上高中之前，我都不想出去工作(她计划至少生两个孩子),但我可以理解为什么有人会愿意回归工作,因为想从照顾孩子中**喘口气**。她们之前选择放弃工作,就是想从工作中喘口气。但我的理解正好相反。我也确实认为,把孩子带大就是我的工作。除非我们家穷困潦倒,不然我就应该陪着孩子长大。要是生下孩子就扔给老一辈或者其他人来带,那为什么还要生孩子呢?

艾丽森·蒙特乔伊:我怀孕的时候,想着如果妈妈乐意待在家里,那就不应该会感到有压力,觉得自己一定要去工作。但现在再想,我觉得应该鼓励母亲待在家里——有谁会疯了一样想去照顾孩子呢?有太多人生了孩子却并没有想清楚原因,我认为生下孩子 6 周之后就返回工作岗位的人其实并不适合要孩子,你想,她们要孩子是为了什么呢?我真的很好奇。你知道为什么吗?如果她们并不想照顾孩子,为什么要生下他们呢?我也不想对这件事这么武断,但是……

凯特·普林斯每周工作两天,工作职位为她丈夫的秘书。

首先我要说,每次我提到一周工作两天这件事,其他人就会问,去哪工作,孩子怎么办?然后我回答,她跟着我们一起去上班。他们既惊讶又赞同。

露艺·曼森每周工作两天半,她母亲每周带一天孩子,她邻居带一天,另外半天她把孩子带去工作。她现在还在母乳喂养女儿简。工作时,就在午餐时回家喂孩子。

我真心觉得这是最**理想的**安排了：忘了是谁说的，时间越多。要忙的事情就越多。反正这很适用于我的情况。我所有的时间都在忙着飞快地完成各种家务，填得满满当当，我也不清楚为什么，但事实情况就是这样。一想到我剩下的两天半在家，肯定又会是这种状态，我就觉得太烦了，但应该也不会像想象中那么无聊沮丧。这听着很迷惑吧，但我会适应情况而做出改变。现在，相比于其他事情，工作反而成了次要。我还是热爱工作的，当然了除去早上要早起和每天的打卡事项。我也不喜欢让简周三去别人家。我想着即使以后不再母乳喂养，我应该还是会尽量午餐时回家看看她。这要是在之前，我肯定不想这么做的，可现在我愿意。现在我也很少会在晚上或者周末接着工作，而且我会尽量保证我的工作量在最低强度，我会待到最后一刻，但一到下班时间就走。我知道这样看，我确实不够敬业，但是我完成了我该做的事。

度过实习期

总体来说，你和孩子相处如何？

挺好的，很棒，我觉得我是个非常合格的母亲。（妮娜·布雷迪）

还不错，我已经摸出规律了。（迪尔德丽·詹姆斯）

我觉得，我现在和孩子相处得相当不错。（索菲·费舍）

很不错，现在我能够游刃有余地处理各种事情，而且对于照顾她这件事，我比其他人都更有信心。（安吉拉·金）

我觉得我处理得还算不错，我会早早洗漱干净，然后我会每天在他吃早饭前给他洗好澡。他会先睡一小会儿，然后我就能把我的工作做完。（简妮特·沃特森）

几周前，我就很有自信。接下来，我要开始喂他吃固体食物。我有些纠结，不知道我是不是给他吃对了。他需要多吃点含蛋白质的东西，还是多喝点富含蛋白质的牛奶？那一刻，我的自信心被击破了，我的自信只在现在，第二天他如果需要些什么不一样的东西，我就很容易动摇，而且孩子变得又很快。但总的来说，我还是相当有信心的，感觉我好像已经照顾他好多年了，挺奇怪的；而且我觉得我很了解他，了解他的习惯。前几天，一个朋友把她的孩子留在我这儿，我发现很多时候我不知道孩子会喜欢什么，这让我很不放心。比如，下午我把他放到小床上睡觉，我不知道他平时是哭一下再睡，还是怎么样……我把他放到小床上时，他确实哭了。我也不知道该不该把他抱起来。当然了，和我儿子一起时，我知道是什么情况。（罗莎琳德·金伯）

我在他身上花了好多时间，所以我跟他相处得还挺好的。别的事可能不行，但对于他：他就在那儿，或者说，他需要我在那儿！（莎拉·摩尔）

我挺有信心的，没那么难。以前我和她在一起时，她总是哭，太可怕了，这对我来说就是煎熬。现在她不哭了，就好多了。（露易丝·汤普森）

我现在跟他相处得不错，起初不是这样的，起码我不这么认为。我一直在做我应该做的事，你懂我的意思吧，一点儿也不能放松，也不享受这个过程，你知道我的意思吗？因为我一直在想接下来会发生什么，但现在，正如我说的，他现在已经进入我每天的日

常规律之中。(莉莉·米歇尔)

母亲陪伴着孩子长大,爱意渐深,分娩焦虑消退。孩子5个月大时,3/5的母亲已经没有孩子5周大时那么焦虑了;超过1/3的母亲表达了非常强烈的正面情绪。但一种关系的加深,一种关系的质变,当然不能只归结于更多的爱;它必须得作为其本质上的改变来被阐述。

你现在和孩子关系如何?

我比过去更有母性了,她刚出生时,我内心毫无波澜,但现在我很有保护欲,她也很依赖我。(安吉拉·金)

我觉得她现在认识我了,真是一段很自豪的经历!(露易丝·汤普森)

她现在认识我了,有时候我也意识到,我就是她生命中唯一对她很好的人了,没有其他人会像我这样照顾她了,不过,这让我觉得挺自豪的。(克莱尔·道森)

她现在有进步,我感觉她认识她的妈妈了,比如我一抱起她,她就不哭。开始时,她夜里哭或者早上醒太早了哭,我常常会想:我的老天爷啊,明天她会停吗,还是下周能结束,她什么时候能停?但现在我已经习惯了。(宝琳·迪格里)

开始时,我内心没什么感觉,我妈妈总说母性本能会慢慢显现,但一直没有出现在我身上!现在确实有了,我一天比一天更爱他,我也不知道为什么,这是自然现象吗?现在照顾儿子已经成为我的工作,这就是我的工作,我也接受了以后不会回到原来工作岗位的现实了。照顾儿子就是我现在的工作,我也已经习惯了,现在已经成了我的日常，你懂我的意思吧。我儿子真的很好，简直是世界上最完美的小孩。（妮娜·布雷迪，可以将这段话与妮娜在前期采访中称自己拒绝待在家里做个比较。）

我觉得现在和他的关系更好了，因为其实一开始我挺害怕的，我不知道该拿他怎么办：我不知道怎么抱他，怎么给他换衣服。但我现在更习惯他了，我们之间相处得也更友好了。

昨晚他姑姑来接他，逗他说，你不想要妈妈是不是，你爱姑姑对不对？我知道她真的只是在开玩笑，但当我过去带他走时，他稍稍转过身，胳膊伸出来要抱我，我真的很高兴。（薇拉·艾巴特）

我觉得现在好多了，因为我不再因她每动一下、发出什么声音或者长了个小点而担心，应该就是习惯了。刚开始时，真的很害怕，每次看杂志，都会读到婴儿床里的死亡或发生什么意外，你就会想，这个孩子一年之后能活着也太不容易了吧？（何塞·布莱斯）

孩子在变化，母亲也是。随着睡觉、饮食、排便习惯都逐渐养成，性格也在养成。孩子逐渐适应了子宫外的生活，母亲也逐渐习惯了孩子的存在，能够通过婴儿期看出孩子的内在人格。探索孩子慢慢浮现的个性是很好玩的事（他或者她像谁？），而且可以让母亲和孩子都作为平等的个体，用平等的地位巩固彼此之间的关系。

你的宝宝是个怎么样的人？

索菲·费舍谈女儿蒂芙尼：她比我想象中的婴孩更**有趣**。她每一个小小进步都很吸引我。她现在能听懂笑话了：如果你轻轻刮一下她的小鼻子，她就会笑，而且她喜欢别人这样逗她。她抓东西更准确了，她看到什么东西都想要，然后就会去拿。我们给她买了一个放在门框上可以弹来弹去的东西，她很喜欢，会玩好久。而且她现在可以自己坐起来。

就像看一只蛹破茧成蝶。她对外面的世界愈发好奇，对外界的反应也愈加灵敏，她正在变成一个独立的人。她有自己喜欢做的事情——有时她喜欢玩儿，站起身，睡觉或者其他什么。这些应该都是决定我们关系的因素，我的意思是，我不能施加压力让她成为我想要的样子，无论她什么样子，我都喜欢她，我觉得她很棒。她似乎觉得我也很棒，我们之间形成了特别好的相互欣赏的关系！

露艺·曼森谈简：我会想到比她的实际年龄大得多时她的样子。她个性很鲜明，我有时会想，天哪，她才四个半月，还只是个小婴儿。然而当我和她在一起时，我会和她说话，我会想象她是个更成熟的人，倒没有一个特定的年龄，只是一个更有自己的感觉、想法，甚至思维的人。我以前应该是没有这样想过的。之前你问我时，我试图告诉你我对她性格的感觉，但当时我没有现在这么强烈。

简妮特·斯特里特谈彼得：他性格糟透了，长大了以后肯定是个小恶魔，像驴一样倔，而且他有时候会有那种**表情**。有时候我很清楚，他是故意不注意你的，有时候你进到房间里，跟他说点什么，他看一眼你然后又赶紧把目光移开，过了好久他就哈哈大笑，我很确信他完全知道发生了什么。他很有自己的个性。

朱丽叶·莫特里谈大卫：他性格很像我老公，很爱交际，不喜欢自己一个人待着。他以后肯定不会是那种胆小羞涩的孩子，感觉他从来都不会紧张。

宝琳·迪格里谈汉娜：她现在就像只小动物，和小猫一样！性格特别**淘气**，而且总是一副**若有所思**的样子。

凯瑞·温伯恩谈米兰达：我不会把她当作一个小婴儿，而是会把她看成一个小大人，她是我可以聊天的对象。

是那种场景，真的

成为人母就像是一份新食谱，或者一份新工作，需要花些时间适应。生育让女人在生理上成了母亲，但是只有当她开始照顾小孩、被其他人看到她作为母亲的形象、开始认为自己是个母亲时，她才成为社会意义上的母亲。拥有母亲身份，并不会和其他工作——医生、教师、蔬果商——冲突；但确实是不同意义上的工作。而女性往往"应当"成为母亲。

吉莉安·哈特利：你被刻板印象化了，自打 18 岁起，你就学会了厌烦妈妈们都是推着婴儿车逛街的画面，是这样吧！上一次我推着婴儿车去高街时，有个蠢女人做着什么消费者研究，说要做一个家庭主妇的调查问卷，我说等会儿，我不是家庭主妇啊。当然了，我也知道这么说很傻，她认为我是个家庭主妇又怎么样呢，但她这种想当然，还是让我很生气。

2/3 的母亲感受到人们(邻居、朋友、店主、陌生人)都在把她们当作妈妈看待。

人们会把你当作妈妈看待吗?(%)	
会	69%
不会	31%

宝琳·迪格里:我不觉得我看着像个妈妈,你明白我的意思吗?我很担心会把做母亲和做女人混为一谈。前两天,我和女儿逛公园,我抱着她,走着走着她有点累了,在我身上睡着了,旁边是我妹妹和她男朋友杰夫。我想着,完了,这下可好,所有人都在看我,我怀里还抱着个孩子,我就是个货真价实的宝妈没错了。去年我自己逛公园时,怀里还没有孩子,人们看我的眼神截然不同。你知道吗,从某个人身边走过时,你会在脑海中快速判断:这是个女孩,还是一个怀抱婴孩的妇女?完全就是形象问题,真的。

我不**觉得**自己像个母亲,更像是**朋友**的角色,这是我不愿意将孩子放进婴儿背袋背出来的原因,因为我想做一个普通女性,但如果你背着婴儿背袋出来,你就绝对不会被当作一个普通女性。你给人的印象完全不同。我努力恢复到以前的样子,但现在我对此也没有那么偏执。我去买肉,肉铺老板说,你身材恢复得很快嘛之类的,我还有点高兴。

你之前问我是否认为母亲会受到歧视,我认为会的。我推着婴儿车穿过公园去诊所,我完全意识到这一点。有一半的时间,我相信路过的每一个人都觉得我是个保姆,尤其在**这一**地区。但是,怎么说呢，每个人自己都还是个孩子，却又都认为必须要有孩子才能维持世界运转。如今，人们对母亲抱有一种不同寻常的态度。人人都要生育孩子来延续这个世界，如果你对此有不同态度，那就是你的问题。

也许我不够母性，这也是我认为现存的另一谬误。有些人天生就具备母性，有些人并不是。这就是老掉牙的胡扯。爱孩子的方式有很多，而不需要……我知道我并不擅长表达爱。她吃我的奶水久了，我会很不耐烦，但我觉得这和精神上的理解相比没那么重要。

凯特·普林斯：我很享受做母亲能够处理好一切事的感觉。前几天我从办公室出来，打车回家，马克在家照看吉莉安，出租车司机开始跟我闲聊，我们俩说说笑笑，然后那个司机说的话稍微有点过分了，我想着得赶紧收回话题，谈谈我老公和孩子吧。然后，他很明显有点不自然。我其实内心挺**高兴的**，还有人跟我搭讪，跟我这样一个家庭主妇、全职妈妈！后来我把这件事跟我母亲说，她说我这想法太荒唐了，他们为什么会跟我这样的已婚已育妇女搭讪呢？在我遇到这件事之前，我也以为以后不会有人再对我有兴趣了，我的青春结束了。这么看挺**傻**的吧。但这件事发生之后，我会想，哎，即使我生孩子了，**还是**有人愿意跟我搭讪的嘛。

还有一件事，也很有趣，我刚出院时，感觉到很强烈的抑郁感，我当时真的很痛苦，感觉人生也就这样了，直到 90 岁我都要带着这个孩子。我跟一个朋友讲我有多么难过。她安慰我说：别傻了，你看安东尼娅·弗雷泽夫人，她生了孩子，但还写了本小说，还有其他的各种风流韵事，我就想她是怎么做到的呢，太不可思议了，我这辈子永远都做不到生了孩子还可以像之前一样随心所欲，那都是前尘往事了。前两天我就在想，永远都回不到从前的正常生活了，这就是母亲的角色吧，对我来说，这是太自然的一件事了。为什么会有人对此这么大惊小怪呢？我不是指身体上的变化——当然了那很重要，我指的是成为母亲这整件事。不应该是这样的，而应该是逐渐淡化的，一件很**普通的**事情啊，就像你去买个沙发，或者去一趟维特罗斯超市。

露易丝·汤普森：周六，我走在国王大道上，穿着闪闪发光的天鹅绒露背连衣裙，没穿胸罩，推着婴儿车。路过一个酒吧，外面站着三个苏格兰人，其中一个——我胸比较大，波莉穿了裤子，所以人们都以为她是个男孩——苏格兰男人就说，嘿这个小家伙肯定不是吃奶粉的！

有时候，将女性视为母亲的社会态度会抵消女性作为个体的身份：她不是自己了，她只是自己的人生阶段已经结束了。

安妮·布鲁菲尔德：我很喜欢我的女儿，可我不喜欢照顾她，我不喜欢她事事都要靠我。就感觉你有了孩子之后，再也没有自己。

艾丽森·蒙特乔伊：有时候，一个女人会忘记自己也是一个人，只记得自己是个母亲。

塔姆辛·阿特伍德：人们都觉得，就是这样了，这就是我的人生结局。我妈妈总是嘟囔着蔬菜价格、女人啊之类的话题，现在我也是她们当中的一员，我沦落至此。

我：如果现在给你份表格让你填写职业的话，你会怎么写？

萨沙·莫里斯：我不知道，你会如何给我分类呢？我也不知道自己算什么，我知道自己是个母亲，但我不会认为做母亲就是我的工作，我不太具有母性光辉。我自己也知道，我没什么母爱，也不想生很多孩子。

别误会我的意思，我很喜欢孩子，我爱她，但我不想把整个人生都花费在她身上，而且我也不认为这就是我人生中最想做的事，我这辈子**只能这样了**：我还年轻，不该这么早就放弃任何一丝希望。

我只是不太适合这个角色，到现在我才开始喜欢她。她是个非常好的孩子，我不知道如果我带着一个整日哭闹的孩子会是什么样的。我对她很不耐烦，有时候想**杀掉**她，她是个**好**孩子，只是我对孩子实在是**没什么耐心**，我总希望他们做我认为他们应该做的事情。如果现在有人告诉我不能再要孩子，我不会难过。

如果我们问女性，对自己作为母亲的工作满意程度有多少，答案一定是喜忧参半。到孩子 5 个月大时，她们都已经很爱自己的孩子了，一想到生命中没有他们就觉得很可怕。早晨小床上的微笑、喂奶后发出的满足的声音、干净的衣服包裹着的洁净健康的肌肤，这些日常的变化太过细微，婴儿诊所的衡量标准称不出母亲无微不至的爱护。这些都成为做母亲的乐趣。“她很健康，在慢慢长大，我喂养她，她就是我的全部创造。在这个意义上，母亲的付出并没有被辜负：她的创造——她的宝宝，就是她的所有，而且在很长一段时间里，她们会意识不到婴儿终将长大，不再为母亲所拥有。但是，母亲的劳动条件可能和任何工厂工人的劳动条件一样，与人隔绝。照顾孩子的工作也会很单调、工作节奏很快、其他工作不得不时常被打断，这些很让人沮丧。不仅如此，母亲永远不会像工厂工人那样，可以从工作中解脱出来：她可能会觉得没有时间留给自己，她被婴儿束缚住了，她的所有兴趣活动都在不断地适应着孩子的需求。工厂也是其他人的工作场所；可家并不是，母亲总是孤身一人作战，可能会感到孤单，与其他成年人的世界隔绝。

母亲的工作条件(%)	
单调	40%
快节奏	66%
社会孤立	36%
被束缚	80%
没有自我时间	67%
兴趣改变	55%

＊上述数据可能被低估，因为相关问题是在孩子出生5周后提出的，但并没有在5个月时重新问过。5周时，很多母亲认为，随着孩子长大，她们可能会发现母亲的生活愈加单调和孤独。

消磨时光

莉莉·米歇尔(多维度形容了她带5个月大的威廉的生活)：我现在就很想让我老公明白，我一周七天都如此，做着同样的事。这不是抱怨，但生活确实有点乏味，有点平淡。我真的很想出去走走，比如周六上午 9 点出门，晚上 9 点再回家。我真的很想这样做，就一天，看看他是怎么度过这 12 个小时的。

你会发现每时每刻都被束缚住。我现在做的事情比以前工作时要少，也没做到我想完成的一半。人们还会说，你整天都在家里啊，但我并没有**开始**工作。有我真的想投入、集中精力做的事，但我就是不想开始做；当我确信我可以完成这些事之后，我才觉得我应该开始做。你明白我的意思吗？有时候我甚至很生气威廉醒来，虽然他也该醒了。前几天我缝衣服，一旦开始，我就会投入其中，想一直缝下去。当威廉哭着要吃东西时，我正缝得好好的，又被他打扰了。他醒了也不是他的错，他应该被我用这样的态度来对待吗？到了晚上，又是什么都没做成，这一天好像什么也没做就过去了，脑中还会一直想着该做的事或者想做的事。这一天下来很累，但又不知道是什么**让**我很累。

我必须每天都出去，不然我整天待在家里太烦了。我经常想，今天去哪？有几个朋友家我可以去，通常每周可以拜访一次。我最怀念的就是成年人的陪伴。现在虽然可以跟人闲聊，跟邻居说早安、你好吗、天气真好，但这不是真正的**谈心**。

有时候我会想，为什么每天都要试图去个什么地方呢，这是我现在在做的。有些时候你都不介意天气好不好，只会想，能出去就好。但如果真的不是个好天气，那就只能从上一顿饭到下一顿饭，无所事事地打发时间，我真的很烦，没什么能引起我的兴趣，也没什么地方特别吸引我，也没什么想见的人。这样想不是什么好事，事实上，这种思维也不健康。

我：你喜欢照顾孩子吗？

莉莉：喜欢啊，喜欢也不喜欢。我要是说不喜欢照顾孩子，可能不太公平，但你懂我的意思，我很难适应整天在家的生活，我现在是不得不调整。我也经常会怀念从前还有自我的时光，真的很怀念。我之前从没跟人说过这些，但比如你一个星期可以外出两个下午，那段时间你就会比其他时间状态更好些；真的，你会愿意做任何事来交换，让其他人帮你带两个小时孩子，这样你就有自由的两个小时，可以做自己想做的事，可以去商店试穿裙子啊什么的。

但这就是现实，多年来一直如此，我不认为一朝一夕就能改变，照顾孩子就是母亲一天 24 小时连轴转的工作。男人上班可以迟半小时、一小时，但我对孩子不能，他必须时刻待在我身边，固定时间喂他吃东西。我告诉肯尼斯，他要是回家晚了把孩子吵醒了，那他就要负责哄好。我一般不会这么强硬，但是这太烦人了，我已经带他一整天了。正如其他妈妈过去常跟我讲的，孩子会逐渐成为一个背景，影响着你的生活，因为带孩子是 12 小时、18 小时的事，日复一日，最后更像是个考验。

11

成为母亲的经验教训

我现在和全世界的女人一样，我不再和以前一样，是个自由的灵魂。我曾经对自己的想象是职场女性，但我感觉那都是过去时了。

我甚至想提醒还没怀孕的女性，我也曾期盼满是欢乐如意。

回望从怀孕到为人母的历程，女人更加理解曾经的憧憬——母亲是玫瑰的摇篮，分娩时的痛苦或者极度欢欣，怀孕是生命的孕育抑或负重。经历过之后，在与现实的强烈对比之下，这些憧憬被置于聚光灯下，暴露出想象的轮廓不过是一个浪漫的梦境。

超过三分之一的女性表示，成为母亲是一段艰难的经历。10人中有8人表示与预期并不相同。同样有80%的女性认为，产前相关文献、女性杂志和其他媒体总体上传达的怀孕、分娩和做母亲的画面过于浪漫，描绘的都是过于乐观的幸福父母、安静满足的婴儿、亮洁干净的家庭生活，没有一丝与初为人母应有的混乱、麻烦、困惑沾边。

成为母亲	占比
是困难的	36%
和预期不同	84%
被过分浪漫化了	84%

童话故事

妮娜·布雷迪：给孩子换尿布有什么浪漫美好可言？你说哪里美好了？我认为人们应该了解母亲的困难生活，做母亲是件不容易的事，至少我是这么认为的，我觉得非常难。这么大的责任，这么繁重的工作量，把你所有的精力都耗尽了。你停不下来，一直在忙。如果孩子3点钟哭了，怎么也不停，你得起床喂他，责任就来。你总不能给999打急救电话，说快来人吧。孩子哭了，只能是你自己去哄好。所以我觉得女性都应该收到更多警示，因为去上那些产前课程时，她们说的好像一切都特别完美，可事实并非如此。孩子在医院出生，我好久才想要看他一眼，真的，我说实话，得过了四五天吧，我才想看一眼那小孩。在那之前，我都不想看他一眼。

安吉拉·金：诊所里面的书把一切都形容得那么简单。羊水破了，然后是这个，然后又是那个，可能10个人中有7个人都会这么理解，但多数人的情况并非如此。我想说，如果你看这些书，你的脑中就会浮现书中描述的画面，比如你到了第一阶段，大概会持续多久。但我认为很多时候，可以说大多数时候，真实情况并不如此。你还不如买一本乔丹·伯恩的书(《怀孕》，1975年出版)，我知道你可能会被书中内容吓得心惊肉跳，但起码这一本从各个角度、完完全全地描述了分娩及与之有关的任何事，我知道这可能会很可怕，尤其是对于本就很紧张的母亲。但预先了解总是比在不知情的情况下忍受痛苦要好些吧。相对来说，用害怕的心态去面对总会好些，因为这样十有八九会比预期稍微好一点。

这些书也谈论起喂养的话题，也全都是错的，因为几乎没有婴儿——当然了或许有那么几个——一开始就这么乖的。书上说这些事情都是逐渐步入规律的，比如白天的规律是：10点洗衣服，11点喝杯咖啡。这简直太荒唐了，我不知道怎么会有人做得到，因为孩子根本没规律可言。她可能3小时后要喝一瓶奶，然后再过4小时又要喝另一瓶，而且你永远不能让孩子形成4小时一瓶的规律。至少我没有。可能有几个妈妈是可以做得到的。

瑞秋・夏普:跟没有经历过的人讲这些,确实是挺难的,但我也认为人们描述得太过于浪漫化了,尤其是医院给的那些无病呻吟的宣传手册(《你和你的宝贝》第一部分和第二部分,英国医学协会"家庭医生"的出版物):简直就是侮辱人,真的。每个人看起来都那么神采奕奕、眼神有光,真的应该有人出来改变一下这样的形象。但凡你和孩子相处,他们都是饿了就要吃东西,一般是上午10点、下午2点、下午6点,日复一日。往往都是这样的日常琐事。而且,人们往往会认为新生儿一天能睡20个小时,我很难同意这一点。

莎伦・沃灵顿:这些小册子只会说出很少的部分,比如孩子有嗝了要拍拍背,而不是你要整夜整夜地守着给他喂奶,他们不会跟你说这些难以入眠的夜晚。而且半数的人——助产士、护士们——还会问你,抱怨什么呀?生孩子不疼的!她们又没生过孩子,她们怎么会了解?这一点真的很让我生气,尤其是负责我的那个,她还没结婚呢。我说我很痛,她却像看傻子一样看着我,简直烦死了,我永远都不会忘记这个讨厌的女人,就像是什么大佬一样。

何塞・布莱斯:我读过的各种读物都没有说什么关于抑郁的内容,只是一笔带过,说这只是一种自然现象,在医院时可能连续几天都很想哭鼻子,但其他人说的也就止于此了。如果你能事先知道这种抑郁会持续多久就好了,但事实上只是一天接着一天都是同样的感觉,这才是最糟的。每天早上都被同样的恐惧支配着:又是同样的一天。我记得那段时间,每天我都会暗自说,明天我一定要更努力克服，今天我做不到，说不定明天就会更好。我也确实强迫自己每天出去走走，避免在房间内哭哭啼啼的。那段时间，我常常推着女儿在街上转，就是为了让自己不哭。

吉莉安·哈特利：我认为真实情况一点也不美好，起码并不是全部，但很显然，成为母亲在很多方面也确实是浪漫的、感性的，你对孩子的温柔情感就是浪漫的一方面。尽管现实很残酷，孩子还是你心头最爱，这本身就是很浪漫的；那些浪漫的文字并没有准确地表达，它们确实描绘出其中一部分。我觉得最好是能告诉你更多现实情况，然后让你自己去发现、去体会那些即将到来的美好。

迪尔德丽·詹姆斯：你肯定不会在电视上看见换下又脏又黏的尿布的场景吧，或者你一抱起他结果他吐了你一身，呕吐物从你后背流下来。但事实上你会体验到这一切，又黏又臭的，而不是电视上的美好图景。

海伦·弗勒：我觉得他们假装说母亲时间充裕自由，要多少有多少，一切都是那么美好，因为你想陪孩子多久就可以陪多久；怀孕时可以充分休息，也不用操心。话都是这么说的，展示的图片也都是温馨的场景，一对夫妇并肩前行，可以说非常触动人心。可能给人们一个美好愿景还是有必要的吧，不然所有人都在说生孩子多么多么可怕，那估计没人想要生孩子了。

宝琳·迪格里：我个人觉得对分娩疼痛的介绍远远不够。到现在，我都难以忘怀。我一定要一直记得这些痛苦，因为我听人说过，确实很痛苦，但是你很快就会忘的。但我绝对不会忘的，绝对不会。

科斯蒂·米勒：他们在给你介绍相关事情时是不会告诉你详情的，你根本不会听到，他们不会说到这些细节。

艾伦·乔治：他们对待你就像对待智力最低下的人，但我认为他们应该告知更多纯粹的困难部分，从开始到结束的全过程。往往他们只是将想说的告诉你，还剩了好多没说。他们没说过怀孕之后的情况，哺乳又是什么情况。

萨沙·莫里斯：你总会看见妈妈带着孩子满脸幸福、时刻相伴的照片，但这并不是实际情况。就比如我跟我宝宝的相片，刚开始时，我看着总是很憔悴，孩子是光彩夺目的，对，我是憔悴的。

费莉希蒂·钱伯斯：有点像童话故事，总是挑好的说，他们从来不说问题。

希拉里·杰克逊：我觉得他们起码应该告诉你辛苦劳作的部分吧，这是最基本的了。你不可能整天就躺在床上抱着孩子啊，主旋律还是辛苦。

成为母亲和你想象中的差不多吗？

帕特·詹金斯：做母亲是很辛苦的，我知道这一点，因为在之前我就带过很多孩子了，但之前你总是可以把孩子交到其他人手中，和自己的孩子不是一回事。对自己的孩子，即使累了，也没有人可以接替你，你知道这就是你的孩子、你的责任，只能是你一个人扛着。这么说可能不太好，自己挺住，你明白我的意思，就是不能说，好了我带够了，交给别人吧。

艾丽森·蒙特乔伊：我觉得带孩子是更辛苦的工作，反正和之前上班的性质完全不同。也不能说一点相似之处都没有，我有着我希望有的对她的爱，所以从那个角度看，还是有和我预期一致的方面，但那也就是全部了。怀孕和我想象的大相径庭，在我的想象中，那是更田园诗一般的存在。我可没有想着会抑郁或者那些乱七八糟的，我想我总会凭着这一线光亮度过阴暗吧，乌云背后总有一线光芒，风雨过后见彩虹。是这个意思吧？

罗莎琳德·金伯：怀孕时真的更糟，因为我曾经以为神经质的女人其实是处在生病状态的，而我病了整整 9 个月。分娩倒没有我想象的那么糟，因为我太害怕了，但事实远没有我想象的那么糟糕。至于真的**有**孩子的状况，我简直无法想象。

莎拉·摩尔：在这一过程中，没有什么特别接受不了的打击，比我想象的要有意义得多，也更快乐。人人都知道，当你在家带孩子时会很无聊。我可能看法还是太片面了，没有考虑到孩子会给人带来多少快乐。

玛丽·罗森：没有什么特别的惊喜，我觉得没人意识到这到底有多少工作量。孩子不是个玩具，不是个洋娃娃，你得让他一直健健康康地活着。

瑞秋·夏普：第一个比较大的冲击应该就是，照顾新生儿需要占用大量时间吧，我可从来没想过需要每时每分，无论醒着还是睡觉，都得照顾他，为他做这做那。出院回家的第一天过得尤其不好，我那天大半时间都在抹眼泪，太难了。其他人都帮不上忙，令人窒息的责任感扑面而来，几乎将我淹没。

宝琳·迪格里：因为医院里男性医生居多，他们总是直接假定你一有孩子就会马上知道该怎么做，但我可不信什么母性本能。我真希望有本书，告诉你有些孩子会有恶心想吐的状况，或者半数的孩子都不需要拍嗝，这些都是**正常的**，不用害怕。我的意思是，如果我为她们写些什么，也许她们就不会像我曾经那样恐慌。只要孩子能吃能睡，就不需要太担心，这是我的经验之谈。要是你跟一个局外人喋喋不休地抱怨，别人会认为这是你**能力不行**：所以妈妈们之间会相互交流比较多，因为彼此能够理解，不会有过高要求。但是其他人，确实会以为——我感觉——你一旦有了孩子，瞬间能懂得一切。我**怀疑**妈妈们其实也都不懂，但是要表现得和人们期待的一样，也没有人站出来**说出**真正情况。那我就会想，我和其他妈妈一样聪明啊，为什么我就做不好呢？可能我的母性本能还不够吧。我觉得这是目前存在的另一个谬论。这些书里都写着，没事的不用担心，一切都很好。一看到这我就来气，它们根本不允许特殊情况的存在。但就我而言，这些不寻常才是一直在发生的。比如说，母亲产了太多奶水，母亲一直没养成喂奶的习惯等。我以前一直以为那是不正常的。直到后来,我发现病房里几乎半数的母亲都有同样的问题。还有很多类似的情况。这就很让我生气,因为你担心了好久,想知道是什么原因,结果发现根本就没什么可担心的,这就很来气。

妮娜·布雷迪:生孩子应该是非常棒的体验,但我没觉得有什么好的,相反我觉得很残忍。我打了麻醉,在那之前,我感觉自己都快死了。我真的以为我会难产而死。

何塞·布莱斯:我觉得怀孕并生下她的整个过程真的很戏剧化,对我生活的改变要比我想的**多太多**。我本来以为生完孩子,生活就可以恢复原样,只不过身边多个小孩而已,但事实上我对很多事的看法都变了。

成为母亲是容易还是困难的事?

它改变了我整个人生,我得说是彻彻底底很困难的事。(波莉·菲尔德)

开始是很难的,后来摸清规律就好了。(科斯蒂·米勒)

我觉得真的很困难,努力带大一个孩子,就是件很难的事:确保他们吃好穿暖……(简妮特·沃特森)

是段很艰难的经历,但现在我很喜欢这样的生活,因为我现在很轻松了,所有事情都已经井井有条,我已经帮助他养成了日常规律,所以现在一切都很好,一切都值得了。(妮娜·布雷迪)

对于我来说,还挺容易的,因为身边有其他人帮我(他们夫妇与格蕾丝的父母、弟弟妹妹住在一起)。我儿子不是你把他放在椅子上或者地上就能坐得住的小孩,你得一直陪他聊天,他不愿意自己一个人待着。最多5分钟,他就开始坐不住了。所以你可以想象吧,一边要做家务,一边还要陪他,自己一个人的话就真的很难。(格蕾丝·鲍尔)

在医院的时候还好,还是比较温馨的。因为护士就在那里,你也不用做什么,不用自己洗衣服、做饭,有人照顾着你。一旦你出院回家,你就得做饭、照顾老公、洗衣服。这就完全不一样了,对吧?(帕特·詹金斯)

是很困难的,甚至很让我厌烦,不仅仅是这9个月腹中带着重物、漫长的等待,还有那些不得不做的各种检查。当然了经历完这些,应该会好一些,但是这小孩实在太难带了,她会绞痛,还有各种各样其他的问题让我操心,所以到现在为止,我还没能享受到任何所谓做母亲的快乐。(曼迪·格林)

真的很难。达不到你的预期,它和你预想的不一样,因为是你完全没经历过的——基本上也没有什么人必须要经历的其他事;但同时又是崭新的、截然不同的。人们说一旦有了孩子,人生就完全不同,而且也永远不会相同。这是真的,永远都不会相同了。(艾丽森·蒙特乔伊)

加入俱乐部

生活彻底变了,做母亲是份全新的工作,而且在接下来很长一段时间,可能也是你唯一的工作:孩子将男女之间的私人关系,转变成伴随各种陷阱的“家庭生活”。经济生活上，有孩子的女性会比没有孩子的女性依赖性更强。但这份工作还有更深远的影响，女性对自己的看法、对自己作为人的观念也会发生变化。同样的，这也是一个循序渐进的过程，从孕期就已经开始。到孩子 5 周大时，有人可能会有一种强烈的母性意识，但这种情况很少发生。对于部分女性而言，个人认同感和母亲的文化形象之间的联系依然很微弱；还有部分女性需要更长时间才能适应自己的母亲身份。样本中，有 1/3 的人在孩子出生 5 个月后对自己成为母亲这件事的意识明显比在之前的采访时更为强烈。[1]

克里斯蒂娜·林奇：我确实感受很不同了，即使他不在我身边。我感觉尽管我是一个母亲，但我和其他人是平等的。我觉得我有点过分自信。而且我很惊讶我竟会去皮帕迪派对，通常来说，我肯定不会独自去的，但我现在更自信了。对，我觉得这是成为母亲之后另一个重要的方面：我更**自**信了，我感觉自己有勇气走到任何人面前交谈。

薇拉·艾巴特：简直太美妙了！我希望我早就这么做了，我觉得我**需要**更多的责任感。我曾经是整日疯玩疯闹的性格，但现在我安静下来了！也不像以前那样只知道傻乐了。我曾经把我和我妈妈划分为不同的阶层；那时，我绝对不会把我自己想象成我妈妈的样子。但现在我可以。

安吉拉·金：有了孩子让我觉得更有成就感，孩子给我的生命带来了一些东西，我觉得现在已经有些成就了。而在以前，我指工作啊还有其他的，也许因为我之前工作，我总觉得自己陷入了困境，从来没有什么**成就**。但现在我觉得我做了件有用的事情，如果我能带大这个孩子，让她以后在这个世界成为一个好人，我会觉得真的很有成就感。

艾玛·贝肯姆：不仅相当自豪，而且觉得极其重要，有了女儿之后，我更有安全感了。从很多方面来说，生活都更加轻松有趣。你真的会为自己的孩子感到自豪，这是你们共同的成果，我对自己更加满意。

简·特伦特：有了孩子后，你就有了些许神秘感。对于有了孩子的人来说，你已经加入了这个俱乐部！

迪尔德丽·詹姆斯：我感觉自己更老了，更有责任心：因为你有个人要照顾了。以前工作时，你还可以在午休时出去喝一杯，但现在我不会想要这么做了，感觉生活在了另一个世界。

但你需要经历这些，我试图和我朋友解释。她总说自己不是个做母亲的料，但我觉得她是，因为她很会和孩子相处，我说母子之间有一种特殊的联结……

母子之间的联结会不断生长蔓延到外界。

何塞·布莱斯：我没想过我会对某件事情如此上心。我一直想着如果有天我有了孩子，那我会很爱她，但我从来没有想过我真的会有这样的感觉。如果有人说要砍掉你的胳膊，不然她会出事，你会同意的。这是一种与对父母、对丈夫不同的爱。我不知道自己会对某件事情感情如此深沉。有时候，我看着她，会想——我也不知道该怎么形容——人们怎么可能会从孩子去世或者类似的不幸中恢复过来呢？我觉得没有父母做得到。

我现在也更感性了，比如我看到新闻，有不幸发生在孩子身上，之前我只会觉得这也太让人揪心，太让人难过了，但现在我的心真的有一阵绞痛……

桑迪·怀特：奇迹的是，每当我看向她，我觉得她是我的，或者说是我们的，不是其他任何人的。我们生下了她，真是一种奇妙的感觉。不管别人跟你说过多少，但我想在真的有孩子之前，这是很难理解的。而且这也会影响到其他方面，当你听到一个孩子发生了可怕的事情时，你会想，天哪，那可能也会发生在你的孩子身上。以前我听到婴儿被打之类的事情，我会讨论这件事，说有多么多么可怕，但这不会影响我。现在我听到，我会真实感受到内心的煎熬痛苦。

我的内心深处绝对有了更多满足感，如果我没有孩子，我会一直想要一个孩子，或者总想知道他会是什么样的。我想孩子让我的人生多了一层意义，他让我对待他人时更加体贴敏感，之前我会经常不耐烦，但现在很少这样了。

吉莉安·哈特利：当你成为父母时，你就会留意到很多美好的事物。我想自从孩子出生，让我尤其印象深刻的是，我真的思考过为什么会有杀人行为，怎么会有战争。我真的很难想象人们会互相残杀。

孩子就像是池塘中的卵石,激起的水波则是成为母亲之后意料之外的惊喜。[2]尽管有许多难以入眠的夜晚、自我牺牲、自由生活的结束,有自己的孩子却可以算是所有人类经历中最值得的。

罗莎琳德·金伯:我认为没有人能描述出成为母亲是什么样的感受,对我来说,是非常有意义的,也是非常美好的。莱斯利作为父亲,和我想的一样。我们很喜欢和宝宝一起散步,每次我们都会尤其满足,我们不会为钱、房子、假期或者其他任何事情担忧。和宝宝一起时,我们极其幸福。

约瑟芬·洛伊德:这种感觉只有在你自己有孩子之后才能描述出来。有了孩子,这种感觉真的太美好了,我都不知从何说起。我给一个刚生了孩子的朋友写信,跟她说这真的是极其美好的事,甚至他笑的时候都会让你热泪盈眶。

克莱尔·道森:几周前,我正在给女儿喂奶,爱意突然涌上心头,突然感觉世界是如此明媚,这大概就是生命的意义吧。她完全依赖你的感觉、她一天天地长大、她回复你时的样子,让你觉得一切都是那么值得。我一直都想做个母亲:我想有一个完整的家,成为母亲,让我的人生更加充实。

陪着孩子度过婴孩时期,就如同自己重新度过那个人生阶段:通过身为母亲的行动和情感,重新唤醒被母亲照顾的体验。因而建立起跨越年代的桥梁,消除代沟,这也是初为人母另一个意想不到的收获。

罗莎琳德·金伯:我感觉和母亲更亲近了,因为和她有着类似的身份认同感。我现在特别能理解她,也更有同理心。有时候,我看着自己的孩子,我心想,天哪,我妈妈当时不仅要带我,还要带我所有的兄弟姐妹。所以我现在会经常给我妈妈打电话,我们几个不在家时,她肯定特别想我们。我们不给她打电话,她肯定会很伤心。因为孩子确实很容易就忘记,或者干脆懒得打个电话问候一下父母。我现在会更注意这些事了。我会给她写信、寄些孩子的照片给她看。

莉莉·米歇尔:我觉得现在是和我妈妈关系最近的时候,你懂我的意思吧,因为现在你真的能理解她的部分心情。我之前还总说,约翰舅舅(*她的弟弟*)都 24 岁了,你怎么还总担心这担心那的,他有什么可担心的。但是母亲一生都在为孩子们操心,因为不管多大,都还是她的孩子。现在,我们俩对威廉的情感也是如此。你知道吧,即使他结婚了,你也还是会担心着他。现在有了孩子,我更能理解母亲的心了。

薇拉·艾巴特:上次我见她时,我感觉她更像是我的朋友,而不是母亲。我现在可以理解以前那些她总会激怒我的行为,我明白她为什么要这么做了。但之前,我一点也不理解,老是让我做这做那,她为什么总是对我有诸多要求。有时候,我坐在那里,就会想:如果以后威廉不听话,不去上学,整夜参加派对,从火车上摔下来,我要怎么规劝他呢?

朱丽叶·莫特里:我确实比以前更理解小时候的经历了。我还清清楚楚地记得,小时候,我总觉得太难讨好妈妈了。她总跟我生气。现在我确实理解了:要养活四个孩子和一个大家庭,还要工作,多难啊。

露易丝·汤普森:我妈妈真的是个难得的好妈妈,她从来不会跟我发火,总是很慈爱。我们关系也很亲密,现在我和波莉也有同样的感情。我想,我妈妈应该也是这么想的吧。

帕特·詹金斯:可能因为我现在和妈妈有着同样的经历,我们谈心时,明白对方在说什么,她知道我经历过的这些。其实我一直和妈妈关系都很亲密,但现在更好,因为我能跟她聊更多话题,我可以跟她说说我带孩子时遇到的各种事情。我以前都不知道当时妈妈把我们带大经历了那么多困难,真是难以想象,她是怎么坚持下来的!

迪尔德丽·詹姆斯:我妈妈现在会认为我更有责任心了,她会和我分享世界观、新闻上的事件,她之前从来不会的。

她会给我打电话,问问孩子怎么样啊。我回,他在流口水呢。她就说,那是孩子在长牙呢。过去的话,一般就是晚上一起看看电影,没什么特别的。孩子确实是很能聊起来的话题。

海伦·弗勒:有点像加入一个俱乐部的感觉,她会跟我分享秘密,我们会谈很多之前不会谈论的话题。

但这算是什么类型的俱乐部呢？母亲和女儿们分享着这个秘密俱乐部。在这里，她们共同守护着子孙后代。她们因共同的保护欲与特殊的急切的奉献精神团结在一起。这种奉献精神在我们的文化中，往往被认为是孩子与生俱来的权利。然而在成为母亲的过程中，女性获得了一种新的公民身份，或者说被剥夺了一重公民身份。当她还未孕育子女、在外工作时，她可以假装(或者相信)家里的一切都是完美的。但当她“只是个家庭主妇”时，平等的假象渐渐消退，尽管身为人母是很有成就感的，但其日益变为一份远非完美的职业。

全世界的女性

有些女性极为隐晦地表达了，在我们的文化中，母亲身处特殊位置(比如，她们抱怨自己还需要问丈夫伸手要钱，或者她们的未婚女性朋友不再邀请她们外出聚会)。样本中近半数的女性表示，成为母亲，彻底改变了她们对于女性地位的看法。

自打成为母亲以来，你对于女性地位的看法有变化吗？

莎拉·摩尔：绝对的，我从来不站在反对女性解放的立场，但我也认为她们更倾向于向信众们说教，而没有接触到真正贫困潦倒的家庭主妇和母亲们：她们向受过教育、有收入的中产阶级传教，让她们解放。但是，天哪，我对那些真正贫困的人们愈加同情了！

我的观点发生了变化，变得更加激进。我确实认为女性受到了压迫。这个词可能过于情绪化了，但某种程度上是真实存在的。我确实一天工作 12 小时，之前从没有过，也没想过会这样，我要是还乐在其中，那我真是傻子！我必须这样，因为工作总得有人来做。我尽量在工作日做完家务，周末我就能好好休息。我工作 12 小时，但还远远不够，很多女性比我要劳累得多，我好歹还有洗衣机、地毯。我的工作可比刷地板然后再擦亮轻松多了。我意识到我所做的这么多工作，其实远没有我妈妈，还有成千上万的女性们做得多，但不管怎么说，我也是一直在工作。没有人应该一天工作 12 小时吧。

我对社会的看法也在改变：人类社会肯定是反儿童的，在我儿子出生前我就知道；有了孩子之后，很多事情你都不能做了。就拿购物来说，我也不是很喜欢逛街，除了买必须要买的食物。逛橱窗从来都不是件吸引我的事，我不怎么逛橱窗。现在即使我想去也不能去，因为我要带孩子。

我觉得当你被说成是个家庭主妇时，你已经被划分为二等公民了。说什么，你有大把时间啦，你可以坐在家里织一整天毛衣，我是在**工作**好吗！！！虽然这份工作倒不至于要付工资，但起码国家保险之类的可以补贴一下吧，这样生病了还能有点福利。我之前就因为胃肠型感冒病倒了，我深刻意识到了，这真的很重要。我当时病得很重，太难受了，迪克呢又很不巧，那天也请不了假，他那天工作特别忙。我不停往厕所跑，肚子太难受了。老天哪，有孩子之后，你都没有时间生病，这件事也让我深刻意识到此点。上班的话，生病了请一天假都不会扣工资，但有了孩子都没办法"请假"。

乔纳森让我待在家里，让我明白了这一切。很奇怪吧，之前上班时，从任何角度，我都不会说自己是个开明女性，虽然我确实在坚守工作岗位的同时照顾着这个家。当时，我就应该支持女性解放。老实讲，一旦你受过教育，你就不会像其他女性那样受歧视，对吧？而且你意识不到这一点，聊的时候往往是很轻松的，午休时就跟同事在酒吧提一嘴，女性解放到底是怎么一回事啊，天哪。

乔·英格拉姆：这是一次自我意识提升的经历，让我极大地了解到，我只是千百万人中的一员罢了。

我感觉我理解女性的困境了。有一天，我想着，我为什么从来完全不能接受有些人说的那一套：即使女性在工作，她们主要的兴趣仍然是孩子、家务一类的事情。我从来不把这种话认真地当回事，虽然我也半信半疑。我不理解这意味着什么，但现在我觉得，对大多数女性来说，这可能是真的。从我个人经验出发，最有可能让她们兴奋的，就是与孩子有关的事情。儿子能享受到什么样的托儿所待遇，甚至比我自己的工作条件更让我担心。

露艺·曼森：我确实会比以前更在意女性工作、女性育儿设施等话题了，因为以前不会和现在一样，对这些问题有共鸣，我从来都不是一个激进的或者热忱的女性主义者，或许是因为我和大卫的关系一直很好，以至于我一直都处于一种没觉得生活中缺少什么东西的状态。可能我看待它的视角有些自私了。我也确实觉得，整体来讲，女性被看作二等公民。每次我推着婴儿车进商店或者进到哪里，却没人帮我扶一下门，我就会很生气。还有很多这样的小事，都加强而不是扭转我的态度，我越来越能意识到生活中的难处。

朱丽叶·莫特里:我怀念独立生活,这是真的。我倒不特别怀念之前的工作,我怀念的是那种不依赖任何人的生活——在家庭之外的生活,某些独属于我而不是和保罗共同享有的东西。现在我真的没什么独立的生活。

女性在事业上达不到顶峰这类事情,目前来看,已经不像以前那样重要了。从这个角度来讲,和女性地位相关的事情,好像也不那么重要了。我觉得可以创造条件为母亲提供更多便利,比如在建筑中设置一些无障碍通道。自从要推婴儿车,我确实会为坐轮椅的人考虑更多。如果设计新建筑时能考虑到要推婴儿车、要坐轮椅的人,那人们购物起来就方便得多。之前,我就从来不会想这些,我甚至觉得那些推着婴儿车的人都太挡路了,赶紧给我让开啊!

海伦·弗勒:我现在比之前对带孩子的人更有同理心了。

我:什么样的人?

海伦:哦我指女人,男人总的来说还是轻松的。

露易丝·汤普森:我都成女权主义者了,男人真让我生气,比如在学校里(她是个法学学生),也有很多已婚男士,但你从来见不到他们的孩子,他们拥有着绝对的自由。对我老公奥利弗来说,女儿就像他的小玩偶,他能经常陪她玩。

卡罗琳·桑德斯:现在我会比之前更喜欢女性政治家,更有敬佩之心,因为我现在更发现了女性的强大,有能力处理更多事,我也确信如果需要我处理难题，我会做得很好。

宝琳·迪格里：吃药和抑郁要把女性压垮了，但维多利亚时代的女性承受住了。我很生气，女性没有显示出足够的勇气，因为我开始认为，女性比男性更优越。我曾经认为男女是平等的，但现在我开始认为女性更优越了。

我：为什么？

宝琳：起码女性可以生孩子吧！

吉莉安·哈特利：经历过分娩之后，我意识到女性潜力无穷，女性能够生育真是太幸运了，有孩子真是太美好的事。

凯特·普林斯：我的观点更加坚定了。我觉得你现在做的这件事意义十分深远，我也很乐意做很多打破母性神话的事。我现在越来越反感那些愚蠢的胡言乱语。人们这样思考：我不开心，我为什么不开心，然后再从低沉的情绪中走出来；这样考虑问题是对的。而当人们给其披上母性的外衣时，一切就变得很糟糕。男人从小就被教育：自己以后要养家糊口。他们觉得，反正我不用生孩子，所以更会拼尽全力选择一份好的职业。我曾经还为自己的职业和生活方式怪罪**别人**，现在想想挺傻的。因为当时潜意识里可能有这样的想法：反正我以后有一天也要生孩子，现在选择什么职业**无所谓**。相反，我应该这样想：我要集中注意力，我将坚持从医或者其他事业——不是因为某天丈夫可能会离开我，甚至去世，到时没人养我，而是因为我就是要用和他一样的态度来对待工作。

索菲·费舍:做女人和做家庭主妇一样处于劣势,我不喜欢被人分类,因为人们总是过分概括某一类的特征。我不是说我不认为自己是个母亲,我当然这么觉得,但并不是以社会角色的视角来认同。我收到过八百万封邮件,跟我宣传想不想在家和简妮特·弗雷泽或者哪个购物达人一起购物,我**才不要**呢。我现在有了孩子,但也不代表我就愿意用简妮特·弗雷泽的购物清单来购物。

约瑟芬·洛伊德:我觉得女性越来越被当作习以为常的存在,比如我和霍华德一起购物,在去的路上,他想喝一杯,我们去酒吧,有时候他会遇到几个熟人,我就有种预感,他们并不想了解我。我只是他妻子,还有了孩子,不再是独立的个体。女性总是这样,很难被人发现她们独特的价值。

我们挣得不多,但之前我工作时,我有自己的经济来源。霍华德周一领到 28 镑的社会保险(他没工作),分给我 13 镑,剩下的自留。但他总是忘记,这笔钱看起来好像给了我,但实际上可不是这样,我从来没花过一分钱给自己买点化妆品什么的,我也没给自己买过新衣服,什么都没给自己买过,他的钱却是真的花在他自己身上。我知道几个朋友,她们的丈夫在生活费之外,还会给她们一些零花钱,买些衣服什么的,但我从来都没有。他说,要是有剩余的钱,你自己花吧,但我的钱根本不足以维持这个家的花销啊。要是我只给自己买东西,他又会想,家里怎么什么吃的都没有了,我又没有尽到责任。我确实还是想念经济独立的那段日子,现在只能依赖他,而且他那点钱也不够供养我们的。我去社会保障局,说我们家为了钱的事情吵得不可开交,他一直不停借钱,还去酒吧喝酒抽烟，因为他每周一可以领钱还上，我却一分钱没有，我所有的收入都花在食物上。我问我能不能领一半的钱，就用来买吃的，结果他们拒绝了我，说不能这么做。所以我只能依赖我丈夫分给我的那点钱。

有钱，才有权力。孩子出生以后，父母就划分为不同的性别角色，母亲开始在经济上依赖父亲，即使她出去工作而他待在家，税收制度、国家保险、社会保险的规章也全都和她对着来。[3]当双方沟通顺利的时候，即丈夫们比较慷慨(妻子也愿意待在家里)，传统的父亲工作母亲操持家务的模式是可行的。但如果婚姻存在裂痕，这种分工会加速婚姻的破裂。情感依赖与经济依赖相匹配。在我们的社会文化中，将一个孩子带大是份孤独的工作，多数第一次当妈妈的人在社区里几乎交不到什么朋友。中产阶级妈妈清晨喝咖啡的小资场景并不属实：打破隔绝家庭主妇的门是问题的关键。对于还要辛苦上班的母亲，能联系的人的范围就更窄了。一两个儿时好友、一个已婚已育的姐姐、母亲，还有其他的亲戚——可能也就只能和这些人谈谈知心话了。每当推着婴儿车走在街上，人们，尤其是陌生人总会瞟一眼里面，吓一吓小孩子，但这种违背社交礼仪的行为并不会带来一段友谊。很少有母亲能逃脱孤独，她的世界缩小成了家庭：妈妈、爸爸和孩子。无论多么“想要”孩子，由此带来的生活中的机会和选择的减少永远是妈妈的噩梦。

黛博拉·史密斯(18 岁结婚，19 岁生下儿子多米尼克。她曾经在一家工厂做收银员，她丈夫是蔬果零售商)：我一个朋友上周六结婚了，她第一次见到了我儿子，她说她也想有一个自己的小家，我劝她不要着急。

我：你为什么这么说呢？

黛博拉：我也不知道。（漫长的停顿）我们很快就要了孩子，我也很喜欢儿子，我喜欢跟他待在家，我也喜欢照顾他，我也不知道为什么我会那么说。

有时候我会想到结婚前的日子，想到每天早上去上班的日子，我也不是想回到那时候，只是会想到那段时光。

简妮特·沃特森（曾是工厂机械师，也是18岁结婚，一年后成了母亲）：我总会想到我错过的。结婚前，我经常和朋友出去玩，现在不会了。她们总是成群结队的，我很怀念那段日子，因为我不是其中一员了，我真的很想念。

她们会出国度假，大概那就是我错过的吧，我还没有出过国呢。而且和丹谈恋爱的时候，我也喜欢陪着他而不是我的朋友们，人不能两者兼顾吧。

有时候我会想，我其实可以晚点结婚生子，但我们俩当时都很想结婚。现在我会想到我错过的——出国啊之类的。我现在也很满意婚后的现状，等儿子长大了我还很年轻。希望如此。

12

母亲与医者

这是你的初次经历，你会觉得自己仿佛是世界上唯一有孩子的人。我想，他应该会让你感觉自己有点儿重要。（某病人）

谁知道什么是重要的呢？如果医生都不知道的话，那医生有什么权威可言呢？（某医生[1]）

在现代社会，生孩子不向医学专家咨询已经成为错误做法。即使是那些不想迎合时代潮流、想在家生孩子的女性，也寻求医生或助产士的帮助。历史长河里，在多数人类文化中，分娩过去没有、现在也没有专业的医疗管理：接生的都是有经验的妇女。但在当今许多地方，女性初次分娩就会直接接触医疗救助，这可能是她一生中第一次或者最彻底的接触。怀孕要去医院或去全科医生那儿做一系列检查，分娩是医院的事，产后保健和婴儿护理的顾问也得是专家。育儿和分娩一样，在 20 世纪已经成为一个科学领域。人们如何养育孩子，已经不再是简单的社会行为，而是成了一种技术练习。某些做法是被医学专家认可的，而助产士、医生和健康家访员的作用就是向母亲们传授经验。职业道德成为必需的职业操守。母乳喂养在科学上优于奶瓶喂养，而这不仅仅是母亲的责任。根据对儿童心理发展的了解，专家建议晚一点而不是尽早进行如厕训练；关于洁净的天生的道德优越性，被儿科科学的理性优越性所压倒。

与保健专业人士打交道是向母亲转型的核心阶段。妈妈们如何看待自己的医疗服务，已经成为生产抚育过程不可分割的一部分。大家都知道生育是医学方面的事，但所有人对此的看法并不一致。母亲对医院医生、全科医生、助产士、健康家访员的满意或不满取决于母亲对这些医疗工作者的态度。有些母亲很放心将自己和孩子交给专业的医护人员，但也有母亲持保留意见，认为不需要医学专业指导也可以获得有用的建议；还有的人认为专家之所以成为专家是建立在他们错误的认知之上。

医生是最懂的人吗？

露艺·曼森：我对任何一位医生都没有特别高的评价。我上大学的时候，曾经在假期兼职拍片。我通过一个学医的朋友找到这份工作，因为很多来自伦敦医院的医学生都在兼职打这份工。工作时，我**惊呆了**，因为我之前会认为医生们把身体血管肌肉之类的看作图表，但其实他们可能是你所遇到的最色情的一群人，而且令人难以置信地不成熟。真是让人大开眼界。所以我对医生毫无敬意，我知道这么说有种一竿子打死一群人的感觉，我不应该这么绝对，但这确实降低了他们在我心目中的地位。

再加上我在学校的时候，有很多优秀的人就因为父亲不是医生或没有亲戚关系而**无法**进入医学院。而那些考上的却是傻瓜。比如你有个朋友，你知道另一个人和他一样优秀，但他考上了，因为他恰好是医生的儿子。你就会把这件事和其他事情放在一起看。而且很烦的是，人们对医生的态度：绝对的敬畏，他们说什么都完全不质疑。这真的让我非常恼火。他们深谙此道，也愿意继续用这种方式跟你说话，就把你当作什么都不知道的傻瓜，只有他们才是特殊精英。这让我很不爽，也忍受不了，他们应该觉得羞愧。我也认识一些极为优秀的医生，用评价其他医生的负面评价去评价他们，也不公平。

我：到目前为止，你觉得自己体验过的医疗服务怎么样？

露艺：我只能说，很难要求更多。回家之后，我每次跟大卫抱怨，他都说，你还能再要求什么呢，考虑到时间因素啊什么的。我真的很不满，每次见的医生不是同一个人。当然了，他们都很有效率，但是我觉得，我长途跋涉地过来了，然后你几分钟就把我打发了，就感觉他们很不情愿地坐在那儿和你聊天、回答问题或者给你机会让你提问。我知道我对这方面有些过于敏感，甚至有些挑剌，但我确实认为他们可以调整态度，更友好些。**他们**肯定觉得我事儿真多！

总的来说，我对医疗行业的看法，主要也是依照我去医院时的经历。满意吗？我一点也不满意，但相对来说是高效的，我不用在医院里等上几个小时。但我还是认为这很可惜，特别是在医疗方面，因为这也是情感层面的事。我猜啊，病人走进医院可能会有期望，希望从那家医院妇产科医生那里得到的不仅仅是身体上的治疗。但这种期望太高了。你有没有兴趣了解，因为我不知道这算不算你工作内容的一部分，但如果能了解一下不同医生的背景，比如有多少医生是已婚有小孩的，应该会很有趣。

露易丝·汤普森：我个人不太喜欢医生过于关心我，不注意我才好呢。就应该像一个没有感情的传送带，效率越高越好。

神秘感，也是我觉得很好玩儿的点。就像去法学院读书，法学也是一门专业性很强的学科。你会意识到，只要用词准确，它就会变得非常神秘，我发现医学专业也是如此。如果你只用很专业的术语，人们就容易相信你。如果他们用大白话讲，估计谁都不想看医生了。跟医学，跟医生打交道越少越好。

索菲·费舍：我对医生、专家们有最基本的信任，如果他们建议我这样做（指催产）对我和孩子都最好，那我就会接受（建议和理由）。我相信他们知道怎么做最好，如果他们觉得这样可行，那我也没意见。你如果不相信他们，那你信任谁呢？

妮娜·布雷迪：我很乐意听取医生的任何意见，因为无论是医生还是医院，你又不能比其更专业，所以他们怎么说我就怎么做。我就是这么信任他们。他们理应知道该怎么做，我干脆把这部分都交给他们决定，他们肯定知道怎么做对你最好，对吧？

医生是最了解的：安全分娩只会发生在医院。样本中91%的女性根本没考虑过在家分娩这一选项（尽管有21%的女性后续补充，在生下一个小孩时会考虑）。

我根本就没想到这一点，只想着去医院，医院里设施也比较齐全。（迪尔德丽·詹姆斯）

我喜欢待在一个知道自己能被照顾得很好的地方，医院里什么都有，而且几乎没办法第一个孩子就在家里生吧？反正我做不到。我想知道在家生产会不会有医生或者护士在一旁帮忙：因为他们起码是专业的，知道自己在做什么。（维罗妮卡·普拉特）

鉴于这是我第一个孩子，加上我高龄，我想我最好在医院生，因为我是那种希望知道每一步骤都发生了什么的人。要是哪一步出现问题，医院里各种设备也都齐全，我愿意相信它们都是设施齐全的，这样发生什么事情都可以处理好。（希拉里·杰克逊）

我想着，第一个孩子嘛，最好还是在医院生，有太多情况是你想不到的。现在这基本上是确定的共识，第一个孩子要在医院生，因为万一呢，发生什么紧急情况，在医院总是会安心一点。虽然我对医院有着先入为主的成见，但看在孩子的分上，我也得忍着。但我现在也对卢克说，当时要是决定在家生就好了，在医院但凡遇到什么问题都要吃药——医院的常规操作真是太烦了。（艾丽森·蒙特乔伊）

捍卫“分娩是一个自然过程”，并不容易。批判分娩的医学化、批判医生认为他们可以对分娩进行适当的控制，会使病人处于一种对抗的情绪：对抗会产生压力和焦虑。对病人来说，被动行事更容易。正如艾丽森·蒙特乔伊所说：

你能信任谁呢？这也是生孩子的一个麻烦事，每本书、每个医护人员的说法都不一样，我的意思是，你是去生孩子又不去是考试。你会想要了解一定的知识，但你不需要各种矛盾的观点，对吧？因为你会开始想：到底哪个是对的？我做的是正确的吗，还是错的？我应该相信谁？

我真的不想对医生失去信心，不然我可能会恐慌。我很幸运我对自己有信心，但我通常对医生没有信心。相信医院，很重要；因为人们很容易对此产生怀疑……（简·特伦特）

对医院有信心很重要。因为我来自一个医生家庭，所以我通常会比较挑剔。可能这也是个缺点：我不太容易轻信，会很有批判性，最后可能会吃亏。现在我得为了自己，试着相信他们。（艾伦·乔治）

如果不相信医生永远是最了解情况的人，就意味着有时你会猜想他们的治疗是错误的；意味着怀疑医生没有说真话，或说的是否全部是真话；意味着认为在医生的言语行为的背后，隐藏着最主要的需求：让病人安心处于自己的位置，即她对自己身体的了解程度要比医生少，她的身体对她自己来说，不亚于像一本医学词典一样陌生。

初次怀孕是获取知识的阶段。样本中的女性被问及是否了解21个医学术语时，产后5个月的女性的得分高于产前7个月的。例如，在第一次调查中，只有39%的人知道“子宫”的具体含义，而在生完孩子后，比例上升至69%。这类信息是通过医院诊所的隔间窗帘、与最好朋友的讨论、观看有关生育的电视节目、阅读产前建议文献（除了2名女性，其他女性都至少阅读过一本与生育有关的书籍或手册）等方式偶然习得的。但产前课程会更具有系统性，2/3的女性参加了至少由1个医院举办的4次“为人父母的艺术”课程（一次“介绍性讲座”，两次分别讲解分娩和喂养的课程，再加一次医院参观），近一半的女性参加了由地方当局举办的产前课程（这些课程通常包含放松/呼吸练习和婴儿护理方面的讲座），还有5名女性付费参加了由国家分娩信托基金举办的心理助产课。大多数人对课程表示满意，尽管只有少数人真的认为呼吸练习有助于控制分娩疼痛。

知识是一把双刃剑，医学上的理想情况是让病人知道得足够多，但又不能太多。

瑞秋·夏普：我分娩的时候，医生拿着仪器进来了，虽然我当时因为打了麻药有点呆，但我还是问，你要干什么？他说没事，在你的胳膊上打个点滴。我问他打什么，他看了看我说是葡萄糖。我告诉他，我觉得不用了，因为来之前我刚吃过饭。他就问我，为什么觉得自己知道这种情况下什么对自己最好？我就跟他讲，我读了很多资料，做了很多准备。不管怎么说，他还是劝我打葡萄糖。他说，你有足够的营养支撑到现在，这很好，但你不知道分娩需要多长时间，如果那时你撑不住，我们没法再给你打了。**他说的**完全不是真的。他问我，你要不要现在我给你打上？我只好同意了。然后我又看到他不打算给我打局部麻醉，我说我想打局部的。他又问，你为什么认为你需要呢，你怎么知道什么是最适合你的？我就说我以前打过点滴，感觉挺疼的。后来我实在不想再争论下去，就很坚定地说，请给我打个局部麻醉。于是他去了，回来之后在我面前晃了晃一个小瓶子说，给你想要的了！还好当时我打了麻醉，因为他找了 5 次才找到在哪儿能把葡萄糖打进去。

我不喜欢的那个医生给我装监控器，他装监控器时，我真的痛不欲生。我尖叫着，结果他对我说——其实一开始他什么也没说，只是抬头看了看我，然后我又开始叫——你怎么了，为什么叫？我说现在很疼啊，能不能轻一点。他说他已经尽力了。

仔细想想，想当医生的话，记忆力好就可以。他们并不是特别有同情心。我意思是应该要有同情心。或者，只要你给人留下一个有同情心的**印象**，而你的记忆力好到能记得你应该知道的一切知识，就可以了，真的。

医生，那谢谢您了？

对医疗服务的满意程度，对应着或批评或尊重的态度。这也反映了女性在多大程度上想了解自己经历的全过程，以及她们是否认为自己的问题得到了充分解答。样本中 30%的女性有着“共享护理”的经历——去各自的全科医生那里进行大部分的产前护理。在全科医生那里，医院治疗去人性化的情况不太可能会发生；与此相呼应的是，在体验了共享护理的女性中，88%表示未来怀孕也会继续咨询自己的全科医生。就医院护理而言，正如下面表格中百分比所显示，随着分娩临近、医疗经历不断增多，女性的幸福感呈现下降趋势。但是，在大多数初为人母的医疗经历中，对助产士护理的满意度较高，这表明即便在高科技的现代医院系统内（或者说尤其在这种情况下），这些母亲们也倾向于让女性来管理自己的分娩。

你对医院里医生和助产士的护理感觉如何？		
时间	对医生护理感到满意（%）	对助产士护理感到满意（%）
孕早期	80%	82%
孕晚期	63%	63%
分娩	60%	80%
分娩后	59%	74%

三种对医院治疗最常见的投诉：

(1) 不够关注每个人的情况，感觉像在传送带或者生产线上走流程；

(2) 不能提问，或者提问了也得不到满意的回答；

(3) 要看的医生太多了。

在医院进行产前护理的女性平均要见 9 个医生，每次咨询的平均时长为 3.9 分钟。在一系列的产前咨询中，母亲们提出的问题近一半是希望了解以下信息：怀孕进展情况，怀孕和分娩的一般生理反应，或者相关的医疗程序。在母亲所反映的情况中，12%涉及疼痛和不适，医生却认为从临床角度来说无关紧要。[2]

一次典型的产前咨询如下。

医生(进入隔间)：你好啊。

病人：你好。

医生(读着病例)：沃特金斯太太对吗?

病人：是的。

医生：感觉怎么样?

病人：还好，谢谢。

医生：我摸一下你的肚子。(医生解开产妇的袍子，摸了摸肚子)有什么不舒服的吗?

病人：没有。

医生(做笔记)：感觉到孩子动了吗?

病人：感受到了。

医生：这样有多久了?

病人：两周了。

医生(摸摸病人脚踝)：上次我们做的各项检查都是正常的。

病人：好的。

医生：好，那我走了(离开隔间)。

被计算机化。

克里斯蒂娜·林奇：就像是在牲口市场、在生产线上。先排队，然后轮到你进去，然后再出来。他们就问问你，还好吗? 除非出了什么大问题，多数人都会说还好。医生快速地摸一下，就说，行，我们 4 个星期后再看，就结束了。从进门到出去也就几分钟。我想他们应该很清楚自己在做什么吧：如果有什么问题，他们会说的。我没有受到什么特别差的待遇，他们都很善良耐心。但我想他们有这么多病人要管，到后面都形成自动回复了，就像鹦鹉一样，没有语调变化，脱口而出。他们没有时间与人**交流**，也不会有什么针对具体**个人的**感情。对他们来说，你只是一个身体，一个带名字的身体。

宝琳·迪格里：效率很高，但人也真的太多了；一个接一个地进进出出。有趣的是，因为你进去接受检查的这些隔间其实是在一个大房间里，只不过中间有窗帘隔开，所以每个人都能听到隔壁发生了什么。比如，隔壁医生给那位女士看病就很好玩，他大声喊着，能过来个护士吗？这个病房里有护士吗？就像电影里一样，哦就像《医院》那场电影里，有个医生死时，另一个医生喊着，那你得怪芭芭拉·卡塞尔。

每次见到的都是不同的医生，我更希望固定。他们可能不记得你，但你记得他们啊。你确实会觉得自己有点像生产线上的产品，医生走到小隔间里一个个问：你检查完了吗？

希拉里·杰克逊：你走进去又走出来，特别快：什么都给医生准备好了，血压也很快量好了，接下来就只等医生过来检查。

塔姆辛·阿特伍德：你就像是肉铺案板上的肉躺在那儿。

露艺·曼森：在做超声检查时，我不得不环视他们才能知道情况怎么样，他们对我丝毫不关心，只讨论着我的孩子。我真的很想跟他们说，这是我的孩子，你看到的是**我的子宫**。

伊丽莎白·法雷尔：病人躺下了，就处于弱势的一方，在躺平的情况下，她们的个性几乎就**被剥夺**了。

玛格丽特·萨姆森：我感觉自己像是台电脑，被计算机化了，完全没有人情味。我从隔间走出来的时候，感觉像是一条巨大的电脑生产线将每一个人快速加工出来。

格蕾丝·鲍尔：我想有特别的待遇，但是并没有，对此我是有点不高兴的。可能因为孩子对我来说太特别了，我想对其他人来说应该也挺特别的吧。

未问的和未解答的问题。

莎伦·沃灵顿：我唯一问医生的问题就是孩子有多大，结果这个医生不停问我有多高。我问，这有什么关系？他说，你回答我就行了。我说不行，你得先回答我的问题。他就说，我们只是想知道你多高而已。我就回，那我告诉你，你能告诉我为什么要知道这个吗？他说行。我说我 1 米 55。他犹犹豫豫的。我说，这回你可以告诉我了吧。他说，我们这次还不能说，等你下次来吧，到时候给你做个内部检查。我心想，你倒是说你不能告诉我什么啊！

我：你问了医生什么问题？

南希·卡特:(停顿)额,我说我担心阑尾炎之后这么快就怀孕了,他说这正好说明我是一个多么健康的人。

我:那你什么感受?

南希:我觉得答非所问。

我:没有让你觉得安心吗?

南希:没有。

芭芭拉·胡德:有天我去检查,医生说我血压高了,羊水里有些蛋白质。我不太明白羊水里有些蛋白质是什么意思,你知道是什么吗?反正他们要中途再取一次样本,别的什么也不告诉你。然后他们让我做一个24小时的尿液采集,最后都弄清楚了:我下一次去时,他们说没问题。

我不知道这些医生是不是就会说这些。要么什么都**不告诉你**,要么告诉你一些匪夷所思的事情吓得你魂不守舍。因为有个医生说这会导致某种疾病还是什么的,反正是个拉丁词……它可能会导致宝宝停止生长发育,容易痉挛,可把我吓坏了。

他们没有意识到,你去医院时就有点紧张,这一切都远超出你的知识量,你没有办法自如流畅地谈这些话题,好多问题都是离开1个小时后才反应过来。而且你想问的问题,他们还不爱回答。

艾伦·乔治:她试图给我打一种镇静剂,我拒绝了。她说,来,打这个吧,会好受一点。我又拒绝了之后,她几乎是**强行**给我注射。我想,我才不打这什么破东西呢。我不想打,因为她不告诉我是什么。这也太不负责任了。她不告诉我这是什么药,如果我不知道是什么药的话,我是不愿意打的。我只是想了解发生了什么,他们在做什么。

朱丽叶·莫特里：如果给你张便条让你带到什么地方去，他们就会把便条装在密封的棕色大信封里，用订书机订好。如果你想读，就得从隔间的架子上将它们拿下来。你就会被抓个现行。

我：你这么做过吗？

朱丽叶：有过，里面什么也没有。护士进来了说，你不许看。她很生气。她说，你什么都不知道会更好。护士和助产士是最缺乏耐心的人。她告诉我希灵顿医院里的一个病例，一个胳膊和腿都打着石膏的小伙子读了他的病历，上面写着"POP off"——拿掉石膏的意思，结果他以为自己快死了！

宝琳·迪格里：他们给了我这个贴的东西，还有乳霜，但我没有用，我给忘了。他在我的病历上写——我总想看我的病历，但他们不愿意让你看——"她说她忘了用"，后面还加了个感叹号。他们把你的病历放在那个小隔间里，如果偷看，护士们会训斥你。有一个医生发现我偷看病历，他说，你觉得很有趣吗？我说，反正这是我的病历，我又没看别人的。

何塞·布莱斯：我的那个医生年轻有为，真的，他轻车熟路地走进来说，好了，我们下周见。我说希望不要，预产期是下周之前。他说是吗。我就知道他没有认真看我的病历，都不知道什么时候是预产期。然后我说，那X光呢？他说，什么X光？我说，我拍了四张X光，还有一张B超检查，应该要根据那些，看我要不要剖宫产。他说，你不用担心啊，交给我们就行啦。好像我是个白痴，他不需要与我讨论下我的情况。然后，他很快离开了。

米歇尔·克雷格：额，我不知道该怎么说。跟老公做完后我出了三次血，只有几小滴，我也没有告诉医院，因为不知道该怎么跟他们说。开始时我很担心，一看到血就哭了，我不知道能不能告诉他们。而且我下面很疼，还有分泌物，我每天都会洗好几次。你觉得我应该告诉医院吗？我绝对跟医生说不出口，但我可以跟你说，也可以跟我姐姐说。

安妮·布鲁菲尔德：我的肚子一直很痛。我跟医生说过了，我说我肚子疼得厉害，他说这是正常现象，但是我疼得越来越严重，他就说你肯定会经历这个的。可能他说得对吧，确实算是正常现象，但……

他们不告诉你为什么会痛，你不问他们，他们就什么都不说；你问他们，他们回答时又像把你当个傻子。我问宝宝躺的方位是什么样的，现在有多重了。很正常的问题啊。他们就回答，大约有这么大，有一磅重，往这边躺。就让你觉得自己很蠢，所以现在我都不问了，他们回答问题的样子，一看就是不想让你提问。

叫不上名字的面孔。

黛博拉·史密斯：好像每次去的时候，医生都不一样，他们并不是真正给你做检查，只是看看你的肚子，说你没什么事，就没了。这就是我全部的检查。你知道，他们其实可以跟你聊聊天，但如果你开始问些什么，他们就会说，去问服务台的护士吧，他们只是把你当作又一个孕妇而已。护士们总是很有耐心，会给你量血压，会把你当成一个人来谈话，而不仅仅是一个病人。我第一次去的时候，碰到一个很好的医生。但之后，其他医生都是：进来，看看你的肚子，没什么问题，两个星期后再来看。但不是这样的，两周后你见到的又不是同一个医生了。

约瑟芬·洛伊德：我更希望每次都是同一个医生，从他们的角度来说这也更好，因为如果是同一个医生跟进，他们就会更了解情况。我不是说他们有足够时间与你社交，但如果了解你的心理状态多一些，或许对他们也会有所帮助。医学的事情我不懂，我只是觉得如果每次是同一个医生，我会觉得自己更被当回事，会想要跟医生打个招呼。然后他会问，你感觉比上次好些了吗，或者类似的问候。

简·特伦特：我遇到的第一个医生人真的非常好，但那之后，我见过一个偶尔穿短裤的小伙子。天热时，他直接穿着短裤进来，走进来时也很粗鲁，都没打招呼。我跟他说，早上好啊。他就只是说，你没什么大碍，可以走了。我也不希望他们拖延时间，我知道他们很忙，但根本无法和医生建立友谊也挺遗憾的。

芭芭拉·胡德：我第一次看的那个医生，人特别好，他一进来就自我介绍，让我觉得很暖心，因为很少有医生第一次见面时会做自我介绍。周日下午的那两个医生就没有，我也不知道他们是谁，我觉得这样挺不礼貌的，毕竟他们都知道你是谁了。

我:分娩过程中,你对医疗护理感受如何?

格蕾丝·鲍尔:对他们来说,只是一份工作罢了。他们进来,然后出去,看下一个人。这只是一份工作:到了 3 点钟,开始轮班,有些人不得不离开;另一些人则必须回来,然后 9 点再换回衣服。似乎没有人会在意病人,一旦下班了,**病人**怎么样都无所谓了:有事等别人来了再说吧。

3/4 的女性以前从未见过给她们接生的人。这是分娩管理方面的一个创新,因为按传统习俗,孕妇与助产士之间有一些特殊的关系。孩子并不是借着一个完全陌生的人的手来到这个世界,一个不知道从哪里冒出来的陌生人过来将他们带来这个世界,从此又毫无交集。在现今医院分娩的所有特性中,这可能是最难接受的。

艾丽森·蒙特乔伊:与帮你接生的人建立一种情感上的联结,是不是很奇妙?挺奇妙的。我记得我在医院、在诊所里都说过:如果能认识给你接生的人就好了,这样就少了一件让你害怕的事。如果你知道是谁给你接生,你就会去了解他们。所以,当我发现给我接生的护士正是一个让我很安心的人时,真的是额外福利了。

简·特伦特:最后必须得叫个医生过来,因为我的阴道扩张程度太小了,需要辅助分娩。这个医生我认识,他是我在诊所里见到的最和善的那一个。他进来会跟我打招呼,说,哈喽简。我觉得这点特别贴心,我觉得特别好,你懂我的意思吗?

伊丽莎白·法雷尔:如果丈夫不在身边,我希望我妈妈会在那里陪我,不过你对我来说就代表着我妈妈(分娩时,安·奥克利在旁陪产)。可能这么说挺好笑的,但我从没见过的助产士和实习助产士在一旁陪产,太可怕了。而且在那之后,我再也没见过她们,结果她们却参与了我目前为止最重要的人生经历。

乔·英格拉姆:我去问护士,我能不能见一下帮我分娩的医生。她说,她也不知道到时候会是哪位医生负责,要取决于你什么时候住院。我说,你也完全没有概念吗?她说是的。所以我也没有医生可以问,没有任何人会问问我的担忧,她说你不用担心……

吉莉安·哈特利:我想去问问,我能不能见一下给我分娩的医生,总不能不知道从哪儿冒出来的一个人给我接生吧。他们可能会拒绝我,那我会很担心的。我只见他 5 分钟就好,只是想告诉他,我希望他来给我接生时,我是认识他的脸的,这对我很重要,我会想和给我接生的人建立起私人关系。

实际上,吉莉安的宝宝是由助产士接生的,样本中 43%的宝宝也是如此,但她的助产士是张熟面孔:吉莉安参加过的产前班就是她开的。

当我看到那个助产士时,我心想真是太棒了。我认识她,有问题,我可以问她;我不会觉得她是个陌生人,这区别很大。

分娩协商

然而，从医学角度来看，由谁接生并没有如何接生来得重要。现在医学技术已经发展到这个地步：可以对产妇专业知识的关键领域提出挑战。这两个关键领域分别是怀孕日期和分娩时的身体感觉。现在，在这两个方面，医生都可以加以调控。

超声波扫描技术可以测量婴儿的大小及其在子宫内的生长情况，医生可依据此在几天内确定受孕时间，从而确定预产期。样本中有66%的女性在怀孕期间接受超声检查，但医学理由各不相同：有的是从停止服用避孕药到怀孕的时间间隔很短（因此还没有恢复正常的月经）；有的是婴儿大小和人们认为的怀孕日期有差异；有的是怀疑有并发症，如羊水过多。不管是何种原因，做超声波检查并解析检查结果，在医院的产前护理中是非常重要的。在一系列的产前门诊中，6%的母亲的门诊问题是关于"准确的"预产期。母亲们认为，最好的情况是能根据婴儿的情况而定；最坏的情况则需要母亲和医生协商，她们不同意机器如此武断地确定分娩时间。

克莱尔·道森的上一次月经开始于1975年2月20日，预产期定为11月27日。

我第一次去医院时，他们说我按日期算是14周，按大小算是11周，那我就很困惑，我是按照14周算还是11周算呢？看完医生后，我又去找护士长，她说医生要你做个B超。她给B超室那边打了电话，说这个病人要做B超，因为她按日期算是14周，按大小算是 11 周。我想那我是在什么阶段啊，我就问她，我应该按什么日期算？我要给公司那边交假条，这周就要说我什么时候走，她说按 14 周算吧。但我不明白她到底是什么意思。我有点懵。

怀孕后又过了一段时间。

我做了 3 次 B 超，他们最后决定将 12 月 27 日定为预产期。第一次，护士说只预测个大概，但下一次来肯定知道。于是我又去了一次，他们说我肯定就在那段时间附近，误差一个月。但是我觉得应该要更早，因为我肚子巨大。

第三次做完 B 超后，医生和护士还争论了一番。护士说我怀孕 22 周了，我说 B 超刚刚显示是 18 周半，她说好吧，但医生已经写下你怀孕 22 周了。我说那我不知道，你们自己解决吧。于是，她叫来了其他护士还有别的人，反正叫来了一群人，他们开始讨论，然后又把医生叫了出来。医生说如果我写她是 22 周，那她就是 22 周。那个护士就说，但 B 超显示她怀孕只有 18 周半。医生改变了立场，说医院的政策是以 B 超日期为准，如果 B 超是这么显示的，那就 18 周半吧。她就说，那你为什么不把那个记下来呢？医生又说，我们的责任不是要说明为什么，你把文件放回去，我们都清楚要以 B 超日期为准。护士把文件收在了文件夹里，估计要等护士长决定采取哪个日期。她告诉我不用担心，她们会解决好。等我下次再去时，他们已经决定采用 B 超日期了。预产期是 12 月 27 日。

玛丽于 12 月 1 日足月出生。

在我看来，要考虑这么久远的事太不科学了，真的。而且 6 磅 10 盎司的她，也不算是个特别小的婴儿——起码不是 5 磅之类，但当时做 B 超的女人很确定她会是个小婴儿。所以我真的纳闷，B 超究竟有什么意义呢？

在产前门诊时，女性经常被问到上次来月经的日期，但并没有被问及记不记得受孕的日期，也没有被要求从症状首次出现时计算怀孕日期。

简妮特·斯特里特：我确定我是 12 周，因为我的胸部在月初就开始疼，要早于 28 天的周期。我确定我是对的，如果他们能关注一个人的症状多一点，就不用做这么多的检查。真搞不懂为什么要做无休止的 B 超检查，结果甚至预计晚了一个星期。他们可能是随便找个什么借口来做这些检查。

据她的月经日期推测的预产期是 12 月 10 日。超声波检查却认为是 17 日。宝宝 12 月 2 日出生，重 7 磅 1 盎司，符合她说的月初受孕。

瑞秋·夏普：我做了 6 次 B 超，如果一开始我就知道这东西不准，我是绝对不会同意做的。我觉得首先，这是个新事物。虽然他们说对宝宝没什么影响，但我觉得对未出生的宝宝做的事情越少越好。而且如果不能给出一个准确的日期，那就没有必要。我觉得他们应该在一开始就告诉你 B 超结果不一定准确，他们唯一强调的是它不会伤害到宝宝，也不会伤害到你，就像做 X 光一样。我的意思是，做 B 超也检查不出来比如孩子是不是头偏大之类的问题。其实我的头比正常人大一点，弗朗西斯也是，所以很有可能孩子的头也会比一般孩子大一点。他们告诉我预产期是 11 月末，我想可能对于头偏大的孩子来说，预产期也会晚一周。

她上一次月经是2月12日开始的，但她认为受孕应该是在3月中旬。朱利安最终于12月10日出生，体重9磅6盎司，因此受孕日期为3月19日。

比确定怀孕日期更复杂的是分娩疼痛这一情感话题。虽然在生育时受苦并不是女性的宿命，但大多数母亲肯定或多或少会感受到疼痛。据估计，70%的人感觉到中度、严重或难以忍受的疼痛。[3]缓解分娩疼痛的药物早已存在，但直到硬膜外麻醉的出现才真正解决这一问题：母亲分娩时可以在保持完全清醒的同时，感觉不到疼痛。但第五章中的分娩记录清楚地表明，这个梦想也可能会变成一场噩梦。过多的止痛药，可能什么疼痛都缓解不了，减轻的可能只有医生处理疼痛时的不自在。如果缺少体验感，她们就好像没有经历分娩。

吉莉安·哈特利：我什么都不需要，分娩时不用给我吃药。我也不用硬膜外麻醉。我知道那家医院每天都会做这项麻醉，非常安全，但我不喜欢在脊柱上扎针，也不喜欢除了压迫感以外什么都感觉不到，而且还不能用力。这是再简单不过的事。你的身体在做一件很自然的事：如果你的骨盆够宽，其他的也没问题，分娩就会顺利完成。如果你扰乱它的机制，你就否定了身体的自然反应，而这种体验是独一无二的：进行硬膜外麻醉就是否定的一种……我觉得可以不用打麻醉分娩，对我来说自然分娩更有意义。疼痛是很自然的事情，如果分娩时十分痛苦，我希望其他人可以保证我尖叫时他们不会生气。因为很多时候，你只要发出一点声音，无论多小声，他们都会很不高兴。尖叫不一定意味着你需要什么：这只是一种反应方式。如果宝宝的姿势不舒服或者用力踢我，我很疼，就会发出声音。麦克斯总问怎么了怎么了，我说疼啊！

分娩过后

缝针时，我开始大叫，但他们接受不了病人叫，我觉得应该让我想叫的时候就叫，因为真的很疼。太疼了，让我叫一下，说不定能缓解疼痛，我会好受些。分娩时，我也是这么想的。

可能我们已经失去了对疼痛，对分娩疼痛的感知，就像我们失去了对死亡和濒死的感觉一样？生命的开始和结束都是骇人而又奇幻的，人们难以承受其重，所以我们将它们搬到医院，用麻醉隔绝在视线之外，眼不见心不烦。

当然，并不是所有的女性都能正确认识疼痛。在孩子出生之前，她们可能会说，女人没有理由成为殉道者：痛苦不会使人变得高贵。样本中98%的女性采用了某种程度的疼痛缓解方式；不到一半的女性感到满意。虽然一开始只有29%的女性打算进行硬膜外麻醉，但实际上79%的女性进行了麻醉。这种差距，部分来自医院工作人员的压力，她们屈服于无痛分娩的诱惑（或承诺）。72%的女性说遇到了硬膜外麻醉的“推销话术”。

索菲·费舍：他们劝说我打硬膜外麻醉。分娩前一天，有个医生过来问我要不要打麻醉，我说我打算好了不做。他说你打的话，我们的工作就能轻松很多，因为我们可能要用镊子（臀位分娩），除非你非常非常反对，不然我们建议做。面对这种情况再争论似乎不太明智。我想他的意思是，如果我打硬膜外麻醉，我就不太可能碍他们的事。

苏·约翰逊:上次去医院时,我对医生说,有没有什么练习有助于分娩?他说你不会想做这些麻烦事的。我说为什么不呢。他说我们这边产妇都打硬膜外麻醉。我说我不想打硬膜外麻醉,他问为什么不,你不会想做那些没什么用的练习的。

格蕾丝·鲍尔:我刚进医院检查一下哪里出什么问题,就有人问我进入分娩阵痛期有多久。我说还没呢,我还没有感受到任何疼痛。她说你开始了。是吗,我开始了吗?我说我只知道今天早上我醒来时,一直想去厕所,就像便秘了一样。我一进门,他们就问我要不要打硬膜外麻醉,我说我还没感觉到任何疼痛呢,做了有什么用。护士说,你很快就会感受到,你很快就会觉得疼。我说那等等看吧,等等看,大概 8 点时,我同意了。

我:所以你那时感受到疼痛了吗?

格蕾丝:也不是,感觉像是便秘,有种压迫感,但不是疼痛。我只是屈服了,庆幸的是,它并没有什么用。病房里其他打了硬膜外麻醉的病友都得做产钳分娩。我本来不想打这个麻醉的,真的是直到最后一刻,我还说着不用,但其中一个护士还是说服了我,她让我觉得不做的话很有愧疚感。她不停说着,这样对你更好啊,总之就是更好啊。所以我就同意了。

产前教育者步履艰难。一方面,消除焦虑是他们自封的职责——害怕疼痛算是最古老、最重要的焦虑。然而,反常的是,他们却在推广如何缓解、如何控制疼痛的方法:呼吸练习、放松、哌替啶、一氧化氮、硬膜外麻醉。我们来研究一下医院的一位注册医师在产前班上向孕妇和丈夫们讲解的分娩知识，他所说的内容很好地展示了两个公式间的对抗：分娩很痛，所以必须要有药物来缓解；但分娩也并没有疼到让人害怕的地步。

目前我们知道的最好的止痛方法是打硬膜外麻醉。对于多数人来说，分娩是很痛苦的，这一点毫无疑问；而只有少数人在分娩过程中完全没有经历任何疼痛。因此我们必须为分娩的母亲提供镇痛剂或止痛剂，在心理助产法学到的东西之外，任选一种来支持她们。我倒不是想打击心理助产法。我认为心理预防有其价值，能帮助你放松，帮助你预先了解将要发生的事情，**可能会**降低你对疼痛的感知，但你可能仍然需要些帮助。而且个人来讲，我更希望看到病人不经历疼痛、享受分娩，拥抱刚出生的孩子；而不是让一个人持续痛苦、**不够配合**，这样**护理和医务人员更难处理问题**、监测情况、用合成催产素辅助加快分娩进程。现在还有没有关于硬膜外麻醉的问题？我们可以先解决这些问题。

病人：我倒不担心医疗方面——安全性多高之类，但是你们**有**没有收到反馈说，母亲们很后悔当时没有体验到分娩的感觉，因为硬膜外麻醉会完全让你失去知觉，只有在别人告诉你需要用力时你才会知道该用力？

医生：很少一部分人**确实**会后悔，但如果你让她们在没有任何镇痛剂的情况下进行痛苦分娩，她们就又改变主意了。没错，你可能会因为没有经历自然的分娩过程而后悔。但在你体验到分娩的痛苦之前，你很难知道它究竟是什么样的体验，或者说可能是什么样的，初次生育是很难的。你们都是第一次生孩子吗？是的，是的。我个人更愿意看到轻松快乐的病人，她或许没有完全**体验到**

分娩的过程，因为没有经历疼痛，所以没什么**感觉**，但是这个过程她是开心的，是放松的。

格蕾丝·鲍尔：班上的人好像都是要打麻醉的，但是没有人说过分娩时不打也可以。因为我讨厌打任何形式的针，尤其扎在脊柱上，不行，我不能打那个，绝对不打。我对我老公说，我死也不在背上打针，那简直要了我的命。她们说的话让我觉得，你怎么也要在三个当中选一个——什么气体，还有一个这个，还有一个什么别的。我老公说，必须要在里面选一个吗？我说不知道，她们没提到可以不选的情况。如果可以的话，我哪种都不要。她们解释时可以说，生孩子也可以不用打这些的：没有那么痛苦，或者也许它确实很痛苦，我无法预测。

有一个妈妈想打硬膜外麻醉，她说能不能打到宝宝差不多要出生时，然后就不打了。护士说这样不好，你不能先把痛苦抽走，然后最后一刻又送还回去。我就想，那时候会是那么痛苦吗？

安吉拉·金：你不知道疼痛会是什么样的，真的，我全程感到困惑。她们就一直在谈论这疼那疼的，你就会想，**这么**疼吗？其实我倒不想打。麻醉师说，他做了 600 场手术，没听说哪场手术出问题的。但你总会听到失败案例，瘫痪了什么的。所以其实，麻醉师真的是在推销它，推销也是他们的工作吧。

两个上过放松课的妈妈，生孩子时什么都没选。她们说呼吸练习真的有用，我觉得就是心理作用吧。因为有次医院会谈，产科医生说实际上没什么用。另外我也问了价格，他们说一年要花 3 万还是 6 万英镑，我现在记不清了，而哌替啶或者用那种气体总共也就几百镑。所以为什么呢，英国国民医疗服务系统（NHS）已经这么烂了，他们为什么还要这样浪费钱呢？我知道这也不能说是浪费，说不定有些情况它还是会起至关重要的作用，但不应该强迫人们选择它啊。

在打过硬膜外麻醉的人中，46%表示不满意。这种不满意往往是回过头来想时出现的；5 个月后问到的答案可能与分娩当时或当天的答案不同。（当然，这可能是许多产科医生觉得，对硬膜外麻醉感到不满意真是个新鲜事的原因之一：他们只衡量分娩时的满意度）。

黛博拉·史密斯（分娩 7 周后）：他们问我，要打硬膜外麻醉吗？我当时每隔两分钟就阵痛一次，我说要。但打针也太疼了，可能比分娩还疼。

我：你当时为什么决定打？

黛博拉：因为当时太疼了，他们问要不要打麻醉，我就同意了，你知道吧，就当时也没怎么仔细想这个事。当时实在太疼了，说什么都会同意。我打了，结果半小时后又疼了。他们又加了什么别的进去，过了一会儿又疼了。他们说这样挺好的，只要一疼，我们就再给你打点别的就不疼了，但其实并没有。他们向我解释了一下，我说懂了，但我其实什么都没懂。他们说是往你的背上打针，让你的腿、腰部以下失去知觉。然后我还得打点滴。但直到我进产房，她才这么说，你知道吧。下次我可不打了。再怀孕的话，我选择在家生，什么乱七八糟的也不用。

克里斯蒂娜·林奇(产后5个月):我下次不会再打了,因为我错过了分娩的重要时刻。一开始我感觉不到宫缩,还挺尴尬的:我就像个铅块,胳膊上挂着那个破吊瓶,我现在还能感受到挂吊瓶的疼;而且每隔25分钟就要被迫驼着背,测胎心、测血压,而且还不能自理,因为腰部以下都麻了。分娩之后也很麻烦。我当时觉得挺好的,但我现在会更愿意体验那个过程——可能我这样说听起来很傻——我应该会更愿意感受疼痛吧,我也不知道为什么。

米歇尔·克雷格(产后5个月):我打了硬膜外麻醉,但我的感受不太对啊。我的意思是,我都不知道身体的另一边发生了什么,有时候我希望当时没打就好了。我姐姐告诉我,当时她在医院分娩,病房里另一个产妇好像是盲人或是听障人士,她就很想感受分娩疼痛,这样能更好地知道那是她的孩子。

因此我可能也不想打硬膜外麻醉,只是想知道分娩是什么样的,不然你不就错过了吗?

桑迪·怀特(产后5个月):我还是希望当时没有打硬膜外麻醉,每次别人讨论自己分娩经历时,我都觉得自己很傻,别人分享经历,我却什么也说不出来,因为我什么也没体验到。如果我再生一个孩子,我想我不会用,反正之前也没打算要打硬膜外麻醉:当你不处在分娩的阵痛中时,这样说很容易。

我只是希望感受当时没有打硬膜外麻醉的感觉,真的。他们这样做可能是为了自己方便,因为病人感受不到疼痛,比较好处理。我也没有感觉到和其他妈妈相同的欣喜感或什么的。虽然是我用力把她生了出来,但我并没有真正感受到这一切,这可能也有一定的影响。

有了经历却错过了意义，可能会形成长远的自责。因为孩子出生不是什么普通的经历：生命的诞生是人一生中最不可磨灭的时刻之一。而第一次分娩更是与众不同，因为它既为未来开创了一个先例，也标志着为人父母时代的到来，女性也由此初次迎接照顾她自己生下的小生命的挑战。婴儿的出生和婴儿作为一个人，理论上是两个独立的问题，但在母亲心中，它们可能是相互交织的，所以其中一段很糟的经历也可能会导致另一段糟糕的经历。也是这个原因，分娩管理中的每一个环节都可能很重要。不到一半的妈妈表示很享受在医院生孩子的经历。1/3 以上认为，她们对分娩管理的感受，在某种程度上甚至淹没了她们与婴儿的情感。

如果当时感受到分娩疼痛，我可能会和孩子更有骨血相连的感觉：你会有种成就感。当时我生完，护士把女儿抱起来时，我就只是看了一眼——可能当时还处于震惊状态吧。但我真的难以置信，我什么都还没感觉到就生完了。当然了，现在我越来越有母性，但我想，如果当时切实感受到了分娩的痛感，有一种自己生下孩子的实感，我可能从那时起就对她很有母爱。（凯瑞·温伯恩）

性别政治

隐私侵犯。

在医生对孕妇的治疗中，其中一项是阴道检查。原因很多：怀孕期确保胎儿处于正确的位置，或子宫颈是闭合的；分娩期监测子宫颈的开放情况；产后检查时，检查伤口是否全部愈合。虽然这是一项常规检查，但医患双方对阴道检查都有自己的看法。

医生可能不会记得你，但你总记得他们啊！他们检查过的女性太多了，对他们来说，不过是一个个阴道罢了。（安妮·布鲁菲尔德）

我很好奇医生的想法。他们看到这么多孕妇，还怎么会想和他的女朋友做爱呢？你懂我的意思吗？我真的很好奇，他的职业思维，见到这么多孕妇后，在看到女朋友时情感方面肯定也会受到影响，你懂吧。（宝琳·迪格里）

露易丝·古尔德在她的小说《必需品》(*Necessary Objects*)中描述了招募女新兵时的阴道检查。

> 所有这些新兵消失在海上。逐渐消失在好多黑暗的还未探索过的水下洞穴里。如果你眯起眼，这些医生看着都像被截肢了，或者像被关在监狱里的偷窥狂。但我看得出很多女孩真的很害怕，她们大口喘气，有些甚至大叫……而医生们又都想尽快完成工作，就更痛了。我想通了，如果他们操作得慢，我指的是小心、温柔地，反而有些女孩也许会误解。呵！小姐，这可不是闹着玩的，做这个检查，我的痛苦程度不亚于你……对你微笑可能会被曲解为这个医生有些猥琐……想象一下，你还是被雇来做这个的。进退两难，不亚于当影评人……

> 隔壁检查台上躺着的女孩问医生这是不是性交的感觉。他发出了一些被允许的声音，而不是大笑。“不完全是。”他用粗哑的声音说。[4]

阴道检查的问题是，医生的手或窥器成了例外，并不是女人自己或者她的爱人选择将其插入阴道，这对于患者和医生都是个问题。因此，将阴道检查定义为非性交，符合双方意愿。[5]

我完全不知道发生了什么。我听说他们会给你做检查、做测试，做这做那，但他们从来没有具体说究竟是什么……（格蕾丝·鲍尔）

他给我做了内诊，弄了大约 20 分钟，当时是第一次有医生对我进行这样的检查，我脸色通红，抬头看着天花板，不知道是不是要用毛巾盖住脸。我闭起眼睛，真的手足无措。他出去又找来另一个医生。我对护士说，他是不是把我当作实验室的小白鼠了？她就笑了。然后一个印度医生进来了，他人很好，跟我说早上好，另一个医生就没有说，这些事我都记着。第一位医生给我检查完之后，都不太看我的脸。接着第二个医生给我检查，我先觉得很尴尬，但他一开始检查我就不尴尬了，因为他检查的同时也在和我交谈……（米歇尔·克雷格）

一个护士进来了，说她到时候会过来握住我的手。她给我量了血压就出去了，然后医生进来，在本子上记了几条。护士进来问：需要帮忙吗？他说要的，我正要叫你过来。他说：你能牵着她的手吗？可能每个人来检查时，都会有人来帮忙握住她们的手吧？（黛博拉·史密斯）

女性提及医疗服务时，经常会提到对内诊的忧虑。大多数人觉得很难将医生侵入阴道的行为视为临床行为。似乎更像是强奸或强迫通奸。

我不喜欢医生在我身上摸来摸去的，我老公也不喜欢。每次我从医院回来，或我离开家的时候，他都会问今天他们对你做什么，为什么他们得这样，他们上次不是做过了吗，类似这样的问题。（米歇尔·克雷格）

黛博拉·史密斯：帕特里克当时想要陪产，但你后来觉得不舒服，没说错吧？

帕特里克：分娩之后才这样。

黛博拉：脐带断了。

帕特里克：脐带拿不出来。两个女人在周围转来转去，试图把它弄出来，还有一个医生，他把手放进黛比的身体里，她很疼，我看着也疼。我流着汗出了产房，感觉不太舒服。每次她检查时，医生都让我出去，她也不开心。

黛博拉：是的，确实如此。我老公说医生能看，我也能。但护士说内诊时不允许他在场。我说：那为什么内诊时不允许他在场呢？太过分了，他们一定是担心丈夫吃醋，我想不出其他原因了。算不上嫉妒，而是医生把什么东西放进妻子的阴道，丈夫总会不舒服的吧。我问护士为什么他内诊时不能在场，她回答因为医生不喜欢丈夫们在场。

艾丽森·蒙特乔伊怀孕期间做了16次阴道检查;因为她曾经流产过一次,负责她的医生认为她可能会因而“宫颈无能”(可能导致早产)。

太糟糕了,因为有一半的时间都在适应内诊,这样才会让你不那么难受。你长时间以来都习惯了逃避自己身体的那个部位,但你现在不能逃避,就得有意识地去暗示:跟自己说不会痛的;就把那个人当作你老公,不是医生。

我那天跟医生说我可能永远都不会适应。他说:我们说实话,你想要对此习以为常吗?他真的理解我。但有些医生,他们就说你不会介意你丈夫把手伸进来吧。你就得试着向他们解释,这是完全不同的。你老公又不会戴着塑料手套。而且为什么要适应这些呢?这就是让我不爽的地方,每隔五分钟内诊一次,我为什么要适应呢?又不是什么必须要适应的好事。

曼迪·格林讨厌内诊有一个特别的理由。

小时候,大概8岁吧,我不得不做次内诊。当时有几个男孩侵犯了我和另一个女生朋友。其实这倒不是最让我烦心的,而主要是之后给我做检查的医生。我当时没意识到这一点。但我回想起来,可能我现在的抗拒就与此有关。因为,你的脸是遮住的,只有妈妈和医生在那里窃窃私语,这很让你不舒服。就像我说的,那些男生都不算是最主要的问题,因为我8岁时对性还没有什么意识……当时在我眼里,他们做的事似乎还属于正常范围,我倒不是很担心,而是之后的各种检查——神神秘秘的。我后来没有出庭。

我知道这整件事情很可怕，但不在于男性对我做的那些，而是不得不被警方、医生检查。所以我觉得这可能跟我抗拒内诊有关吧，我当然试过像躲避瘟疫一样躲开它们。

薇拉·艾巴特的病历上写着“阴道检查恐惧症”。

说实话，我之前一想到生孩子就很害怕。你要仰面躺着，周围还有一群人窥视着你。我去医院时就这么想。周围其他人也处于同样的境地，但这并没有让我好受很多：说实话，我还是觉得很恶心。但我给妈妈打了电话，她让我不用担心：他们又不是整天只见你一个人。但真的太尴尬了，我觉得我这辈子也不可能习惯的。

一开始医生还挺好的，后来他发现我不太配合，就有点不耐烦了。他可能早上心情不太好，又碰上我这种麻烦的病人。他说真不知道当初我是怎么怀孕的，这话从一个医生嘴里说出来不太合适吧，甚至可以说违反职业道德。这不仅没有改善情况，反而让我更不配合。你跟我不讲道理，我也可以同样无礼回敬。当时，我拒绝了他的任何提议：这一切都让我厌恶。这时他说，好了，衣服穿上吧。然后，他大摇大摆地就走了。

做检查的那个医生，拿起了一个不锈钢的用来听心脏的东西，我以为他要用这个检查呢。我想着这东西要放在哪里，这么大。现在我当然知道它是用来做什么的。当时那个医生站在我身边，手里拿着那个钢制的仪器，问我今天怎么样啊。

孩子出生后，我想了很多。我一直在想，我**为什么**会这样呢？他们检查我的缝合线时，对我来说就和内诊一样难受。对我来说，只要和医院有关，任何一家医院，任意一名医生，对我都是一种折磨。如果是我老公就没问题。不是我接受不了这些检查,而是一想到医院就条件反射般抗拒。

有趣的是,他们想在我产后再做次内诊,这不是又回到原点了吗,那可不行。我一开始还好,然后他说要做内诊:孕期,身体有点问题是吗?我说,是,但我现在没事了。我真的觉得我没事了,我都打过硬膜外麻醉了。但他们一试,我就僵住了,无法放松。他说,还是有点问题。我觉得自己好傻。他后来没有做内诊,说其实不是必需的,如果检查,也只是例行检查。

其实问题就在于医生,还有医院的气氛:我只要一进门,就瑟瑟发抖。

对于希拉里·杰克逊而言,就是纯粹的反感。

我以前没做过内诊,因为我从来没有去过生育计划诊所。我当时很紧张,还有点不好意思。一想到有道强光照下来,简直比我自己看得还清楚!

太野蛮了,真的。我觉得问题是他们不把你当作鲜活的人,好像你没有任何感觉,不知廉耻,好像觉得过去了就过去了,也不会**继续**尴尬。

他们每周都会做一次内诊,直到分娩结束——我不明白为什么要这样。我想我厌恶内诊的消息在医护人员中传开了,所以每周都有人过来做检查。有的很温柔,也有的横冲直撞的。这位斯坦科姆医生最终捅破了羊水,他倒还好,但是之前的那个就像魁梧的橄榄球运动员,太壮了。如果我下次去再看到那个橄榄球运动员带着他的大拳头进来,我肯定 5 秒钟内离开战场……有些医生很温柔,有的就一点也不友善。像汤普森医生、安德鲁斯医生都很不错,还有一个深色皮肤的护士做得也非常非常好。但我觉得他们突然伸进来检查的时候,从来没有认真想过自己在做什么。对他们来说,这就像其他常规检查一样,摸摸肚子、听听胸口,都只是检查的一部分。但对躺在那里的人来说,是最希望别人温柔处理的部位。而当你检查完出来,就觉得自己真的糟透了,又气又急。我到了车上就开始哭,我老公问我怎么了,为什么哭,他怎么你了。我只是说没事,他们根本就不知道自己在做什么,他们什么都不知道。不会有女人习惯这样,我觉得不会有的。震惊的是,他们会问你是否对石膏过敏或者类似很奇怪的问题,但不会问你是否对这个过敏。我问医生:我对内诊过敏行吗?他说谁不是呢。我就说你怎么可能知道呢,你又没做过。他就只是笑。

内诊的方式不同,医生的性别也是,尽管多数还是男性医生。[6]

妮娜·布雷迪:生育计划那边是个女医生,她人真的太好了,没有词可以形容她的好,她是位年长的女医生。还是我姐姐告诉我,如果可以的话星期三去,她在。是不是很贴心?医生说,猜我是天主教徒,如果这造成你和你丈夫之间的问题,为什么不说出来呢,还有这一切。我想如果不是她,估计我现在又怀一胎,我肯定忍受不了他们把节育环放进去,她真的又温柔又特别理解我。这个不痛,但我的其他所有内检都很痛。所以我生孩子时才这么快就决定打硬膜外麻醉。但做这个就不痛,真的不痛。她真的特别厉害,不仅很快,而且不疼。她告诉我6周后再回来检查,但我去看我自己的医生了。因为她说如果愿意,也可以去那里。于是我去了那里,医生要给我检查,但他检查不了:我太紧张了！我都躺在检查台上了,不得不又下来。他说真抱歉,但你得去医院检查。我就去了,什么情况也没出现。女医生说:没有问题。我想应该是因为她经验丰富,知道自己工作怎么做,我都描述不出来她有多专业。

简妮特·沃特森:他是那里唯一温柔的医生,他摸你肚子时你从来不会感觉到疼,他是唯一一个下手很轻的:难以置信会有这么温柔的医生。真的是一点感觉都没有,而且每次都是这么专业,所以每次看到是他来给我做检查,我都很高兴。

当我还要去诊所做内诊的时候,最后一次是在36周,我不能放松,一放松就特别疼,我还得做X光。我一直也不能放松。这个医生真的很严格,话不多,但一直在说"你能放松下来"。其中一个助产士握着我的手。医生操作不太温柔,但当我羊水破了时,我一点感觉都没有。汤普森医生,你认识他吗,他人很好,大家都喜欢他,特别贴心的人。我的朋友以前跟他待在一块儿就很尴尬,因为他总是笑,总是很害羞的样子。他真的很贴心。

艾丽森·蒙特乔伊:我的顾问医师进来,招呼也没有打。护士把他带进来,他还问他来是要做什么。护士还得提醒他我还躺在那儿呢。你知道他们会给一条蓝色毛巾吗？我把它盖在脚上,因为我等了太久了,我还好,但我的脚已经冻得冰冷了,脚是会变冷的。医师看看我说,你看着有点儿露。他抓起毛巾扔向我的胸部,好像我的胸部惹到他了,也太粗鲁无礼了吧。我一直都很遵照要求，把我的腿抬起来接受检查啊。总之，他戴上塑料手套，直接把手塞进去，真的很疼，非常痛苦。手拿出来时，已经满是血了。他只说，你会流点血，别担心，没什么事。而我躺在那里，整个人支离破碎的，状态糟糕透了。

阴道检查，引起不适，是医生减少性意味的一种方式；另一种就是拿它开玩笑。

做内诊时，他们会把一个金属的东西放进去。我不知道护士怎么看他的。但他解开那个袋子，里面是一个很小的东西，他说：这个要怎么用，用来看别人的耳朵吗？（曼迪·格林）

其实挺有意思的。我做了内诊，然后做了宫颈涂片检查，很疼，医生很有幽默感。他说，他就像是沙文主义的恶臭男人那样看着我，他还大笑，所以还挺搞笑的。（南希·卡特）

分娩后需要缝合，缝合会阴时，医生将丈夫的领地归还，或者不归还，视情况而定。

医生（边缝合）边对萨拉·摩尔说：我们得保证有效啊，要不你老公又该抱怨了。

医生对研究人员说：过来看这个！你看（指着缝合处），你是专家，你来看看，以后还会是正常的吗？

当然，并不是每个人在缝合上都会遇到问题，但样本中72%的女性都经历过。这也是人们讨论对医生性别的偏好时，首选女性的原因之一。有人会觉得男医生很难理解女性对阴道检查、外阴切开术和缝合的感受，他不会像女性一样重视她自己的这部分身体结构。

你对男女医生或助产士的感觉如何？

我想如果有一个合格的医生给我缝针，体验肯定会更好。我在一个社交场合认识了另一位年轻的医生，她告诉我，她只有在还是学生的时候，才看过有人展示如何做外阴切开术，在准备下一个外阴切开术时，她还要回想在学校时的缝合课。我觉得应该培训助产士来做，任何女人都会比男人更擅长。他们就是不理解。换位思考，如果有人对他们做同样的事，他们会怎么想……（朱丽叶·莫特里）

助产士可以做切开的部分，但不会缝合，是初级医生缝合，如果初级医生以前不经常操作，常常弄得一塌糊涂，助产士站在旁边表示同情，同时也思考她怎么能做得更好。反正我觉得有些医生无法理解你的感受。（桑迪·怀特）

我觉得有些事只有你经历过才能体会，比如经期疼痛之类的。我不知道教学怎么能帮你在这种事情上给别人提供建议。

年轻的已婚医生往往更有帮助。就像计划生育诊所里的这位妇科医生，他就非常好，他妻子刚刚生了一个孩子，而且她的尾骨也骨折了；所以他发自内心地高兴，为我完成了手术：这是他了解得十分透彻的事情！（瑞秋·夏普）

实习护士都很温柔，我很喜欢这点，她们比医生更好，因为刚入门还在认真探索阶段。她们的手很温柔，很柔软。她们会设身处地为病人着想，因为她们也是女人。但医生们就只会催你，你对

他们来讲只是另一个生孩子的女人。(克里斯蒂娜・林奇)

我对女医生的反应会不一样,可能面对女性会更放松,不那么尴尬吧。(莉莉・米歇尔)

女医生的话,我有点尴尬,她第一次走进来时,我大吃一惊,竟然是女医生!(格蕾丝・鲍尔)

有些人更倾向于男医生,而非女医生,但面对这两者,我是一样的尴尬。(妮娜・布雷迪)

总的来说,我更倾向于男医生,大家应该都是这么想的吧?因为在我接触过的男医生和女医生中,男医生往往更年长些,经验更丰富些。(凯瑟琳・安德鲁斯)

我比较喜欢男医生,不太喜欢女医生,她们总是让我很紧张,有的甚至非常刻薄,货真价实的刻薄。男医生有时候也很过分,但没有女医生那么过分。

昨天广播里有个女人说,她认为男医生应该被请出妇科和助产科:我不明白为什么男医生要被排除在外。我觉得如果是说男性没那么能共情的话,那么没经历过的女人也一样啊。(凯瑞・温伯恩)

黛博拉・史密斯:女医生要好得多。男医生太轻率了,他们只是随便说几句话,安慰你几句,仅此而已。

我:如果你有个男助产士的话?

黛博拉:我感觉不会有很大区别(停顿)。不,应该会有区别的,因为会有一群男人——医生、学生,都跟着进来,不是吗?

帕特里克:我不明白他们为什么要嬉笑打闹,这不是开玩笑的时候吧?

黛博拉:他们走进来时还彼此说笑,这不太合适吧?“亲爱的,你感觉怎么样?”真不要脸,我可不要男助产士,生过孩子的女人都能理解我这句话。

乔·英格拉姆:我真是一个完完全全的“女拳”主义者。我真的觉得男人就不应该管分娩的问题,又不关他们的事,对此我真的很生气。他们没有同情心,其实就是不够上心。如果社会环境有所不同,是我愿意为之努力的那种社会环境,就会有很多完全不大男子主义的男人,会真正关心你,更有人情味。那么,男人做产科医生是没问题的,但在目前的情况下……

我:所以你希望看到人们对待分娩女性的方式发生变化,对吗?

乔:是的,应该杜绝男医生!

我觉得如果他们自己**愿意**,没有理由不让男性做助产士啊。也有很多男人很有同情心,很擅于聊天,让你信任,那样的男性可能愿意做助产士。我不喜欢从性别上区分人。我相信人,而不是类别。(索菲·费舍)

如果就是一群喜欢看别人屁股的变态男,那还是算了。我觉得生过孩子的女人给你接生可能会更好,因为她们了解是怎么一回事了。但如果要在一个没生过孩子因而无法共情的女人和一个——当然了,男人无法生孩子——他老婆曾经生孩子生得很辛苦的男人之间做选择,那我估计会选男的,也不能只看性别吧?(凯特·普林斯)

对医生性别的偏好(%)	
女医生	23%
男医生	21%
无	55%
对助产士性别的偏好(%)	
女助产士	27%
男助产士	4%
无	70%

你不能向一本书提问

关键信息:经验滋生同情。在为人母的经历中,帮助最大的是有实际经历又具有个人专长的人。矛盾不在于专家和非专家之间,而在于一类专家和另一类专家之间:理论要立足于实践,而非反之。

家访护士:如果没把嗝拍出来的话,她会不会不安生?

艾玛·贝肯姆照顾着正尖叫的5个月大的黛安:不把嗝拍出来,她就不能好好吃东西。

护士:真的吗?现在大家好像都不怎么担心嗝的问题了,查令十字街的休·乔利医生就是一个代表,他认为这完全不重要。

艾玛:那你要不把她带去看看吧?她现在脸色发青!

护士:她应该没事吧?

艾玛:她有事!又被嗝卡住了!

(稍后她说)家访护士如果有孩子的话,她们可能会更靠谱。

伊丽莎白·法雷尔:那个家访护士有点业余,是不是?像个缓冲带,你带着问题去,想得一份安心,但她没能在喂养问题上帮上我的这位朋友。我是这么想的:你必须自己经历过生育的过程,才能明白它意味着什么,需要什么。

在医院里,我在母乳喂养方面得到的真正的帮助来自两位看护助理——她们两个都生过几个孩子,也会谈论起自己生孩子的经历,像她们就是这项工作的完美人选。其中一个真的坐下手把手教我该怎么做:她真的太好了。可能工作做得最好的人,反而是学历最低的人。

克莱尔·道森:我觉得看护助理都非常非常好,基本上都帮了很多忙。其中有一个特别厉害,她是国家注册的看护助理。她大概有 8 个孩子,她会悄悄跟我说,别告诉谁谁谁我跟你说这些,但如果是我的话不会那样做,我会怎么怎么做。就比如说婴儿喝的奶,托儿所的保育员说,奶不用加热,只要不低于室温就成。但是玛丽肚子疼了,那时候已经开始绞痛,这个有 8 个孩子的护士就对我说,你热一下吧。她说:你的宝宝刚出生,胃还比较娇嫩,一切食物包括奶水,对她来说都是新鲜的,所以,给她一个慢慢适应的机会,先给孩子喝有点热气的奶。我就这样做了,确实有用。她会给我很多这样的提示,她是真的超级棒,对我来说,有点像我的母亲。

玛丽·罗森:诊所里面有个医生的孩子 10 个月大,她说现在她对诊所工作的看法完全不同了。

简·特伦特：我觉得家访护士有没有孩子还挺重要的，其中有一个非常贴心，但她甚至都还没有结婚。这样说可能不准确，但一定是有区别的。我觉得有自己孩子的家访护士就更有共情能力，她就能看出我真的很担心孩子的体重增长。她们还有一些日常生活中的实践经验。你可以在书中读到任何东西，但我觉得很多护士只是照搬书中建议，并没有真正处理宝宝问题的经验。

熟不一定能生巧，但至少能在理论上有所提升。做母亲意味着要观察宝宝的需求而不是听专家的话；或者说，用宝宝的情况去解释和修改专家所说的理论。如果用一句话概括，就是：重视经验的价值。

本书采访的女性在三种特别的方式下将其看作警句，将经验视为她们从生产到适应母亲这一社会角色的关键所在。首先，没有人能够告诉你这（怀孕、分娩、做母亲）会是什么样的。或者换一种说法，有人可以告诉你一些话，但他们的话没有意义，或者也不用记得，因为成为母亲就像进入一个陌生的国度，在那里，一切都是陌生的。因此没有什么通用语言来描述——无论是中文、斯瓦希里语还是塞尔维亚-克罗地亚语，都只对已经从经验中知道这些术语的具体意义的人才有意义。“自己的孩子”“孩子在子宫里移动”“分娩宫缩”“当家庭主妇”，这样的话在分娩后才会引起无限共鸣，在分娩前却不会激起什么火花。

其次，这些经验的交流受阻于母亲和专家之间的距离。因为最好的老师不是读过书、上过课的人，而是经历过的人。母亲们已经经历或将要经历生育。但人们认为专家是否经历过生育与给出专业建议无关，写怀孕书籍的产科医生并没有说明自己亲身参与过多少育儿过程。家访护士只是以专业的身份出现,尽管她可能也是母亲。但事实上,经验确实会改变人们(专家和其他人)的表现:这是科学方法的一部分,理论应该经过经验检验,不仅要在人为环境里检验一次;更要在或冷或热,或明或暗,充满斥着矛盾、不稳定、不可预测的真实世界不断检验。

大多数人(非科学家)从他们在这个世界上的现有经验发展他们的理论,建立起普遍性的逻辑,从而可以充满信心地断言某特定事物是普遍正确的。经验对人的影响,是初为人母者学会重视经验的第三个方面。她们发现,不是说生完孩子,生活就回到原来的轨迹,好像什么都没发生过:情况是,一个历史性事件发生了。她们对医生、丈夫、母亲,对电视节目,对政治,对过去和未来的态度都发生了变化。生孩子也是自己的重生,也是重新审视身体、身份、自己在身处其中的社会中的存在方式的过程。母亲们,以一种新的角度认识到男女之间的分工,也更清楚地意识到人类亲属关系的纽带和姐妹的坚固情谊。身为人母,既是一种障碍,也是一种力量;是考验,也会犯错,也是成就和奖励。

尾注：成为被研究对象

说实话，我真的希望研究值得。我跟我妈妈说了，有位女士今早来看我。她问，有什么事？我说，希望不是浪费时间，因为我感觉好多研究都是在研究一些很无聊的东西，就是在浪费钱。她说，这个可能也是吧。毕竟全程都是听自己没完没了地倒苦水。

本书对成为母亲这一过程的描述,取自对66位女性的233次访谈,录音材料总时长545小时26分钟。访谈是为一个社会学研究项目收集材料,访谈双方正是因此聚在一起:构建对话,为成为母亲的过程提供一系列完整、生动、可比较的一手资料。

但是,采访,以及被采访的感觉如何?关于社会学方法的教科书用机械的术语将研究性访谈,描述为“生产社会学数据的工具”,比如说:

> 访谈被认为是信息收集的工具,目的是尽量减少特定对象地方性、具体、直接的方面——包括每位参与者的个性;而只强调具有一般性和可证明性的方面。如果只作为这两个特定的人之间的相遇,那么这样的访谈就没有意义;它必须包含在一个大框架中,有其他的会面可以进行比较……[1]

或者:

> 采访不是简单的谈话,而更像是一种伪对话。为了访谈成功,除了要有正常对话交流时传递温暖、交换个性的特质,同时也要保持科学研究的清晰和准则。因而采访者不能只顾友好而忘记访谈目的,他要像正常对话一样介绍自己,但对话一开始就要加上额外的尊重和专业能力。……在访谈中,他是作为专业的研究者出现的,他必须要求并获得受访者对他要完成的访谈任务的尊重。[2]

每一次访谈都是挑战这一理论的实践,因为关键的问题是:理论是否有效?是否应该让它发挥作用?这是不是走进他人经验内部，让他人了解作为人的个人意义的最佳方式？这些问题似乎还没被社会学家提出，也许是因为大多数探讨方法论的人是男性，他们比女性更易于相信人可以（或应该让人）像统计数据一样行事。

伴随着将人只作为研究工具的假设，也产生了另一个问题。一旦开始研究，至少有一种可能是，研究对象会因为处于被研究的状态而受影响，从而行为或态度发生改变，这样就失去了研究的意义。自 1927—1932 年芝加哥西电公司霍桑工厂著名的“霍桑实验”以来，这个问题一直是对社会学方法的一个警告。霍桑实验试图证明工作条件和工作产出之间的关系，但只成功表明了研究本身对提高工人兴趣和士气的积极作用。

因为，并非如教科书上所说，研究和被研究的关系都是人与人交流的一部分；认为被研究者可以完全遵照“科学”原则，可能只是研究者的一厢情愿（或不必要的悲观主义）。这 545 小时 26 分钟的人类对话录音有一个特点：被采访者的反问倾向，录音中共有 878 个反问。比如：

超声波会伤害到宝宝吗？
可以拒绝催产吗？
谁来帮我接生？
硬膜外麻醉会不会让人瘫痪？
宝宝和羊水不是从同一个位置出来，是正常的吗？
怎么知道自己什么时候要生了？
分娩的疼痛是什么样的？
喂奶会引起性欲吗？
产后要等多久才能有性生活？
我的宝宝现在能看见吗？

一次性尿布可以冲下马桶吗?

摇晃孩子会不会对孩子有伤害?

如何给宝宝煮鸡蛋?

哺乳期会来月经吗?

节育环和子宫帽有什么区别?

如何给宝宝清洗指甲?

导致婴儿猝死的原因是什么?

…… ……

在这878个问题中,有3/4是询问信息。这些问题可以用不同方式分析解释,但最引人注目的是,它们希望更多地了解医疗实践和产科护理在医院环境中的组织方式(谁做什么、何时、怎么做、为什么)的重要性。无论正式的产前教育教了什么,显然它并不能充分满足产妇的需求;或者说,有的信息只能在个人具体经历中被提供和接受。

受访人也直接要求我提供建议("我应不应该起诉医院把我缝得太紧?");她们也问及与研究有关的信息,询问其他人对怀孕、分娩和为人母日常工作的反应;她们也会问研究者本人的生育和为人母的经历。("你结婚了吗?""你的孩子多大?""你喂母乳吗?")这样的问题标志着访谈是一个双向过程。

受访者提问(共878个)	**占比**
信息问询	76%
私人问题	15%
研究问题	5%
建议问题	4%

受访者信息问询(共 664 个)	占比
医疗程序	31%
组织程序	19%
分娩生理学	15%
婴儿看护/发育/喂养	20%
其他	15%

考虑到访谈中提问的共同性质,以及研究者本人会影响其研究的社会学普遍性问题,本书采访的所有女性在最后的访谈结束时都被问到以下问题:“你觉得参与这项研究——我的来访——对你成为母亲的经历有什么影响吗?”她们对以下问题的回答是笼统的。这些问题与其被采访的经历、被研究的价值、社会学方法教科书中的机械理论相关。当然,她们对我既作为采访者也作为参与对话的人的影响的回答,同样如此。

研究影响到你成为母亲的经历了吗?		
没有		27%
有		73%
	会想更多	30% *
	更安心	25% *
	说出来会解压	30% *
	改变态度/表现	7% *

* 百分比加起来超过 73%,因为很多女性给出了不止一个答案。

有察觉。

何塞・布莱斯:我挺开心的。我记得你第一次来时,我猜你一定想着，天哪，这女人怎么说起来就停不下来，这么听下去得多无聊。我不光是回答你的问题，还说了很多别的事情；你问问题时，我不会简单说是的，我的感受是什么，而是会继续说下去：就像每个问题之后的对话。我想可能人家只想做一个小时的采访，没想到一待就是**好几个小时**。

伊丽莎白·法雷尔：首先，我喜欢跟人说话，**现在**可能没那么喜欢了吧（婴儿哭声）。我过后回想起来可能会很开心，不过现在对我来说很难，因为不那么自由了。但在生孩子之前，我真的很喜欢聊天，而且我可以给你讲生产时的感受，这非常重要。

我很喜欢成为聊天对象，罗伯特还说，怎么不采访他呢。我说如果你要开展一个大型的研究项目，你总得界定好范围吧，人家这个项目研究的是女人对分娩的态度。当然了，他会说我是个情绪特别激动的妈妈，简直把孩子宠溺得没边儿。

你觉得，你“想要发现什么”的预设会在多大程度上影响你对录音素材的选择？如果别人听你的录音写一本书，他们可能会有完全不同的解读，对吗？

索菲·费舍：我不认为这影响了我的**体验**，但可能影响了我的**评价**：事实上，你让我阐明我的反应，在记忆里充分搜寻，或试图合理化和解释；让我更意识到它是一种外部经历。因为你看，你问我的问题，我可能不会问自己。你没有**改变**我的想法，但你让我**审视**它。我**相信**，这是我工作的一部分：告诉大家发生在这个人身上的事，因此用这种形式的文字来表达。在戏剧中是倒过来的，先有了文字的形式，创作者再去探索内在的情感。而这是反过来的：内在的情感有了，你的问题激发灵感，让我找到文字。我尽最大努力将其**准确无误**地告诉你。

凯特·普林斯：你很少来，所以不会像我们在金鱼缸里，被人用摄像机观察那样。其实我觉得这样很好，可以让人整理好想法。而且听你复述我之前说的也很有意思，我都忘了当时说了什么：这点很有意思。某种程度上也是我滔滔不绝地独白。可能你会觉得大家在帮你的忙，但实际上这是发现自我的旅程。

克莱尔·道森：访谈让我思考一些以前从未想过的事情。例如，当你问我：如果看的不是同一个医生，对你有什么影响吗？我就开始想：会对我有影响吗？当时我说没有，但之后我又仔细回想了这个问题，这会让我反复评估发生的事情，谈谈这些挺好的。看看别人的所想所感应该会很有趣。其实我不知道**会有**什么样的结论，因为每个人都不一样，我不太懂你会如何比较……

感觉（自己遇到的问题）正常。

宝琳·迪格里：我真的很**开心**，对我帮助很大，因为不然的话我可能会更担心，我想你了解很多，能接触到不同的母亲。我的意思是，当我问你是否觉得，汉娜有点不舒服，你就会说，我见过很多……其实你只是说你见过类似的情况就已经很让我安心了。

我：但我不是医生，这你也知道。

宝琳：我知道，但反正医生也不关心孩子生没生病。

父母和医生。

我:我陪产会给你带来什么心理变化吗?

史蒂夫·英格拉姆:我不知道,他们的态度有变化吧,他们对乔更好些。那个医生……

乔:是的,那个医生的态度肯定有变化,变好了很多,你能在那真的太好了,真的。我会觉得更像是一个社交活动;而不是我自己的事,身边只有几个护士和史蒂夫。比起私人的家庭事务,更像是社交活动,这样就让人心里舒服多了。你在那,就又多了一张和善的脸。

史蒂夫:是的,对我来说也是如此。

乔:不只是熟悉友好;而是站在你这边的人。

史蒂夫:是的,还好你在那,你不在的话,我真不知道该怎么应付。

伊丽莎白·法雷尔:我知道我很高兴你在那里,因为我不希望罗伯特留下,你在让我更有安全感。你在的话,他们就不会想要什么花招之类的,而且对我也有很好的心理暗示作用。但我忘记你在那了,因为我看不到你。

莎拉·摩尔:你真的帮了大忙,茫茫人海中能看到一张熟悉的面孔真是太好了,特别高兴能见到你。我印象最深的是你和迪克,只有我们三个在病房里的时候,我一直记得那时候。我只依靠你们两个人,没有任何其他的专业人士。

一次改变?

露艺·曼森:这是霍桑效应的问题,不是吗?(露艺是社会学毕业生)对我没什么影响,除了有时候你问我的一些问题,会让我过后接着思考。比如你问我简的个性,你一走,我会更多地考虑这个问题,但这不会影响我的行为。除了那次,你记得你问我是去楼上的诊所还是楼下的诊所吗?[医院部门复杂:医院的"特殊"诊所(楼上)是为医院家属(比如医生的妻子)服务的]。我就马上找到一个医生,说抱歉给你添麻烦了,但这也算是一种影响吧?可能有些从来没有想过以批判的视角看待医院的人,也会开始思考哪里需要以批判眼光加以审视。

克里斯蒂娜·林奇:让我变得更具批判精神了吧。我想,对这个人,我真的可以将我内心的苦水一吐为快。我也跟朋友和爸妈吐槽过,但……我觉得你会更用心,因为你就是做这份工作的,我的回答也要出现在你的书里……但我也知道我应该只是另一份统计数据。

一吐为快。

安吉拉·金:我应该挺能聊的。这也让我想明白了很多事。你问我的问题,我之前从来没有想过:思考、谈论这些,某种程度上确实有用。有时说出来,尤其是讨厌的事,是一种解脱,反而能把事情看得清清楚楚。其他人真的没有时间聊天吧。我和托尼的表妹谈过,她两三周前生了个孩子,也是满腹心事:可以看出她真的很想找人聊聊。多数女人生完孩子后都是这样,可能对其他人来说很无聊,但她们真的想告诉你发生的一切。我想某种程度上,这样对她们来说是一种解脱,因为分娩真的是很情绪化的事,那是你神经最紧张的时候。当这一切结束了,谈论它也是一种解脱,让你平复情绪。因为多数人都经历过这一段不能说是令人厌恶的时光,但这绝对是一种冲击,它永远不会是你期望的那样。就像她说的:做梦都不会想到会疼得那么厉害,人们都跟我说过很疼,但经历后我也无法形容。这是种冲击,说出来真的很有帮助,并不总能有人和你谈这些的,丈夫们都觉得跟妻子聊这些是个大麻烦,不是吗?分娩会影响你的情绪,但不会影响男人。

桑迪·怀特:人们只是不愿意承认吧,我觉得是有用的:有助于卸下心中负担。第一周时,我迫切需要找人说话,找个经历过的人谈一谈。我觉得谈谈这些就像是心理治疗,让你一吐为快。

吉莉安·哈特利:我认为这是有好处的,我真的很开心成为这个项目的一分子,让我更积极,因为如果关于怀孕和母亲的研究还在进行,就意味着情况在未来会有向好的趋势。至少你相信,不然你一开始就不会做这个项目了。这让我对这段经历的感受变得更积极了。

我们讨论了很久宝宝有多可爱,以及整个怀孕分娩的过程。在谈话中,我们使这些问题——那些我不想麻烦别人的问题——公开化。也许某种意义上,中产阶级,受过教育的中产阶级母亲,一直苦于没有渠道谈论自己的感受。我认为这是对母亲的偏见,每个人都需要一个机会来高谈阔论,谈谈自己怀孕的感受,真的没有人像你这样问她们问题，而你在调查中问的问题，给了我很大的鼓舞。你问了很多别人没有问过的个人问题——性方面的、个人的、身体上的。这样一谈，就把这些本该浮出水面的东西——而不是谎言——带出水面。对于怀孕和产后的母亲，如果她们不去找心理医生，真的也没有其他渠道来谈论这些事了，而心理医生往往对这些事情也不感兴趣。我想这也是医疗服务可以改进的方面，是否可以和社会工作者或者妇女组织，谈论这个问题。就像强奸咨询一样，怀孕经历的感受也属于那一层面的问题：把事情说出来。

我：好的，我基本上问完了。

道恩·奥哈拉：非常感谢，我真心的。

我：你觉得参与这项研究……对你的经历有什么影响吗？

道恩：有的，因为我将你视为我的朋友，你知道吧？是我可以倾诉的人。你对我来说不是个医生，或是家访护士那样的人，我觉得跟你交谈更加自由。

妮娜·布雷迪：我如果知道你要来，肯定要给你做个蛋糕，我一直都很期待你过来。我前两天还想到你，可能我是想你了……和你聊天真的帮助很大，当然也帮助了你的研究项目。把那东西关掉，快去！

参考文献

新版前言

1 A. Oakley, *The Sociology of Housework*, London: Martin Robertson, 1974.

2 S. Lowe, 'What it's really like to have a baby', *Over21*, June 1979, pp.38 - 45.

3 http://www.bfi.org.uk/films-tv-people/4ce2b83fdf5de.

4 T. Smith, Review of *Becoming a Mother*, *Fertility and Contraception*, 4 (1), 1980, pp.10 - 11.

5 B. W. Wibberley, Review of *From Here to Maternity*, *Nursing Times*, 19 May 1982.

6 M. Mallett, Review of *Becoming a Mother*, Women Speaking, October December 1979, pp. 21 - 22; Enkin, Review of *Becoming a Mother and Women Confined*, *Birth and the Family Journal*, 7 (3), 1980, pp. 193 - 5.

7 A. Rich, *Of Woman Born*, London: Virago, 1977.

8 D. L. O. Hallstein, 'The intriguing history and silences of *Of Woman Born*: Rereading Adrienne Rich Rhetorically to Better Understand the Contemporary Context', *Feminist Forma-*

tions, 22 (2), 2010, pp.18－41, p. 19.

9 Office of National Statistics, *Families and the Labour Market*, England: *2017*, https:// www. ons. gov. uk/releases/familiesandthelabourmarketengland2017.

10 P. Gregg, M. Gutierrez-Domenech and J. Waldfogel, 'The employment of married mothers in Great Britain: 1974－2000', *CMPO Working Papers Series No. 03/078*, 2003.

11 Anon., Review of *Becoming a Mother*, *British Medical Journal*, 5 May 1979.

12 A. Oakley, 'A case of maternity: paradigms of women as maternity cases', *Signs*, 4 (4), 1979, pp. 607－31.

13 A. Oakley, 'Normal motherhood: an exercise in self-control?', in B. Hutter and G. Williams (eds) *Controlling Women*, London: Croom Helm, 1982.

14 A. Oakley, *Women Confined*: *Towards a Sociology of Childbirth*, Oxford: Martin Robertson, 1980.

15 G. Brunton, M. Wiggins and A. Oakley, *Becoming a Mother*: *A Research Synthesis of Women's Views on the Experience of First-time Motherhood*, London: EPPI-Centre, 2011.

16 S. Ayers, A. Eagle and H. Waring, 'The effects of childbirth-related posttraumatic stress disorder on women and their relationships: a qualitative study', *Psychology Health and Medicine*, 11(4), pp. 389－98, 2006.

17 D. K. Creedy, I. M. Shochet and J. Horsfall, 'Childbirth and the development of acute trauma symptoms: incidence and

contributing factors', *Birth*, 27(2), pp. 104 - 11, 2000.

18 https://www.parents.com/parenting/celebrity-parents/moms-dads/kellyrowland-gets-real-about-motherhood/.

19 S. Maushart, *The Mask of Motherhood*, New York: The New Press, 1999.

20 T. Miller, 'Is this what motherhood is all about?: weaving experiences and discourse through transition to first-time motherhood', *Gender & Society*, 21(3), pp. 337 - 58, 2007.

21 R. Asher, *Shattered: Modern Motherhood and the Illusion of Equality*, London: Harvill Secker, 2011.

22 P. Nicholson, *Post-Natal Depression*, London: Routledge, 1998.

23 Asher, op.cit., p. 28.

24 Brunton et al., op.cit.

25 J. Draper, 'It was a real good show: the ultrasound scan, fathers and the power of visual knowledge', *Sociology of Health and Illness*, 24(6), pp. 771 - 95, 2002.

26 A. Oakley, M. Wiggins, V. Strange, M. Sawtell, H. Austerberry, 'Becoming a mother: continuities and discontinuities over three decades', in F. Ebtehaj, J. Herring, M. H. Johnson and M. Richards (eds) *Birth Rights and Rites*, Oxford, Hart Publishing, 2011.

27 A. Oakley, 'Interviewing women again: power, time and the gift', *Sociology*, 50(1), pp. 195 - 213, 2016.其他人也注意到研究参与者“失忆”的现象。如 H. O'Connor and J. Good-

win，'Utilizing data from a lost sociological project: experiences, insights, promises,' *Qualitative Research*, 2010, vol. 10(3), pp. 283 - 98。感谢格雷厄姆·克劳让我注意到这一点。

28 A. Oakley, 'A small sociology of maternal memory', *The Sociological Review*, 64(3), pp. 533 - 49, 2016.

29 J. A. Robinson, 'First experience memories: contexts and functions in personal histories', in, M. A. Conway, D. C. Rubin, H. Spinnler and W. Wahenaar (eds) *Theoretical Perspectives on Autobiographical Memory*, Kluwer Academic Publishers, 1992.

旧版前言

1 A. Oakley, *The Sociology of Housework*, London: Martin Robertson, 1974; *Housewife*, London: Allen Lane, 1974.

2 参见 A. Oakley, *Housewife*, 1974, Chapter 4, 'The Situation of Women Today'。

3 这与作者之前在医院做观察员的经历有关。仅是了解医院内部所有的仪式和日常安排、身边都是熟悉的面孔、身处熟悉的环境中，就能够给人带来信心。正如另一位既是研究员，同时也是住院者的人所说，“我真是小心翼翼地从这个艰难之地全身而退”。(N. Stoller Shaw, *Forced Labour*, New York: Pergamon, 1974, p. 153.)

4 C. 怀特·米尔斯对此的见解，无人可比。(*The Sociological Imagination*, New York: Oxford University Press, 1959,

esp. p. 226.)

5 对于小样本研究的统计数据的使用，道德上心存疑虑的读者可以参考 J. Galtung，*Theory and Methods of Social Research*，London：Allen and Unwin，1967。

6 此类型研究，如果加入对父亲的访谈，那将会成为一个完全不同的研究项目——将会是我们了解成为父亲的机制的宝贵研究材料，但这与仅研究母亲的研究项目相比，两者的意义就不同了。

1 分娩与女性处境

1 P. H. Chavasse，*Advice to a Wife on the Management of Her Own Health*，London：Cassell，1911，p. 9.

2 S. Firestone，*The Dialectic of Sex*，London：Paladin，1972，pp. 189 – 90.

3 若时间允许，至少要尝试寻求医疗救助。参见 C. S. Ford，*A Comparative Study of Human Reproduction*，New Haven，Conn.：Yale University Press，1945；M. Mead and N. Newton，'Cultural Patterning of Perinatal Behaviour'，in S. A. Richardson and A. F. Guttmacher (eds)，*Childbearing Its Social and Psychological Aspects*，Baltimore：Williams and Wilkins，1967；A. Oakley，'Cross-Cultural Practice'，in T. Chard and M. Richards (eds)，*Benefits and Hazards of the New Obstetrics*，London：Heinemann Medical，1977；Joint Study Group of the International Federation of Gynaecology and Obstetrics and the Inter-

national Confederation of Midwives, *Maternity Care in the World*, International Federation of Gynecology and Obstetrics and International Confederation of Midwives, 1976.

4 T. Ferguson and J. C. Logan, 'Mothers Employed Out of the Home', *Glasgow Medical Journal*, June 1953, vol. 34, pp. 221 - 44, p. 239.

5 J. Bernard, *Women*, *Wives*, *Mothers*, Chicago: Aldine, 1975, pp. 219 - 20.

6 A. Rich, *Of Woman Born*, London: Virago, 1977, p. 42.

7 D. Breen, *The Birth of a First Child*, London: Tavistock, 1975.

8 L. Minturn, W. W. Lambert and Associates, *Mothers of Six Cultures*, New York: Wiley, 1964.

9 G. W. Brown and T. Harris, *Social Origins of Depression*, London: Tavistock, 1978.

10 A. Rossi, 'Maternalism, Sexuality and the New Feminism', in J. Zubin and J. Money (eds), *Contemporary Sexual Behavior*: *Critical Issues in the 1970s*, Baltimore: Johns Hopkins, 1973.

11 R. M. Titmuss, *Problems of Social Policy*, London: HMSO, 1950, p. 412.

12 J. Busfield, 'Ideologies and Reproduction', in M. P. M. Richards (ed.), *The Integration of a Child into a Social World*, Cambridge: Cambridge University Press, 1974, p. 13.

13 美国的数据包括了非婚分娩。而英国的数据并不包括，并且将已婚女性按只结过一次婚的来计算，因此实际数据应当高于42%。1975—1976年的一个关于婴儿喂养的调查，选取了1544名已婚和未婚女性作为调查样本，其中46%的女性已生下第一个孩子。[Office of Population Censuses and Surveys (OPCS), *Infant Feeding 1975: Attitudes and Practice in England and Wales*, London: HMSO, 1978, p. 7].

14 E. Alberman, 'Facts and Figures', in Chard and Richards (eds), *op. cit.*; Central Statistical Office, *Annual Abstract of Statistics*, London: HMSO, 1971, Table 34.

15 I. Chalmers and M. Richards, 'Intervention and Causal Inference in Obstetric Practice', in Chard and Richards (eds), *op. cit.*

16 M. Versluysen, 'Medical Professionalism and Maternity Hospitals in Eighteenth Century London: a Sociological Interpretation',医学社会史学会发表的论文, Colloquium 'Society and Medicine in Britain', London, 1977。

17 参见 A. Oakley, 'Wisewoman and Medicine Man: Changes in the Management of Childbirth', in J. Mitchell and A. Oakley (eds), *The Rights and Wrongs of Women*, Harmondsworth: Penguin, 1976。

18 Joint Committee of the Royal College of Obstetricians and Gynaecologists and the Population Investigation Committee, *Maternity In Great Britain*, Oxford University Press, 1948, p. 48; Joint Study Group of the International Federation of Gynecology and Obstetrics and the International Confederation of

Midwives, *op. cit.*, p. 550.

19 OPCS,*op. cit.*, p. 168.

20 数据来自 Joint Study Group of the International Federation of Gynecology 与 Obstetrics and the International Confederation of Midwives, *op. cit*。

21 Chalmers and Richards,*op. cit.*, pp. 39 – 40.

22 参见 the Department of Health and Social Security (DHSS) report, *Prevention and Health*: *Reducing the Risk*; London: HMSO, 1977。

23 关于现代产科实践的缺点的争论,请参阅以下资料: Chard and Richards (eds), *op. ci.*; P. Dunn, 'Obstetric Delivery Today', *The Lancet*, 10 April 1976, pp. 790 – 3; D. Haire, *The Cultural Warping of Childbirth*, International Childbirth Education Association, 1972; N. Newton and M. Newton, 'Childbirth in Cross-Cultural Perspective', in J. G. Howells (ed.), *Modern Perspectives in Psycho-Obstetrics*, London: Oliver and Boyd, 1972; M. Richards, 'Innovation in Medical Practice: Obstetricians and the Induction of Labour in Britain', Social Science and Medicine, 1975, 310 – 311, vol. 9, pp. 595 – 602; M. Richards, 'A Place of Safety? An Examination of the Risks of Hospital Delivery', in J. Davis and S. Kitzinger (eds), *The Place of Birth*, London: Oxford University Press, 1978; M. H. Shearer, 'Reducing the Drawbacks of Electronic Fetal Monitoring in Labor', in H. Hirsch (ed.), *The Family*, Basel: S. Karger, 1975; P. C. Shervington, 'Diet in Pregnancy: Hygiene; Radiation

Effects; and Prophylaxis of Virus Infections', in D. F. Hawkins (ed.), *Obstetric Therapeutics*, London: Baillière Tindall, 1974 (for a discussion of ultrasound); D. Stewart and L. Stewart, *Safe Alternatives in Childbirth*, Chapel Hill: Napsac Inc., 1977。

24 Shearer, *op. cit.*, pp. 458 - 9.

25 M. G. Kerr 'Problems and Perspectives in Reproductive Medicine', University of Edinburgh Inaugural Lecture, 25 November 1975, pp. 3 - 5.

26 M. H. Klaus *et al.*, 'Maternal Attachment: Importance of the First Postpartum Days', *New England Journal of Medicine*, 1972, vol. 286, p. 460; J. H. Kennell *et al.*, 'Evidence for a Sensitive Period in the Human Mother', in *Parent-Infant Interaction*, CIBA Foundation Symposium, 33, 1975.

27 Select Committee on Violence in the Family, *Violence to Children, vol. I Report*, London: HMSO, 1977, p. xxxviii.

28 H. Graham, 'Images of Pregnancy in Antenatal Literature' in R. Dingwall, C. Heath, M. Reid and M. Stacey (eds), *Health Care and Health Knowledge*, London: Croom Helm, 1977, p. 29.

29 F. Leboyer, *Birth Without Violence*, New York: Knopf, 1975.

30 A. Rich, 'The Theft of Childbirth', *New York Times*, 2 October 1975.

31 N. Newton, 'Interrelationships between Sexual Respon-

siveness, Birth and Breast-feeding', in Zubin and Money (eds), *op. cit*.

32 L. Gillie and O. Gillie, The Sunday Times, 13 October and 20 October 1975; *Horizon*, 'A Time to be Born', BBC television, 27 January 1975.

33 例如,你可以翻看过去几年的 *Spare Rib*, 它展示了女性主义对生育观念的发展。

34 Chalmers and Richards, *op. cit.*, p. 48.

2 生命的开始

1 Dr H. Flack in 'You and Your Baby', Part I, Family Doctor Publication, British Medical Association, p. 4.

2 这个问题很难回答。参见 A. Cartwright *How Many Children*? (London: Routledge, 1976), and J. Busfield and M. Paddon, *Thinking About Children* (Cambridge: Cambridge University Press, 1977), for two of many studies of 'family' intentions。

3 这些数字似乎代表较大的样本。G. Bourne (*Pregnancy*, Pan Books, 1975, p. 532) 有一个表格显示,在二十出头的女性群体里,65%的人在 6 个月内怀孕 (68%, this sample)。

3 记住,怀孕是一种健康状态

1 J. B. McKinlay, 'The SickRole-Illness and Pregnancy', *So-*

cial Science and Medicine, 1972, vol. 6, pp. 561 - 72.

4 通向未知的旅途

1 这是安·奥克利在 1974—1975 年收集的一组产前观察资料。

2 M. Rutter, in *Maternal Deprivation Reassessed* (Harmondsworth: Penguin Books, 1972),对支持和反对其的证据,提供了一份冷静的描述。

3 Bourne, *op. cit.*, p. 356.

4 作为 1974—1975 年在医院进行的观察的一部分,这一谈话由安·奥克利组织录音。

5 痛苦与狂喜

1 参见 Ford, *op. Cit*。

6 母亲与婴儿

1 D. Llewellyn-Jones, *Everywoman*, London: Faber and Faber, 1971, p. 214.

2 N. E. Williamson 回顾了有关性别偏好的文献 ‘Sex Preferences, Sex Control, and the Status of Women’ in *SIGNS: Journal of Women in Culture and Society*, Summer 1976, vol. 1, pp. 847 - 62。

3 根据这本书，母亲情绪低落的时间会有差异：Llewellyn-Jones, op. cit.，第三天；G. Bourne, op. cit.，第三到六天之间；H. Brant and M. Brant in *Pregnancy, Childbirth and Contraception* (Corgi Books, 1975)，第四到五天。

4 I. Yalom, D. T. Lunde, R. H. Moos, D. A. Hamburg, '"Postpartum Blues" Syndrome', *Archives of General Psychiatry*, January 1968, vol. 18, pp. 16–27.

5 事实上，之前，几乎没有探讨机构分娩和产后抑郁关系的研究。在对卡迪夫女性的研究中，B. A. 科恩指出：在医院分娩的女性和在家分娩的女性，抑郁的发生率有很大的区别（医院分娩的，64%出现产后抑郁；在家分娩的只有19%）。B. A. Cone, 'Pueperal Depression' in N. Morris (ed.), *Psychosomatic Medicine in Obstetrics and Gynecology*, Basel: Karger, 1972. 关于不同文化对分娩的反应，参见 J. Liedloff, *The Continuum Concept*, London: Duckworth, 1975。

7 学着理解宝宝的咿咿呀呀

1 很多关于产后抑郁的研究受到其他观念的影响，比如产后抑郁代表了某种"正常的"女性化发展的失败。很不幸，几乎没有"成为母亲"在社会方面影响的记录被采纳。参见 A. Oakley, 'A Case of Maternity: Paradigms of Women as Maternity Cases' SIGNS: *Journal of Women in Culture and Society*, 1979, vol. 14, pp. 607–31。

2 接受药物治疗的女性不一定就比没有接受药物治疗的女

性抑郁程度更“重”。有些人感觉身体不适时会更倾向于寻求医生的帮助;有些全科医生会比其他医生对产后抑郁的患者表现得更具同情心。

3 再次声明,儿科研究中很多假设认为,婴孩的哭闹、睡不好某种程度上是母亲的过错。更新的研究则反对这一观念。参见 M. Richards and J. Bernal, ‘Why Some Babies Don’t Sleep’, *New Society*, 28 February 1974。

4 但是婴儿看护建议丛书并没有反应这一事实,这样就使得“正常”母亲和“非正常”母亲之间的划分变得十分呆板。参见 H. Jolly, *Commonsense about Babies and Children*, Times Newspapers Ltd, 1973, p. 156。

5 对于很多研究母子间互动的研究人员来说,这还是个崭新的观点。但总的来说,某种程度上,孩子的性格是天生的这一观念还是越来越受人拥护。参见 R. Schaffer, *Mothering*, Fontana/Open Books, 1977。

8 食谱

1 K. Whitehorn, foreword to M. Gunther, *Infant Feeding*, Harmondsworth: Penguin, 1971, p. 11.

2 DHSS, *Present Day Practice in Infant Feeding*, London: HMSO, 1974. 该报告来自食品政策医疗方面的委员会的儿童营养小组,它建议母乳喂养至少两周,最好四到六个月,在小孩四个月之前不要喂任何固体食物。上述建议被 DHSS 采纳为“官方政策”。该报告也涵盖了稍后进行的一份关于婴儿喂养的全国调查。

3 OPCS 调查发现,比起没有上产前课的母亲,参加产前课程的母亲更愿意母乳喂养。但是很重要的一个解释在于,社会阶层更高的母亲,既选择母乳喂养,也会参加产前课程。排除以上因素的影响,有些母亲为了学习母乳喂养的知识而去参加产前培训课程,即意愿推动出勤。

4 相比 OPCS 调查,数据分别为 51%、27%(四周时)、13%(4个月时)。然而,伦敦和东南部的母乳喂养率要比其他区域更高;这两个区域内,至少母乳喂养过一次的比例为 72%。

5 Newton, *op. cit.*

6 参见 Sheila Kitzinger 的研究。

7 OPCS 婴儿喂养调查报道了相同的发现。

8 在 OPCS 调查中,开始固体喂养最常见的时间是在 2—3个月。(*op. cit.*, p. 100.)

9 参见 M. Hewitt, *Wives and Mothers in Victorian Industry*, London: Rockcliff, 1958。

9 家庭政治

1 丈夫在婴儿看护和家务中的参与程度,通过妻子在回答特定任务的问题来评估。这当然会存在问题。女性对于男性参与家务的程度会有先入为主的判断。比如,在夫妻不和的情况下,妻子会觉得丈夫干的活比他实际做的要少。但如果关注实际的行动而非态度,就会减小由此带来的误差。详见 M. Rutter and G. W. Brown, 'The Reliability and Validity of Measures of Family Life and Relationships in Families Containing Psychiatric Patients', *Social*

Psychiatry, 1966, vol. 1, pp. 38 - 53。

2 参见 P. Mainardi, 'The Politics of Housework' in R. Morgan (ed.), *Sisterhood is Powerful*, New York: Vintage, 1970。

10 习以为常

1 在 OPCS 喂养问题的全国调查中,宝宝 4 个月大时,10%的母亲出来工作——3%为全职工作。兼职工作的母亲中,有一半是在家办公。

11 成为母亲的经验教训

1 女性在多大程度上认同自己的母亲身份,并不是通过任何一种复杂的心理测试所衡量得到的,而仅仅是通过询问"你意识到自己是个母亲了吗"或者"你认为自己是母亲了吗""你觉得做母亲感觉如何"这样的问题而获得。这样获得的答案**可能**会受限,但至少可以反映女性自身感知到的自我概念。

2 如果成为母亲,就会培养出同情心和同理心(在我们的文明中,这些是被普遍划分给女性的特质),那或许是分娩而并非身为女性才引发(所谓的)性别分歧?

3 参见 A. Coote and T. Gill, *Women's Rights: A Practical Guide*, Harmondsworth: Penguin Books, 1974; also R. Chapman and M. Gates (eds), *Women Into Wives: The Legal and Economic Impact of Marriage*, Beverly Hills, Calif.: Sage Publi-

cations，1977。

12 母亲与医者

1 M. Rosen ‘The Objective Tangent’，The Lancet，24 and 31 December 1977，p. 1341.

2 上述及其他发现均在本书中提及：H. Graham and A. Oakley，‘Competing Ideologies of Reproduction：Medical and Maternal Perspectives on Pregnancy and Childbirth’，in H. Roberts（ed.），Women，Health and Reproduction，London：Routledge and Kegan Paul，1981。

3 这个数字适用于初次分娩。J. and J. Lennane，Hard Labour，London：Gollancz，1977，p. 95.

4 Lois Gould，Necessary Objects，London：Cassell，1974，pp. 229－30.

5 J. Emerson，‘Behaviour in Private Places：Sustaining Definitions of Reality in Gynecological Examinations’，in H. P. Dreitzel（ed.），*Recent Sociology* No. 2，New York：Macmillan，1970.

6 1977年，在英格兰和威尔士，医院的产科医生74.6％为男性。*Hospital Medical Staff-England and Wales. National Tables*，30 *September* 1977，DHSS Statistics and Research. Division，February 1978.

尾注:成为被研究对象

1 N. K. Denzin, *Sociological Methods*: *A Source Book*, London: Butterworths, 1970, p. 196.

2 W. J. Goode and P. K. Hatt, *Methods in Social Research*, New York: McGrawHill, 1952, p. 191.